DE LA SCIE D'AMPUTATION AUX CISEAUX NUCLÉAIRES

Histoires de chirurgie et de médecine

Et quelques ragots de salle de garde

Acteurs de la Science

Fondée par Richard Moreau,
professeur honoraire à l'Université de Paris XII
Dirigée par Claude Brezinski et Roger Teyssou

La collection Acteurs de la Science est consacrée à des études sur les acteurs de l'épopée scientifique moderne ; à des inédits et à des réimpressions de mémoires scientifiques anciens ; à des textes consacrés en leur temps à de grands savants par leurs pairs ; à des évaluations sur les découvertes les plus marquantes et la pratique de la Science.

Dernières parutions

Sofiane BOUHDIBA, *Histoire médico-sociale de l'urine. De l'Antiquité à nos jours,* 2024.
Jean-François SCHVED, *Dictionnaire du sang*, 2024.
Roger TEYSSOU, *Les calculs de la vessie et la lithotritie,* 2024.
Anne-Marie MARION-AUDIBERT, *Au fil de nos entrailles*, 2023.
Norbert GUALDE, *L'Épidémie c'est l'homme, L'Anthropocène, l'épidémie, la syndémie, la démorésilience*, 2023.
Roger TEYSSOU, *Félix Le Dantec, Breton de Lannion et homme d'exception*, 2023.
Michel PINAULT, *Gustave Flourens : un intellectuel révolutionnaire. Du Second Empire à la Commune de 1871*, 2023.
Gérard GUILLET, *Cosmétiques : histoire et faces cachées. Du soin de peau au soin de soi. Pouvoirs, secrets et défis des cosmétiques*, 2023.
Paul MAZLIAK, *Xavier Bichat. La révolution en médecine*, 2022.
AVERROÈS, *Commentaire au Poème de la médecine d'Avicenne. Traduction, introduction et notes par Mahmoud Aroua,* 2022.
Jean-Marie AURADOU, Christian DUPIN DE SAINT CYR, *La réforme médicale avortée, 1778-1793*, 2022.
Roger TEYSSOU, *Histoire des statistiques des origines au XIXe siècle. Si les statisticiens m'étaient comptés…*, 2022.

Jacques Le Mée

DE LA SCIE D'AMPUTATION AUX CISEAUX NUCLÉAIRES

Histoires de chirurgie et de médecine

Et quelques ragots de salle de garde

L'Harmattan

5-7, rue de l'École-Polytechnique - 75005 Paris

www.editions-harmattan.fr

ISBN : 978-2-336-46759-7

EAN : 9782336467597

Docteur Jacques Le Mée

De la scie d'amputation aux ciseaux nucléaires

Quatre siècles de progrès médical et chirurgical à la Cour de France, dans les faubourgs, et sur les champs de bataille.

Plus quelques anecdotes survenues au cours de la carrière d'un médecin hospitalier.

Contact : reamedica@yahoo.com

PRÉAMBULE

Les successeurs des barbiers de Louis XIV procèdent à des greffes de rein, de cœur et de foie. Pour en arriver là, il a fallu que le Roi Soleil ait le fondement poignardé.

Les assassins responsables des tueries de masse par armes chimiques ont pour idoles maléfiques les empoisonneuses de Versailles et leurs émules. Le grand livre des poisons n'est pas refermé : les anges de la mort l'écrivent encore.

Un lien temporel surgit entre un vertueux médecin obstétricien viennois et un sulfureux confrère parisien, dont le pseudonyme est féminin. C'est la tardive récompense de l'hygiène.

Une terrible maladie, la poliomyélite, donne naissance à une nouvelle discipline médicale, la Réanimation. Le choléra qui ravage toutes les villes du monde est à l'origine des premières perfusions intraveineuses.

Le tueur des enfants, la terreur du médecin de campagne, le croup diphtérique, oblige à apprendre la trachéotomie.

La syphilis tue pendant quatre siècles, et son inutile remède est pire que la maladie. Courage : la fin du péril vénérien arrive de Berlin.

Le progrès médical est infini, et il devient fulgurant. Cette évolution exponentielle surgit du fin fond de la misère humaine, du désespoir, et de la mort. Tous les intervenants, héros en uniforme ou en blouse, savent pourquoi il est indispensable d'intercaler entre les chapitres de cette redoutable Histoire de la Médecine quelques doctes anecdotes, vraies, cocasses, et vécues dans les salles de garde des hôpitaux. Chacune est survenue au cours de mes études, puis de ma carrière en Anesthésie-Réanimation.

En vérité, je n'ai jamais utilisé une éponge imbibée d'éther ou de chloroforme. Je vous raconte quand même l'étrange histoire de la narcose, avec deux célèbres victimes collatérales.

L'actualité nous rappelle que les grandes épidémies pourraient faire disparaître toute trace humaine de la planète. C'est oublier la force des formidables figures médicales qui, parfois au sacrifice de leur vie, ont terrassé tous nos ennemis pathogènes, et le font encore. C'est oublier le grattage du pis des vaches pour vaincre la variole, ou l'interminable repiquage du bacille de la tuberculose qui permet d'éradiquer la maladie.

Alexandre Fleming nous offre quinze ans de vie supplémentaire grâce à une misérable moisissure inconnue. Alors, avec la technique Crispr-Cas9, les fameux ciseaux nucléaires, honte à ceux qui ne deviendraient pas centenaires !

CHAPITRE 1. TORTURE EN NORMANDIE

Nous sommes en 1653, dans un gros bourg de Normandie. À Pont-Audemer, sur une grande table de ferme, un grand gaillard est attaché, maintenu par les paysans les plus courageux. Philippe Rocher délire, hurle de douleur, supplie Dieu de lui venir en aide. Deux semaines auparavant, en rentrant les vaches à l'étable, l'un des bestiaux lui écrase le pied. Sang mêlé de boue sanieuse, pus abondant et jaune : l'onguent fourni par l'apothicaire n'arrange rien. Sa jambe devient de couleur grise puis verdâtre, et l'odeur est horrible. Les frissons incessants font venir le curé, suivi du médecin du bourg. C'est lui qui fait quérir le barbier-chirurgien de la ville voisine de Bernay. Deux heures de cheval pour aller le chercher, pas sûr qu'il vienne cette nuit. En l'attendant, le praticien fait ingurgiter au pauvre Philippe Rocher la seule potion qu'il connaisse. Dans le jardin du presbytère, le long du mur le plus chaud, il cultive de longue date du pavot, qu'il fait sécher. Puis il réserve quelques graines, broie la plante entière, réduit tout en poudre, et ajoute de l'eau-de-vie. Un camelot lui a vanté les vertus magiques de cette splendide fleur venue d'Orient. Hélas, c'est une variété ornementale, inutile. Ce n'est pas le Papaver somniferum, le seul qui puisse un peu soulager un mourant. Dommage, car le maréchal-ferrant vient d'apporter sa forge à braises avec quelques tisonniers. Le barbier chirurgien arrive, prépare un long couteau, et une scie égoïne. Il demande de resserrer les liens qui maintiennent Philippe Rocher sur le plateau de la table. Le malheureux hurle lorsque l'on touche sa jambe que l'on s'apprête à amputer au niveau de la cuisse, et à cautériser au fer rouge.

Une dernière supplique vers le crucifix accroché au mur, à côté d'une grande casserole de cuivre.

Mais que se passe-t-il ? Philippe croit voir son propre supplice projeté sur ce mur. Il se voit là, sanglé sur la table. Il entend des voix inquiètes. Son propre reflet disparait, et de grands tableaux apparaissent, des images de couleurs vives. Un homme habillé de vert et blanc tient un entonnoir sur son visage. Il s'aggrave, je pose un cathéter et je l'endors. Vous avez vu l'état de sa jambe ? Inondez tout d'antiseptique. Une bouteille de liquide rouge : il est livide, transfusez-lui deux culots de groupe O Rhésus négatif. Tension imprenable, c'est sûrement un choc septique, commencez adrénaline et antibiotiques. On va le perdre, je prends le contrôle de la ventilation.

Le destin de Philippe bascule-t-il car on a changé l'époque et que le SAMU arrive ? Rien n'est moins certain. Même un gaillard en pleine force de l'âge meurt encore aujourd'hui d'une infection à germe résistant, surtout si le traitement est un peu retardé.

À soixante lieues de là, dans un palais prestigieux mais que seuls des privilégiés fréquentent, le jeune Louis XIV, héritier du trône, ignore qu'il va vivre sa première expérience sexuelle.

Dans l'une des chambres du Louvre, à l'âge de quinze ans, il n'est pas encore consacré, mais perd sa virginité ! La première galipette de Louis est une réussite complète, et grâce en est rendue à Catherine Bellier, choisie par sa maman. J'en parle plus loin, au chapitre des maladies vénériennes. Les deux partenaires sont très satisfaits et promettent de se revoir pour d'autres joutes. Certes, le presque Roi en garde un souvenir un peu brûlant, franchement purulent, appelé chaude-pisse. Au moins échappe-t-il à la Grande Vérole !

Nous sommes en 1653. Un accident, une blessure, une tentative d'opération, n'importe quelle maladie infectieuse, mènent presque toujours vers la mort, après une horrible agonie. Il faut attendre deux siècles pour que la douleur soit enfin soulagée, et quasiment trois siècles pour vaincre une infection. Voici 370 ans d'histoires de Chirurgie et de Médecine, avec quelques ragots, réellement vécus, de salle de garde, que j'intercale entre les chapitres pour les agrémenter lorsqu'ils racontent trop de misère inhumaine.

CHAPITRE 2. HISTOIRE DE LA CHIRURGIE

1163 : en plein schisme de l'Église, le pape en exil Alexandre réunit le concile de Tours. Il décide que la responsabilité de la mort, qui succède presque toujours à un acte invasif, est impossible à supporter pour ses clercs. Dès lors, puisque « l'Église hait le sang », tous les gestes qui le font couler sont interdits aux médecins, issus de la Faculté catholique. Laissons passer quelques années… presque rien, un demi-millénaire !

Sous le règne de Louis XIV

À la cour de Louis XIV, autour du Roi et de toute la noblesse, le corps médical est pléthorique. Chaque Maison achète les services de médecins, barbiers-chirurgiens, et apothicaires. Des charlatans profitent de l'ignorance de cette époque. Ils sont plus nombreux que les rares praticiens habiles et conscients de leur limite.

Le Premier Médecin du Roi a le statut d'un ministre d'État. La charge est étouffante, il faut vivre avec le souverain, le suivre partout. En 1672, Louis XIV a trente-quatre ans quand il nomme Antoine d'Aquin à cette fonction. Présenté parfois comme victime des intrigues de la Cour, Antoine d'Aquin, a une compétence minimale, mais une rapacité maximale. Encensé par une favorite, puis détesté par la suivante, il se retrouve en grande disgrâce vingt ans plus tard. Un matin de 1693, il est tiré du lit, jeté dans un carrosse, chassé de Versailles, un temps emprisonné. Tous ses biens, certes mal acquis, sont confisqués.

Lui succède alors Guy-Crescent Fagon (1638/1718). Difforme comme le personnage incarné par Jean Marais dans le film « Le Bossu », mal portant, il donne des soins bénévolement. L'oncle de Fagon possède la charge d'intendant du Jardin Royal : Guy-Crescent utilise la science botanique pour soigner ses patients et lui-même, avec un certain bonheur, puisqu'il survit trois ans à

Louis XIV, atteignant malgré tous ses maux, l'âge de quatre-vingts ans.

Le Premier Chirurgien vit aussi à côté du souverain, comme Pierre Dionis, devenu responsable de l'Anatomie « moderne » après la grande querelle de la circulation du sang. Charles François Felix (1635/1703) lui succède. C'est un honnête et raisonnable chirurgien qui accompagne Louis XIV sur tous les champs de bataille. Il le fait jusqu'au bout de ses forces.

Retenons son nom, il a un rôle historique fascinant. Son père est à la fois chirurgien, et premier coiffeur du Roi, c'est rappeler la confusion des styles de l'époque.

Son ami Georges Mareschal est un spécialiste réputé d'Urologie : il taille la pierre, une redoutable maladie causée par des calculs dans la vessie. Mais aussi ronflant qu'en soit le titre, ce métier manuel, sans titularisation et sans diplôme, est sous l'emprise de la Faculté de Médecine. Ceux qui le pratiquent, même les plus prestigieux, doivent obéissance et allégeance aux médecins, issus du Clergé.

Les quatre humeurs du Grec Claude Galien sont un dogme qui perdure depuis plus d'un millénaire ! Elles correspondent à quatre tempéraments différents, et tous les quatre ne mènent que vers purges, lavements et saignées ! Le médecin vous juge trop chargé en sang, bile jaune, lymphe, ou bile noire. Vous êtes donc lymphatique, ou atteint de mélancolie, puisque la bile noire se définit par le nom savant melano choli. Il n'est pas question pour un morticole de douter de sa pertinence dogmatique. Contradiction vaut hérésie. Hérésie mérite le bûcher, les flammes dans lesquelles Michel Servet enchaîné finit sa vie terrestre.

La prescription magistrale est donc rédigée en Latin. C'est d'abord une série de lavements au clystère, de contenu fantaisiste, assortiment de plantes médicinales, de pincées de poudres minérales, et administrés deux ou trois fois par jour. Une mode amusante que les orifices anaux supportent souvent très mal : elle est responsable de complications mortelles, par abcès, ou perforations.

Ça va purger, et ça va saigner !

Purges et lavements sont suivis de la célèbre saignée. Parlant de la saignée, Guy Patin, Doyen de la Faculté de Médecine de Paris, dit vers 1655 : « il n'y a point de remède meilleur au monde, plus l'on retire l'eau croupie d'un puits, plus il en revient de bonne ». Quel bel adage ! Patience, la carrière de ce consternant personnage de Guy Patin (1601/1672) nous réserve encore mieux. Molière ne s'y trompe pas. C'est lui qui sert de modèle pour Thomas Diafoirus dans son « Malade imaginaire » !

Clysterium donare, ensuita purgare, postea seignare

Mais pas moi, mais pas moi : je suis Médecin !

Donnons le clystère, puis la purge, enfin la saignée ! Mais attention, jamais un médecin n'effectue lui-même cette saignée. Il ne fait que la prescrire, et toujours en latin, car l'Université de Médecine dépend du Clergé. La Médecine est rattachée au sacerdoce. Les gestes techniques sont pour les barbiers. Le barbier est un laïc, un civil, qui peut donc ouvrir un commerce, avoir pignon sur rue. Ce terme de barbier renvoie à quatre métiers différents.

Le barbier d'étuve tient boutique à enseigne blanche, et il propose les grands bains dans des cuves d'eau chaude, le rasage, et la coupe des cheveux. Dans ces étuves mixtes, l'ambiance n'est pas désagréable : on y barbote avec ses voisins dans une eau chaude et trouble, rarement changée. De plus, en arrière-salle, quelques ribaudes y exercent l'art de la galanterie, ce qui agrémente fortement la visite aux bains.

Le barbier-perruquier appartient à la suite des grandes Maisons. Il nettoie, puis saupoudre les perruques de talc, comme farine sur un merlan. Rappelons-nous de l'argot de notre jeunesse : j'ai les tifs trop longs, faut que j'aille au merlan !

Le barbier-chirurgien dit de robe courte, incise les abcès, met des ventouses, injecte les lavements. Il fait des pansements, suture les plaies, et surtout procède aux saignées ! C'est pour lui un acte quotidien, et surtout très lucratif. Il porte dans sa poche une lancette, pas très propre, ou un assortiment de petits instruments tranchants, sertis comme un couteau suisse. Comme la clé de Barbe-Bleue, ses lancettes portent en permanence le stigmate de sa précédente saignée. Mais il y a une différence avec ce conte terrifiant : il n'essaye pas de les laver !

Le Maître Chirurgien, dit de robe longue, doit être adoubé par une des rares Confréries réunissant ses futurs pairs, par exemple, à Paris, celle de Saint Côme ou de Saint Damien. Il pratique les quelques opérations possibles sans asepsie ni anesthésie, sur un patient solidement maintenu et sanglé. C'est presque toujours une chirurgie de dernier recours, lorsque la mort est imminente, ou le handicap trop insupportable. La reine des interventions, c'est l'amputation.

Incompétence notoire

En juillet 1683, Louis XIV est âgé de quarante-cinq ans. Par raison politique, il oblige la noblesse à vivre autour de sa splendeur, au château de Versailles. Son épouse, Marie Thérèse, infante d'Espagne, souffre d'un abcès du creux de l'aisselle. Aussi incompétents qu'effrayés d'intervenir sur la Reine de France, Antoine d'Aquin, et Guy Fagon, Médecins du Roi, s'opposent à ce que Pierre Dionis, Chirurgien de la Reine, pratique l'incision qui pourrait la sauver. Marie-Thérèse, c'est une infante infortunée, de petite taille, comme il faut dire de nos jours. Elle est disgracieuse, parle très peu le français, elle est sans cesse cocufiée par son époux. La boule de pus dans son aisselle dégrade rapidement son état général. La fièvre grimpe, l'abcès s'étend. Chaque médecin qui approche son lit aggrave la situation par purges et lavements. Alors qu'elle est au plus mal, en état de choc septique, le geste ultime, le plus stupide possible, est imposé par les morticoles : une saignée ! La Reine Marie-Thérèse meurt de son abcès, et de la bêtise de ses médecins, en quatre jours seulement.

La très fameuse opération

Trois ans plus tard, survient une des pathologies les plus célèbres de la Médecine, en concurrence de notoriété avec la mort de Félix Faure, et les prostates de deux Présidents. Le Professeur Jean-Noël Fabiani a intitulé un chapitre de l'un de ses livres « Le cul du Roi ou la naissance de la Chirurgie ». En 1686, Louis XIV, à quarante-huit ans, est atteint d'un abcès anal résistant aux tartines des onguents. Le handicap est important, Louis ne peut plus monter à cheval, peine à marcher et à rester assis. Aller à la selle est un calvaire. Le Roi n'apparaît plus dans les réunions. La monarchie est en danger. On fomente des complots.

L'abcès de la marge anale est lié au manque d'hygiène, et à l'usage immodéré des clystères. La mode ne vient pas de Californie, comme dans nos années 1980, mais la Faculté présume que force et santé résultent de l'usage quotidien d'un grand lavement aux herbes de Provence. L'abcès de la marge anale est très douloureux. En se perforant vers le haut, il évolue en une fistule rectale, en fait anorectale, entretenue ensuite par l'issue de pus et de matière fécale. Il ne peut y avoir de cicatrisation spontanée : seul un acte chirurgical peut guérir le patient. Cette fois, la houle est forte, l'entourage médical du Roi est entraîné dans une grande tempête !

Charles-François Félix, déjà cité, est Premier Chirurgien de Louis XIV depuis 1662. C'est son homme de confiance depuis vingt-quatre ans. Il accompagne le Roi dans ses campagnes militaires. Il y soigne de nombreux malades et blessés, donc il a une réelle expérience de terrain. En novembre 1686, après de longues hésitations, la cohorte des médecins se résout à lui imposer une intervention chirurgicale.

Plusieurs sortes de spéculums existent déjà. Par contre, Félix invente un long stylet recourbé et tranchant. Cet instrument est conservé dans l'une des vitrines du Musée d'Histoire de la Médecine de la Faculté de Paris. Après de nombreux essais (les rapports parlent de quarante à soixante) perpétrés dans les geôles et hospices, où les fistuleux ne manquent pas, le geste semble au point. Félix est prêt pour le royal fessier.

L'intervention est relatée par un grand nombre d'historiens : il en existe de multiples récits. En réalité, lors de sa réalisation, elle est gardée secrète, et les témoins sont rares. Seuls sont présents avec Félix : d'Aquin, Fagon, le Père La Chaise, confesseur du souverain, Louvois, et Madame de Maintenon. La Princesse Palatine, seconde belle-sœur de Louis XIV, n'apprécie guère la présence de cette dernière, surtout qu'elle-même n'est pas conviée. Elle confie à ses Mémoires : « la vieille vilaine, la vieille gueuse, la vieille guenipe, la vieille salope, s'est insinuée là comme une vermine. Avec ce sorcier de Fagon tout crochu, et ce Père La Chaise qui ressemble à un âne avec sa figure sans fin et ses longues oreilles, voilà des assistants bien peu dignes du spectacle offert à leurs yeux ». Savourons ensemble cette délicieuse ambiance qui règne à la Cour de France !

La lumière du Soleil

Charles François Félix opère le Roi à Versailles, au matin du 18 novembre 1686, en position genu-pectorale. Le précieux fessier est bellement tourné vers la lumière d'une grande fenêtre, dès que le soleil l'illumine. À l'aide du spéculum, Félix repère le haut de la fistule. Il introduit alors son stylet, de l'anus vers le rectum, le voit sortir dans la partie haute du rectum. D'un mouvement fort et bien conduit, il incise franchement tout le trajet fistuleux. Ensuite, il installe un pansement d'étoupe imprégnée de vin de Bourgogne. C'est un choix assez judicieux, car ce vin chargé en alcool et en tannin est certainement un bon antiseptique : nous n'en voudrions pas d'autre. Les pansements ultérieurs se réfèrent à la technique d'Ambroise Paré, et sont faits de charpie imprégnée d'huile et de jaune d'œuf. Malgré la nécessité de quelques gestes de complément, le succès de cette intervention ravit tout le royaume.

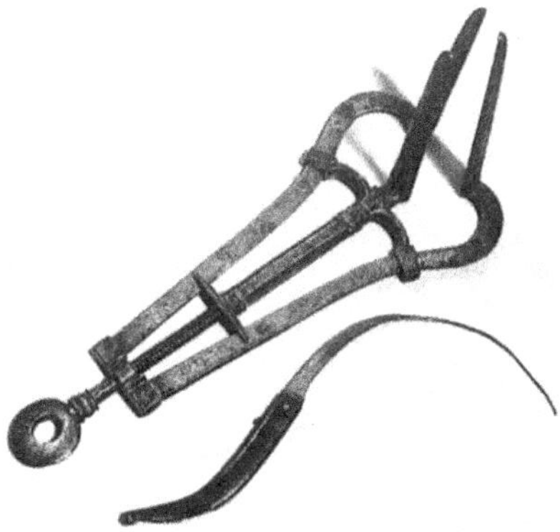

La « Grande Opération » de 1686 traumatise plus le chirurgien que son illustre patient !

Épuisé, en stress post-traumatique, mais anobli, Felix, devenu de Tassy, demande au Roi, pour sa récompense, d'organiser un enseignement spécifique de la Chirurgie. Un édit de 1691 crée un nouveau corps de métier, celui de Chirurgien. Mais c'est Louis XV, qui fonde en 1731 l'Académie Royale de Chirurgie. Dirigée avec talent par Georges Mareschal, puis François de La Peyronie. Elle comporte plusieurs chaires spécifiques. On enseigne ainsi : anatomie, physiologie, circulation du sang, chirurgie, accouchements, et botanique.

Plus que par l'Académie de Chirurgie, le nom de François Gigot de La Peyronie (1678/1747) reste attaché à une maladie très particulière. Une induration des corps caverneux de la verge entraîne sa déformation permanente, souvent gênante, et qui reste très délicate à opérer.

L'Europe des carnages

Les guerres de successions d'Espagne, d'Autriche, et les sept conflits consécutifs contre la « coalition européenne », jusqu'à la défaite de Sedan, et le terrible siège de Paris en 1870 saignent à blanc notre pays.

Sur ces multiples champs de bataille, que peut-on faire pour aider les innombrables victimes, militaires ou civiles ? Les soldats blessés ne peuvent compter que sur leurs camarades du front pour les évacuer. Du champ de bataille vers un poste de secours, on transporte à dos d'homme, ou sur une civière improvisée. Puis du poste de secours vers la ville, des charrettes sont tirées à bras d'homme, parfois par une mule, parfois même par des chiens. Les blessés les moins graves peuvent bénéficier du transport en cacolet, à dos de mulet.

Un caisson de secours

Heureusement, deux hommes améliorent les secours aux blessés de guerre. Le premier novateur est né en Franche-Comté, il devient Chirurgien en chef des Armées Révolutionnaires : c'est Pierre-François Percy (1756/1825). Il organise des sections mobiles de chirurgie : un groupe d'infirmiers, officiers de santé, et quelques rares chirurgiens chevauchent à califourchon un immense caisson attelé à quatre chevaux. Ce curieux attelage est parfois recouvert d'une bâche dans sa version de luxe.

Et les personnels de santé sont donc amenés sur le lieu même du combat avec leur matériel. Les caissons transportent le personnel soignant, et contiennent du matériel de chirurgie de guerre. Les troupes prussiennes les baptisent « würtz », saucisse en allemand. Ils sont destinés aux soins immédiats. Le premier instrument est indispensable, c'est un garrot. Il en existe de plusieurs sortes. Par exemple, un garrot mécanique en chanvre est muni d'une manivelle à cran. Serré sur un membre, il est beaucoup plus solide qu'un simple tourniquet. Intéressant aussi, le garrot constitué de deux coussins de cuir permet la compression de l'artère fémorale, en serrant une vis verticale.

Dans le caisson de Percy, on trouve, comme à l'Hôtel Drouot, la fameuse boîte d'amputation avec la scie ouvragée qui fascine tant les collectionneurs. Au fond du caisson, il y a aussi la boîte de trépanation. Le pauvre blessé, s'il tord un peu la bouche, a un côté immobilisé par la douleur, ou présente une convulsion, bénéficie vite d'une trépanation. En l'absence de scanner, mieux vaut d'ailleurs trépaner les deux côtés de la boîte crânienne, c'est plus sûr !

La première ambulance mobile

Le second héros est Jean-Dominique Larrey (1766/1842), un montagnard pyrénéen. Engagé très jeune, il devient chirurgien de Marine à Brest. En 1792, il est chirurgien de l'Armée du Rhin, et accompagne l'Empereur. Au cours de ses dix-huit campagnes successives, il se consacre à la chirurgie d'urgence. C'est lui qui imagine et crée une section d'ambulances mobiles pour aller ramasser les blessés après la bataille. Cette fois, ce sont des fourgons fermés qui permettent le ramassage, le brancardage, et l'évacuation vers l'arrière des blessés. Non seulement c'est plus moderne que le caisson de Percy, mais en plus les rares chirurgiens compétents sont préservés, en arrière de la ligne de front.

La scie pour amputer

Larrey et Percy sont deux grands adeptes de l'amputation des membres saignants, broyés, souillés de terre et de ferraille. Une amputation de cuisse ne leur prend que trois minutes ! Elle est réalisée sans asepsie, ni anesthésie. Des aides maintiennent le blessé, et verrouillent un garrot. À la suite de l'acte chirurgical, ils assurent une hémostase à la Paré, et un pansement de charpie. La rapidité de l'amputation, est le fruit de l'expérience. Larrey, au cours de ses vingt-huit ans de chirurgie de guerre, en a pratiqué quelques-unes : trois cents à Eylau, deux cents sur la Moskova, trois cents à Wagram. Et pendant l'épouvantable campagne de Russie, Larrey réalise plus de mille amputations. La mortalité rapportée est classique, environ soixante pour cent, ce qui pour l'époque, est très raisonnable.

Les trousses d'amputation les plus belles comportent un compartiment destiné aux sutures des plaies, et au recouvrement du moignon de membre. Droites ou courbes, on coud avec des aiguilles à chas. Les chirurgiens utilisent du fil métallique, ou bien du lin, du chanvre, de la soie, du crin de cheval. Jacques Louis Reverdin invente plus tard une aiguille à manche, avec un chas mobile, encore utilisée actuellement. Elle permet, sur le champ du combat, de suturer très vite une plaie saignante, voire le thorax ou l'abdomen, si l'un ou l'autre est ouvert d'un coup de sabre ou de baïonnette.

https://www.biusante.parisdescartes.fr/histmed/image?03280

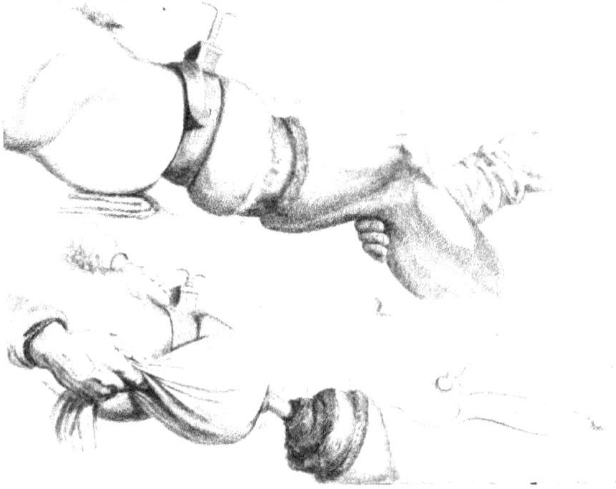

Évidemment, ces splendides mallettes ouvragées ne contiennent pas encore un flacon d'antiseptique, ni une fiole de vapeur d'oubli. Le pauvre blessé ne peut que boire un peu d'alcool, et serrer les dents sur une lanière de cuir. Bon courage, le temps passe !

Les grandes manœuvres

En juin 1859, Napoléon III veut libérer l'Italie de l'occupation autrichienne. C'est une tortueuse histoire de diplomatie secrète, que je vous invite à relire. Au plan géopolitique, cette manœuvre est remarquable, puisqu'elle rattache à la France la Savoie pour les skieurs, et le comté de Nice pour les baigneurs. Au soir de la bataille de Solferino, six mille morts, chiffre peu élevé pour une grande bataille, mais des milliers de blessés qui agonisent les jours suivants. Il n'y a que cent trente médecins et chirurgiens, une présence médicale misérable.

Henri Dunant, gérant de banque genevois, se trouve là, en Italie, pour tenter de rencontrer l'Empereur. Il veut lui proposer des affaires d'exploitations minières dans les colonies algériennes. Le spectacle d'épouvante du champ de bataille le traumatise pour toujours, comme des milliers d'autres. Mais Dunant est cultivé : il écrit un livre, « Souvenirs de Solferino » et parvient à forcer les rencontres avec des dirigeants européens. Il arrive à imposer l'idée d'une Société de Secours aux blessés. En 1864, quatorze nations signent la Convention de Genève, ébauchant la charte de la future Croix Rouge. Il faut beaucoup de temps pour organiser ce corps de secours, car il n'est pas d'obédience militaire. La coordination des bonnes volontés, et des multiples sociétés de secours nées de riches donateurs, est une véritable prouesse. Rien que pour cet exploit diplomatique, Henri Dunant (1828/1910) mérite bien son titre de bienfaiteur de l'humanité.

La révolution chirurgicale : 1870-1920

C'est aussi la période historique que l'on appelle la révolution industrielle. Ce n'est pas qu'une révolution chirurgicale d'ailleurs, car les grandes découvertes médicales et scientifiques datent toutes de la même époque. Depuis cet intervalle de cinquante années, le progrès médical et chirurgical s'appuie sur six énormes piliers, qui lui confèrent donc une large stabilité. Comme s'ils étaient montés sur des vérins, on peut imaginer qu'ils continuent de porter notre progression, toujours plus haut, à l'infini. Je vous les cite, sans respect de chronologie, car tout explose durant ces cinquante années. Comme ce court moment, si terrifiant par sa violence, est fécond pour la Médecine, au regard de tout le millénaire précédant ! Voici, à mon avis, les six piliers de cette véritable révolution chirurgicale, comme l'intitule Jean de Blonay dans son ouvrage. Pour lui aussi, cette révolution débute en 1870. Nous sommes en plein accord sur cette date.

1°) La narcose

Le premier pilier de la révolution chirurgicale, c'est la narcose, avec la phrase historique que prononce Henry Jakob Bigelow en 1860 : « notre métier est pour toujours délivré de son horreur ». Il vient d'être le témoin de la première perte de conscience d'un patient opéré. On utilise l'éther, puis le chloroforme, simplement imbibés sur une compresse, et plus tard dans un masque grillagé, en attendant l'invention de dispositifs sophistiqués. Un chapitre est consacré à l'histoire de cette splendide spécialité qui fut la mienne.

2°) L'asepsie

Le second pilier, c'est l'obligation de l'asepsie et de l'hygiène au bloc opératoire. C'est la conséquence directe des découvertes de Louis Pasteur. Elle s'impose magnifiquement grâce à Joseph Lister de Glasgow avec la vaporisation de phénol : la mortalité (hors conflit) passe de cinquante à vingt pour cent ! Regardez d'anciennes photographies de bloc opératoire avant et après 1910 : la différence est stupéfiante. Lisez le chapitre sur l'histoire de l'Hygiène et des antibiotiques, c'est passionnant.

3°) La transfusion

La découverte des groupes sanguins par Karl Landsteiner, à partir de 1901, permet la transfusion sanguine iso groupe, de bras à bras, à l'hôpital, ou sur le Front des nombreuses batailles. C'est très certainement le troisième pilier de cette révolution, je le raconte dans le chapitre Cœur, Circulation, Sang.

4°) La radiologie

Quatrième pilier, la découverte de Wilhelm Röntgen en 1895 permet de voir l'intérieur du corps : hémothorax, pneumothorax, fractures de côtes. Sur le lieu des combats, elle aide à localiser les corps étrangers : balles et éclats d'obus. Internet nous montre des collections de ces anciens clichés de blessés par armes à feu, et explosions de munitions chargées de ferraille. Marie Curie (1867/1934), et sa fille, équipent en 1914 des ambulances motorisées avec le matériel de radiologie. En fin de conflit, elles sont deux cents. Environ vingt mille clichés sont réalisés, mais plus d'un million de blessés bénéficient de la radioscopie, en vision directe. Les opérateurs payent hélas un lourd tribut à cette technique nouvelle, par irradiation aux rayons X.

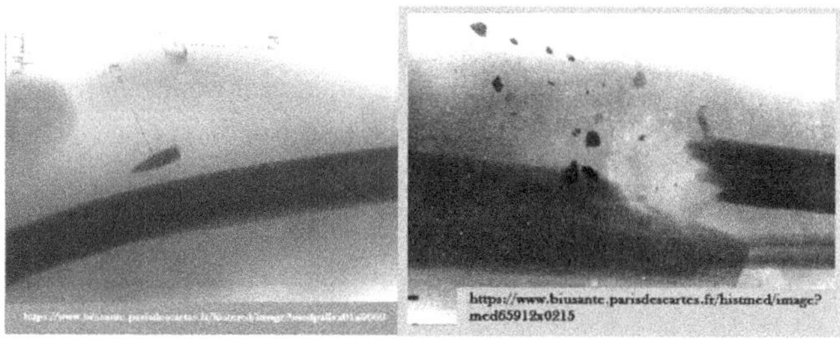

5°) L'organisation des secours

Mon cinquième pilier, c'est l'organisation des secours aux blessés lors des conflits. Antonin Gosset (1872/1944) est un très brillant spécialiste de la chirurgie digestive. Son nom est gravé au fronton de plusieurs salles d'hospitalisation et d'opération. Tous les médecins le connaissent s'ils ont fait un stage de chirurgie : un grand écarteur de la paroi abdominale s'appelle ainsi. Au moment de la Grande Guerre, c'est Gosset qui coordonne la stratégie des moyens de secours aux blessés.

En 1915, Antonin Gosset a la charge de la forme définitive du service des autochirs. Il réalise son projet sous la tutelle du Service de Santé des Armées.

L'autochir est une grande ambulance souvent munie de chenilles. On peut fixer sur ses bords des auvents et des tentes. Acheminée vers les sites les plus proches du Front, c'est un vrai bloc opératoire mobile. L'autochir se transforme en hôpital de l'avant. À l'intérieur de cette structure, médecins et chirurgiens peuvent procéder à deux gestes de grande urgence : stopper une hémorragie, et procéder au parage des membres broyés afin d'éviter une amputation « à la Percy ».

6°) La spécialisation de la Chirurgie

Sixième pilier, indispensable, évident aujourd'hui, c'est la spécialisation de la chirurgie. Très longtemps, jusque dans les années 1980, les chefs des services veulent garder le titre de Chirurgie Générale avant celui de leur spécialité. C'est bien sûr l'inverse maintenant. Cette spécificité reconnue de chaque acte opératoire permet de réaliser les « grandes premières chirurgicales ». Rassurez-vous, je ne les raconte pas toutes, vous ne lisez pas l'Encyclopédie. Alors, comme disent nos politiciens, ce sont mes choix, et je les assume. Voici l'histoire de quelques spécialités chirurgicales.

-La chirurgie d'urgence-

Il faut continuer le combat de Paré, de Percy et de Larrey. La chirurgie d'urgence s'impose comme une évidence pendant la Grande Guerre. Dans les tranchées, comme lors de la montée au feu, quatre-vingt-dix pour cent des blessés le sont par des éclats d'obus. Toute plaie de guerre est infectée, souillée de fer et de terre, cause de gangrène et de mort. Les chirurgiens mobilisés désinfectent ces vastes blessures avec le phénol.

Le médecin français Alexis Carrel et le chimiste anglais Henry Dakin se rencontrent sur le front, à Compiègne.

Le parage des plaies par la méthode de Carrel et Dakin sauve des milliers de vies. Il s'agit du nettoyage, du débridement, de l'hémostase, et de la mise en place d'un lavage continu à l'hypochlorite de soude de Dakin. J'en parle au chapitre de l'hygiène, c'est un équivalent de l'eau de Javel. Hélas, Alexis Carrel, considéré comme un grand savant et bienfaiteur, utilise sa notoriété pour propager d'ignobles théories élitistes, racistes et antisémites. Les plaques des rues qui portent son nom sont arrachées, ses ouvrages ne sont plus référencés. Voilà un nom à oublier : n'importe, il y en a beaucoup d'autres à retenir.

L'hémostase en urgence, qui consiste à arrêter l'hémorragie, peut se faire à l'aide des pinces de Péan, qui permettent la ligature facile des vaisseaux. Elle est complétée par l'invention du thermocautère qui coagule la surface lésée. Dans le thermocautère de Paquelin, à pointe de platine, l'instrument est chauffé par la combustion de l'essence. Après 1920, la pointe est chauffée à l'électricité, préfigurant le bistouri électrique.

-L'urologie-

Napoléon III souffre d'une très pénible maladie appelée la pierre, ou la gravelle. Elle n'existe plus, car les calculs sont maintenant trouvés dans les calices rénaux, et soignés. Les calculs dans la vessie sont très douloureux, et causent de multiples saignements et infections, donc la mort. Cette maladie fait subir à l'Empereur plusieurs interventions, dont une ultime lors de son exil en Angleterre : il en meurt à soixante-cinq ans en 1873. Le traitement de l'époque, consistant à broyer les calculs à l'intérieur de la vessie, s'appelle la taille. C'est une intervention très délicate, dangereuse, par une double voie, urétrale d'abord, puis avec ouverture simultanée, et très sanglante, du périnée. Les « tailleurs de pierre » les plus adroits sont de précieuses relations à conserver.

Après la chute de l'Empire, la gravelle sévit toujours. Les tailleurs de pierre aussi. Ils intitulent leur art d'un joli nom, la lithotritie. Un service s'installe à Necker en 1876. Félix Guyon (1831/1920) vient de La Réunion. Il est fondateur de la Société Internationale d'Urologie. Il invente les instruments nécessaires à son art. Sa sonde recourbée, métallique ou de caoutchouc, s'ajuste à une grande seringue d'un demi-litre, et permet les lavages et les aspirations de la vessie. Un dispositif de lavage-aspiration en continu porte aussi son nom. À partir de 1890, l'hôpital Necker est de renommée mondiale pour les maladies des voies urinaires. C'est là, naturellement, qu'est branché le premier rein artificiel. Et c'est aussi dans ses locaux que la première greffe de rein a lieu, dans le service de Jean Hamburger, un jour de Noël 1952.

-La chirurgie maxillo-faciale-

Parmi les six millions de blessés et invalides de la guerre de 1914-1918, certains ont encore plus marqué notre mémoire collective, ce sont les « Gueules Cassées ». Leur courageuse devise est « sourire quand même ».

Yves Émile Picot (1862/1938) est Breton, courageux, volontaire plein de fougue. Durant la Première Guerre Mondiale, ce colonel juge imbéciles les ordres qui émanent de ses supérieurs. Mais son dévouement est exemplaire : Picot, à la tête de son régiment, est sorti sous les bombes en janvier 1917. L'éclatement d'un obus lui arrache l'œil gauche et une partie du visage. Soigné au Val-de-Grâce, il y fait la connaissance de Jourdain et de Jugon. Leur aspect terrifiant leur fait refuser l'entrée dans un congrès de mutilés de guerre ! Ils fondent ensemble l'association des Gueules Cassées, et ont l'idée d'inventer la Loterie Nationale. Cette institution permet aux mutilés de la face de survivre, et de payer leurs soins. Elle finance la recherche médicale, avec la création de services chirurgicaux dédiés à la spécialité de réparation maxillo-faciale. Des collections de photographies conservées dans les hôpitaux militaires font effleurer l'immense souffrance de ces mutilés du visage.

En effet, quinze pour cent des blessures ont atteint le visage. Certaines fractures sont complexes avec de vastes pertes de tissus, anéantissant : peau, dents, muscles, ossature. Quinze-mille soldats sont totalement défigurés. Leur visage n'existe plus. Les chirurgiens doivent inventer des procédés d'immobilisation des maxillaires, et développer des techniques de greffes d'os, et de peau. Mais, comme on est au début de cette chirurgie, il faut souvent se résoudre à utiliser des prothèses et des masques. Une artiste américaine vivant à Paris, Anna Coleman Ladd, ainsi que la française Jane Poupelet, des sculptrices de visage, vont rendre un aspect humanisé à ces grands blessés. Elles leur permettent au moins de ressortir dans la rue.

Grâce à une empreinte précise faite de plâtre, l'une et l'autre fabriquent des masques partiels ou complets, peints ensuite pour parfaire l'illusion. Mais pourquoi relater ce cruel épisode par écrit, alors que deux magnifiques films lui sont consacrés. « La chambre des officiers », de François Dupeyron, et « Au revoir là-haut » d'Albert Dupontel.

Le Médecin Général Gustave Ginestet (1897/1966) est le pionnier de la chirurgie maxillo-faciale esthétique et réparatrice. Sa vie d'aventure vaut un grand roman. Il a l'accent rocailleux du pays d'Agen. Très jeune médecin militaire, il s'engage en enfer près de Reims en 1916. Rescapé, il rejoint ensuite à Beyrouth son frère Félix, patron de l'institut dentaire local. Gustave Ginestet est affecté à l'armée d'Orient, dans une compagnie de méharistes, en 1924. Il apporte, à dos de dromadaire, une assistance médicale et chirurgicale aux Bédouins. Affecté à Damas, Gustave Ginestet y crée le premier service indépendant de Stomatologie, en fait une discipline universitaire en Syrie. En 1933, à Lyon, il succède à Albéric Pont, chirurgien des Gueules Cassées, dont le recueil de photos d'opérés est toujours conservé comme référence historique. A Lyon puis au Val de Grâce, il redonne figure humaine à des centaines de mutilés. C'est à l'hôpital Foch de Suresnes qu'il donne son titre de noblesse à la spécialité de chirurgie maxillo-faciale, dans le service le plus réputé, et le plus médiatisé de France. Ginestet est la vedette d'une des émissions de Pierre Sabbagh, l'Homme du XXème siècle. On lui doit évidemment de nombreuses techniques encore utilisées de nos jours.

-La chirurgie mammaire-

L'américain William Halsted (1852/1922) vient étudier en Europe, retourne s'installer à New-York, puis au Johns Hopkins Hospital de Baltimore. A partir de 1900, il réalise, entre autres, les premières ablations radicales du cancer du sein avec curage axillaire. L'intervention porte toujours son nom.

C'est un pasteurien convaincu, adepte de l'asepsie totale, par usage large du phénol. Rappelez-vous le second pilier de la révolution chirurgicale, et la technique de vaporisation au phénol du génial Joseph Lister de Glasgow. Mais le phénol est très agressif pour les mains des opérateurs. Son emploi par Halsted aura des conséquences heureuses et surprenantes. C'est la délicieuse histoire des gants de l'amour, racontée dans le chapitre Hygiène et antibiotiques. La très réaliste série « The Knick » avec l'acteur Clive Owen relate fort bien la véritable histoire d'Halsted, et la bascule des techniques d'un siècle sur l'autre.

-La chirurgie orthopédique-

Les premiers essais de l'ostéosynthèse utilisent des chignoles pour perforer les os et passer des fils métalliques, puis des clous et des vis pour maintenir la fracture sans qu'elle se déplace.

L'utilisation d'une plaque métallique vissée est une idée de William Lane, un Ecossais (1856/1943) vers 1900. Son nom passe à la postérité pour une autre raison : au cours d'une intervention, survient une « syncope opératoire », le patient fait un arrêt cardiaque. Lane entreprend des appuis forts et répétés sur le thorax : toute l'assistance constate la reprise des fonctions vitales. Il réussit ainsi le premier massage cardiaque externe de notre histoire.

C'est son confrère belge Albin Lambotte qui, à partir de 1901, utilise des fixateurs externes, évitant de plus en plus d'interventions sanglantes, d'infections, et donc d'amputations de membres. C'est une technique facile, rapide, à la portée de tout chirurgien. Quelques trous de chignole mécanique, des tiges de métal, un système de boulons et d'écrous pour lier l'ensemble à une barre extérieure, et la fracture est réduite. Les orthopédistes adorent le bricolage !

Surtout, ne pas oublier les bouchons de champagne pour éviter que les pointes des tiges ne blessent les soignants. Cette pose de fixateurs externes est toujours d'actualité, avec du matériel moderne qui, hélas, n'utilise plus les bouchons de liège. Rassurez-vous, on peut encore boire un coup en sortant du bloc, si l'intervention est longue et difficile. Ouf !

Deux Anglais, McKee et Charnley, posent, à partir de 1950, des prothèses de hanche, permettant de soulager les patients invalidés par leur arthrose. John Charnley invente le ciment-colle acrylique, impacté dans la partie fémorale, ce qui lui évite de poser des vis. En 1950, un chirurgien américain de Columbia, Austin Moore, crée une prothèse en acier qui vient également s'impacter avec du ciment colle dans le fémur, mais aussi dans la hanche. Dans les années 1960, les frères Robert et Jean Judet ont une telle renommée à Garches que les patients bloqués par l'arthrose de hanche, viennent de toute la France pour s'y faire opérer.

-La chirurgie digestive-

Le truculent Jules-Émile Péan (1830/1898), à l'hôpital Saint Louis, réalise les premières gastrectomies en France pour ulcères et cancers de l'estomac. Formidable figure que ce Jules-Émile Péan, chirurgien acharné : il n'opère pas qu'à Saint Louis, mais souvent au domicile du patient, et toujours en habit de théâtre. Une appendicectomie, ou une résection du colon à domicile ne lui font pas peur. D'ailleurs, il est d'usage courant de transformer la cuisine ou la salle à manger en bloc opératoire. La surveillance des premiers jours est alors confiée à une infirmière de ville. C'est une excellente manière d'éviter les infections hospitalières.

Grand gaillard de forte personnalité, Jules-Émile Péan est braillard, excessif, non-conformiste. Critiqué pour ses honoraires exorbitants et ses programmes surchargés, il a trop d'ennemis jaloux pour être nommé Professeur. Mais il invente une pince crantée, plate à son extrémité, qui se trouve encore dans les boîtes des blocs opératoires. La pince hémostatique de Péan permet de clamper de manière sûre un vaisseau qui saigne, aussi bien que tenir fermement une aiguille à suture.

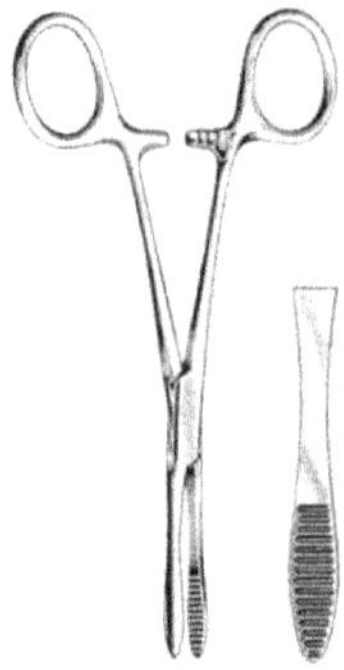

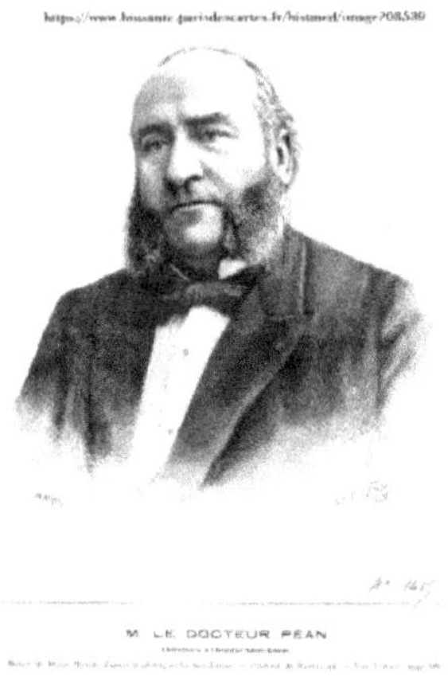

Travailleur acharné, il amasse une immense fortune. Péan reçoit à dîner, tient salon, et consulte Place Vendôme. Son carrosse et ses équipages sont identiques à ceux de l'Empereur Napoléon III, hormis un minime détail qui diffère afin de ne pas vexer le souverain. Sur la fin de sa carrière, Jules-Émile Péan fait construire rue de la Santé un hôpital pour les indigents. Il y opère lui-même souvent, y gagnant mieux qu'une pluie de pièces d'or : le titre de bienfaiteur de l'Humanité.

C'est un chirurgien autrichien qui invente le premier endoscope pour visualiser l'œsophage et l'estomac : Jan Mikulicz (1850/1905). Le tube est en métal, long de presque un mètre, et rigide. Il faut bien du courage pour subir ces premières endoscopies, sans être endormi. À Vienne, il est le premier à suturer un ulcère perforé avec succès, alors que la mortalité est habituellement de cent pour cent. Grâce à son innovation, les praticiens visualisent les tumeurs de l'œsophage, et il y en a énormément en ces temps d'alcoolisme et de tabagisme universalisés.

Pourtant, ce n'est qu'à la fin de la Seconde Guerre Mondiale que les chirurgiens osent s'attaquer à la résection de l'œsophage, qui est un profond organe intrathoracique. Le cancer de l'œsophage fait un grand nombre de victimes, qui meurent faute de pouvoir s'alimenter. C'est un gallois, Ivor Lewis (1895/1982), qui réussit les premières résections de l'œsophage à partir de 1946. Sur un dessin, le schéma de Lewis est simple, mais enlever une tumeur intrathoracique proche de l'aorte, et suturer toute la longueur du corps gastrique est une formidable performance. Pour atteindre l'organe malade, obturé par le cancer, il faut ouvrir le thorax en grand, par une vaste thoracotomie latérale, et refouler le poumon.

-La chirurgie thoracique-

Avant 1930, toutes les tentatives de pneumonectomie se soldent par la mort. Edward Archibald (1872/1945) de Montréal laisse une partie du thorax ouvert pour effondrer les lésions tuberculeuses, puis en 1933, il réalise la première pneumonectomie avec ligature des vaisseaux et des bronches au niveau du hile.

En Suède ravagée par l'épidémie de poliomyélite de 1949, un pneumologue invente une sonde pour étudier séparément la respiration des deux poumons. C'est la sonde d'Eric Carlens. Grâce à elle, le chirurgien thoracique Viking Olov Björk (1918/2009) publie dans le Journal of Thoracic Surgery en 1950, le résultat positif de cinq cents résections pulmonaires.

À Londres, on peut ainsi en 1951, opérer le Roi Georges VI d'une pneumonectomie pour cancer. Il survit quatre mois et meurt d'une pathologie coronaire. Rien de plus logique pour un très grand fumeur : tout est décrit sur les paquets de cigarettes ! Fumer donne le cancer du poumon, et bouche les artères, même si c'est rédigé en anglais.

-La chirurgie vasculaire-

En 1948, Jean Kunlin, chirurgien strasbourgeois, traite un homme atteint de gangrène du pied. Il réalise un court-circuit entre l'artère fémorale et l'artère poplitée, en utilisant une grosse veine du patient. C'est le premier pontage qui sauve un malade de la gangrène mortelle.

En 1950 Jacques Oudot remplace une aorte sténosée par une greffe prélevée sur un cadavre. En 1951, Charles Dubost à Broussais, remplace un anévrisme aortique par une greffe que prélève Jacques Oudot. Cette chirurgie aortique se diffuse immédiatement depuis Broussais, vers l'Angleterre, puis les États-Unis. Grand alpiniste, Jacques Oudot accompagne et soigne Maurice Herzog au cours d'une expédition sur l'Annapurna. Il disparait dans un accident de voiture sur la route de Chamonix, en 1953 à l'âge de trente-neuf ans. Mais la prestigieuse innovation venue de Broussais se complique. Les greffes d'aortes prélevées sur cadavre dégénèrent, elles s'altèrent trop vite, se nécrosent, et le patient meurt d'hémorragie.

Aux Pays-Bas, Arthur Voorhes confectionne une première prothèse artérielle synthétique avec un mouchoir de soie, cousu avec la machine à coudre de sa femme ! Bien évidemment, il s'agit d'une activité expérimentale chez le Chien. Le mouchoir de soie, indispensable dans ce climat frais et humide, retourne dans ses poches. Il essaye alors différents tissus, dont une fibre américaine toute nouvelle, le nylon, puis ses dérivés. C'est le dacron qui est retenu. Les années suivantes, Michael DeBakey (1908/2008), implante mille de ces prothèses avec quatre-vingt-dix pour cent de succès à Houston. C'est lui qui réalise la première désobstruction de la carotide. Il invente une pince très recourbée, striée mais non traumatisante. Elle est toujours présente dans les boîtes des chirurgiens vasculaires et, bien sûr, elle s'appelle une pince de DeBakey.

-La chirurgie cardiaque-

À Baltimore, en 1945, la pédiatre Helen Taussig et le chirurgien Alfred Blalock opèrent ensemble un enfant atteint de la « maladie bleue ». C'est une affection fréquente et qui vaut condamnation à mort. En 2018, il y a encore environ deux cents cas par an opérés en France.

Difficile d'expliquer cette anomalie congénitale qu'est la maladie de Fallot. Voici un résumé schématique. Un obstacle au retour du sang vers les poumons augmente si fort la pression que le sang bleu ouvre un orifice fœtal situé entre les deux oreillettes, et vient se mélanger au sang artériel rouge. Helen Taussig veut donc dériver le sang bleu en surpression vers un autre vaisseau. Elle propose à Blalock de tenter cette dérivation. Grâce à ces deux grands noms de la chirurgie cardiaque, on peut enfin « rosir les enfants bleus ». Cette intervention s'effectue par thoracotomie, à cœur battant.

En 1986, à quatre-vingt-sept ans, Helen Taussig vient de finir ses achats quotidiens. Elle sort du supermarché en voiture, et meurt, tuée dans un accident de la route. Le journal de Philadelphie salue sa renommée internationale, acquise en sauvant la vie de dizaines de milliers d'enfants atteints de la maladie bleue, des « blue babies ».

En France, Broussais est le temple des maladies vasculaires et cardiaques. Un « pôle d'excellence » dirigé par Charles Dubost (1914/1991) et François Gaudart d'Allaines. L'anecdote nous vient d'un des nombreux livres de Jean Noël Fabiani, grand prêtre de la chirurgie cardiaque, et de l'Histoire de la Médecine. Les deux chefs de service, en 1947, invitent Blalock et Taussig pour leur enseigner l'intervention. Mais seul Charles Dubost parle bien l'anglais. Ils lui réclament des pinces de Kelly, indispensables au clampage vasculaire. Ce sont des pinces fines, longues, courbes, et surtout très douces, adaptées au clampage des vaisseaux délicats des petits enfants. Aucune pince de Kelly dans les hôpitaux ! Sauf dans les stocks abandonnés par l'armée, à l'hôpital Américain de Neuilly. Dubost traverse alors tout le Paris de 1947 sur sa bicyclette. Grâce à une amie surveillante de bloc, il trouve les instruments remisés dans les caves. Chargé des lourdes boîtes métalliques, il pédale pour rallier Broussais, et réaliser la première réparation cardiaque d'un enfant bleu. L'intervention réussit parfaitement.

À Broussais comme en Amérique, les interventions cardiaques se font à cœur battant, fermé. En 1955, Richard De Wall arrive du Minnesota. Il construit sur place son prototype de circulation extra corporelle, et aide Charles Dubost à réaliser les premières interventions de patients qui ont le cœur ouvert ! Grâce à lui, Charles Dubost réalise quinze mille opérations à cœur ouvert, avec ce système de dérivation de la circulation sanguine, dans « son » hôpital Broussais. C'est un énorme progrès chirurgical : après 1955, on peut commencer à remplacer les valves cardiaques malades.

Or, les patients atteints de pathologie valvulaire sont très nombreux. Ils étaient enfants à une époque où les antibiotiques n'existaient pas. Les angines à streptocoques non traitées se compliquent de rhumatisme articulaire aigu, puis de maladie sténosante des valves cardiaques.

Le Docteur Albert Starr est aux États-Unis le co-inventeur de la célèbre valve mécanique de Starr-Edwards. Sa valve se présente comme une cage métallique, dans laquelle une bille est enfermée.

Le flux sanguin intracardiaque est dirigé dans son sens logique, il ne peut plus revenir en arrière.

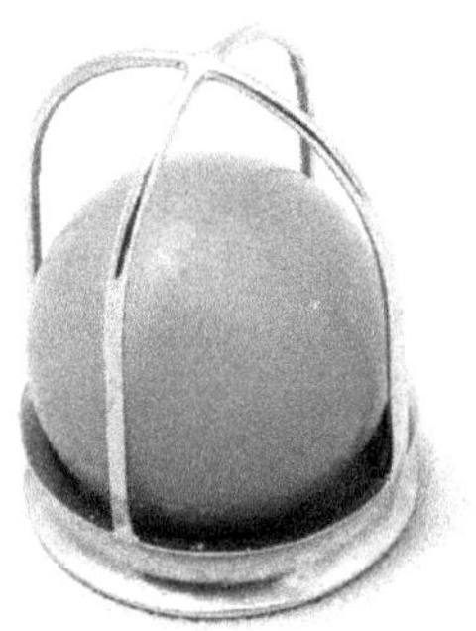

Ainsi, la fuite qui mène vers la mort est corrigée. Au début de cette technique, la frappe de la bille contre le montant de la cage produit un bruit permanent de vieille horloge. La nuit, la femme et le mari entendent ce bruit régulier, sûrement rassurant les premiers soirs, mais vite agaçant, obsessionnel.

Les progrès de la technologie, avec le silicone, ont remédié à cet inconvénient. Le Professeur Alain Carpentier a posé des milliers de ces valves intracardiaques à Broussais puis à l'Hôpital Européen Georges Pompidou.

Souvenez-vous de Christian Barnard, de la première greffe de cœur au Cap en 1967, avec son énorme retentissement médiatique. Elle provoque en France autant d'admiration que de polémique. Des adversaires farouches, comme le Professeur

Soulié, de Broussais, fustigent cette technique « expérimentale ». Une greffe de cœur a lieu à La Pitié, par l'équipe de Christian Cabrol en avril 1968, mais le patient ne survit artificiellement que quarante-huit heures, en Réanimation.

Est-ce la première en France ? Oui et non, et plutôt non.

Ce sont encore Charles Dubost, et Jean Paul Cachera qui réalisent les premiers une greffe durable chez un patient de cinquante-sept ans, qui vit pendant dix-huit mois. Le Révérend Père Boulogne, premier greffé français du cœur, est victime du manque de traitements contre le rejet. On ne peut à ce moment historique n'utiliser que la cortisone.

La chance sourit beaucoup plus à Marseille et à l'équipe d'Edmond Henry, en novembre 1968. Emmanuel Vitria peut vivre vingt années avec le cœur d'un autre, certainement plus immunologiquement compatible. Cet exploit est le titre de son livre, qui relate son retour à la vie.

Depuis 1968, treize mille greffes de cœur ont été réalisées dans notre pays.

Des barbiers de Louis XIV qui obtiennent la création du titre de chirurgien grâce à la fistule anale du Roi, jusqu'à la haute complexité des greffes multi-organes, voilà une longue promenade chirurgicale sur presque quatre siècles d'Histoire.

Références

Reboux Paul. La Princesse Palatine. Monographie éditée par les Laboratoires Deglaude, Paris,1932

Fabiani J-N. Ces histoires insolites qui ont fait la médecine. Le cul du Roi ou la naissance de la chirurgie. Rosir les enfants bleus. Plon, 2011 ISBN 978-2-259-21246-5

De Blonay Jean. 1870 : Une révolution chirurgicale. Les origines et le développement de la chirurgie civile et militaire moderne. Editions Delta, Vevey. André Lesot, Paris, 1975

Androutsos G. Guy Crescent Fagon (1638-1718), Premier Médecin de Louis XIV, taillé par Georges Mareschal (1658-1736). Prog Urol, 2006, 16, 94-9

Peumery J-J. La disgrâce d'Antoine Daquin, Premier Médecin de Louis XIV (1693). Vesalius, II, 2, 79-85, 1996

Ducoulombier H. Le Baron Pierre-François Percy. Un chirurgien de la Grande Armée. Librairie Historique Teissedre, 2004 ISBN 2912259924

Chapponière Corinne. Henry Dunant : La croix d'un homme. Labor et Fides, 2018 ISBN 978-2830916720

Thorwald Jürgen. Le siècle de la chirurgie. Les pionniers du bistouri. Presses Pocket, 1957

Delaporte S. Les médecins dans la Grande Guerre. Bayard, 2003

Loodts P, Masson-Loodts I. La Grande Guerre des soignants. Bruxelles, Editions de la mémoire, 2008

Rivière Anne. Jane Poupelet: (1874-1932). Gallimard, 2005 ISBN 978-2070118274

Lewis Ivor. The surgical treatment of carcinoma of the oesophagus with special reference to a new operation for growths of the middle third. British Journal of Surgery, 34 :18-31, 1946

CHAPITRE 3. UN FEU D'ARTIFICE QUI DECOIFFE

Inutile de surfer longtemps pour trouver des centaines d'anecdotes sur les salles de garde. Elles datent parfois du dix-neuvième siècle. Seuls les amis qui côtoient la misère humaine et la mort : forces de l'ordre, pompiers, urgentistes, tous les personnels médicaux, peuvent comprendre ce besoin d'exploser un court instant les limites de sa personnalité. Dans les années 1980, il y a de nombreuses fêtes en salle de garde d'un grand hôpital à la sortie nord de Paris. Ce lieu est pendant vingt ans le royaume de Daniel, un merveilleux cuisinier d'origine alsacienne. Daniel, tu es parti cuisiner pour les Saints du Paradis, ils doivent se régaler ! Chaque repas du dimanche est somptueux, digne d'un grand restaurant, à la fois pour la saveur, et pour la présentation.

Mais attention, Daniel déteste le chahut, surtout s'il met en péril ses préparations culinaires. Alors, lorsqu'il se fâche, c'est le sauve-qui-peut des blouses blanches. Sur son piano, il fait surchauffer une grande poêle à frire, et jette dedans une boîte entière de poivre gris. C'est le principe des bombes anti-agression : personne ne résiste à la fumée du poivre. Tant pis pour ceux qui viennent juste d'arriver, obligés de fuir comme les autres. Ils n'ont plus droit qu'aux restes des repas de patients hospitalisés. Un minable plat préparé par Jacques Borel. Comment ? Vous ne connaissez pas Borel ? Mais si, on en parle dans un film avec Coluche et De Funès.

En prévision du quatorze juillet, l'état-major de la salle de garde prépare bien à l'avance une grande fête nocturne sur le toit de la salle de garde. Tout est prévu : un splendide dîner sous les étoiles, la longue liste des chansons paillardes à brailler entre chacun des six plats, beaucoup de musique, et bien sûr un feu d'artifice.

Depuis la construction de l'hôpital en 1935, un bâtiment annexe en briques rouges consacre ses deux derniers étages aux internes, comme réfectoire et chambres de garde. La progression de l'immobilier a gagné le voisinage, et plusieurs immeubles sont contigus, dont l'un est très proche.

Bien sûr, plusieurs nuits blanches par an ne sont pas du goût de tout un chacun. Lorsque le niveau sonore le leur permet, les voisins se mettent aux fenêtres pour hurler leur colère. Une génération d'internes facétieux les a surnommés « les mouettes » pour leurs cris, qui évoquent en effet ces oiseaux.

Par ce splendide soir de juillet dans les années 1980, la fête bat son plein. Le personnel de garde, dont je suis, s'oblige à une certaine tempérance, mais tous les autres participants, jeunes femmes et jeunes gens, sont vraiment très alcoolisés. Il fait très chaud, et le punch peut se révéler traitre, surtout servi dans un baquet destiné au lavage du péritoine, en fin de chirurgie. Le feu d'artifice, bien qu'organisé par des amateurs, fait presque la pige à ceux des beaux quartiers parisiens que l'on peut admirer en cours de soirée. Splendides reflets multicolores sur la brique orange de l'hôpital. Vers trois heures du matin, il nous reste encore plusieurs fusées non utilisées. C'est alors que les choses se gâtent, et tout va très vite.

Un collègue radiologue décide de se servir d'un énorme pétard à la manière d'un bazooka, afin de tirer sur les mouettes qui braillent ! Il épaule son arme, et malgré nos avertissements, allume la mèche avec son briquet, et la fusée explose. Un jet de feu part sur l'immeuble voisin, atteint le mur blanc qui s'orne brusquement d'une large tache noire à quelques centimètres d'une fenêtre ouverte ! Sans plus de dégâts heureusement. En même temps, notre ami s'effondre, du sang plein le visage.

Le feu d'artifice se compose d'une charge de poudre explosive, dans une cartouche fermée par un disque métallique. C'est ce disque, prévu pour reposer sur le sol, qui s'est arraché avec une grande violence, provoquant un vrai scalp du front, et une impressionnante hémorragie.

Plusieurs d'entre nous sont restés lucides, bien évidemment, pour les éventuelles urgences. C'en est une assez intéressante d'ailleurs, qui est allongée sur un chariot de bloc. Il faut lui faire plusieurs points d'hémostase sur les vaisseaux du crâne, et une bonne vingtaine d'autres pour suturer le scalp du front. Nous finalisons par un très large pansement compressif, comme Alfred

Velpeau. Mieux que ce grand maître, nous n'avons même pas besoin d'éther, ni d'anesthésie locale, tant l'alcoolémie de notre ami est élevée.

C'est dommage que cinq ou six ans plus tard, ce sympathique radiologue soit parti s'installer en ville. Peut-être en a-t-il assez qu'à chaque rencontre d'un témoin de ses frasques, on lui demande de soulever la grande mèche de cheveux noirs qu'il arbore pour cacher sa longue cicatrice ?

CHAPITRE 4. HISTOIRE DE L'ANATOMIE

Risquer sa vie dans la passion de tout voir pour tout savoir ? Oui, et d'au moins deux façons différentes : se blesser lors d'une dissection, ou se faire prendre lors d'un pillage de cimetière. C'est le destin des premiers humains dont l'ambition est l'étude de l'Anatomie.

Galien fait l'obscurité

De nombreux et conséquents ouvrages sont consacrés à Claude Galien : il ne le mérite pas. Grec né en Asie, il voyage, et s'établit à Rome, devient médecin de Marc-Aurèle. Il donne un cours d'Anatomie en effectuant des dissections de divers animaux, dont des singes. En fait, ce sont des carcasses qui lui sont livrées par son boucher habituel. Seulement voilà l'erreur : les animaux sont sacrifiés par égorgement, et tout le système vasculaire est vide. Seul le foie apparaît encore d'un trompeur rouge sombre. Galien, que personnellement je n'ai pas connu, est décrit comme arrogant, et méprisant, il ne voit rien, ne réfléchit pas, ne recherche rien, et décide que le foie est le centre de la circulation du sang. Galien est un fabulateur, qui disserte dans un charabia, sur une pseudo philosophie fondée sur le chiffre quatre. C'est facile, il reprend les quatre éléments de la nature décrits par Aristote.

Ils correspondent aux quatre tempéraments humains. Ils régissent les quatre humeurs fondamentales qui déterminent la bonne santé ou la maladie. Il nous en reste la mélancolie, quand la bile noire s'accumule : voilà de quoi nous rendre lymphatiques !

Pire encore, en l'an 200, au cours d'un probable cauchemar psychédélique, il rêve d'une force vitale qui émane d'un Dieu unique, et gouverne le monde et le corps. Ce délire éteint toute la lumière scientifique pendant plus d'un millénaire. Pourquoi ? C'est simple : les préceptes imaginaires de Galien deviennent le dogme de l'Église, grâce à ce Dieu unique, décisionnel de la santé par les humeurs.

Ses écrits et ses dessins de fausse anatomie sont copiés à l'infini dans les monastères. Toute réflexion est bloquée pendant plus de mille années ! Et d'ailleurs, pourquoi faire de l'Anatomie ? La famine, les guerres, les maladies infectieuses ravagent la population, dont la durée de vie moyenne est de trente ans. Connaître l'intérieur du corps humain ne mènerait de toute façon à aucun acte chirurgical raisonné. Nous voici donc dans l'obscurité. Le malade a une surcharge de sang, de bile jaune, de lymphe, ou de bile noire. Après le palabre en latin, on lui impose des lavements aux herbes de Provence, et surtout des saignées répétées qui accélèrent son trépas.

Par contre, profaner des tombes la nuit est un sport à haut risque qui peut conduire au gibet, ou au bûcher, selon l'humeur du Tribunal ! Ce n'est pas à cause d'une opposition dogmatique du clergé aux recherches anatomiques, qui ne concernent que très peu d'érudits. D'ailleurs, le décès d'une personnalité importante conduit toujours à l'autopsie : il faut s'assurer de la cause de la mort. Ce sont les familles des défunts qui apprécient rarement qu'une sépulture soit profanée, un cercueil brisé, et une dépouille volée. De plus, en cas d'autopsie sauvage, l'être cher n'est plus prêt, dans l'intégralité totale de son corps, pour le Grand Soir, celui de la Résurrection.

Alors, dans des lieux cachés, de rares « anatomistes » arrachent les secrets des corps humains, souvent ceux de cadavres sans famille. Ainsi, sont réalisés les premiers dessins d'anatomie humaine, et elle diffère évidemment de celle de l'animal.

Très discrètement, Léonard de Vinci (1452/1519) dissèque des animaux, et quelques cadavres : il cherche la perfection pour améliorer sa peinture à l'infini. Peindre le corps humain dans sa parfaite réalité est son obsession, pas vraiment de décrire des organes. Paranoïaque, ou très prudent, il ne rend pas publics ses croquis ni ses deux cents dessins. Vinci est loin d'être un modèle de transmission du savoir, il cultive le mystère, comme le prouve le codage de son écriture.

De Bruxelles surgit la lumière

La vie aventureuse d'André Vésale inspire de nombreux romanciers. À juste raison, comme pour une multitude de nos prédécesseurs dans l'art médical. Il représente, pour la première fois, une approche raisonnée de la science anatomique.

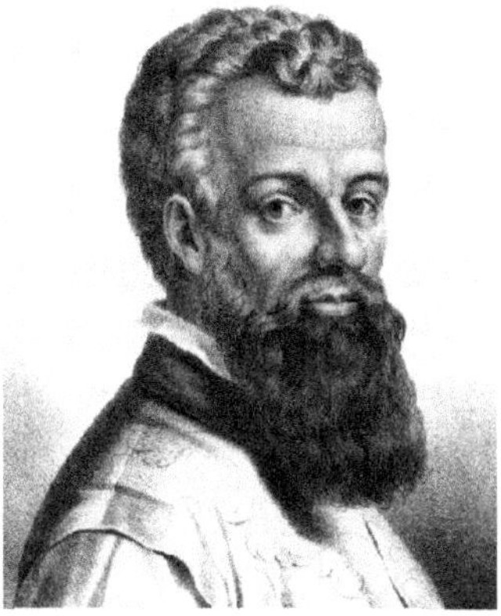

biusante.parisdescartes.fr/histmed/image?CICL08058

C'est lui le premier authentique anatomiste : André Vésale (1514/1564). Il est né dans une famille aisée de Bruxelles, mais curieusement, leur maison est située près du gibet. La nuit, le jeune André ne joue pas sur une console d'ordinateur, il dessine ce qu'il voit par sa fenêtre.

Il observe les muscles noircis, les tendons brillants, les os blanchis par le dessèchement naturel des cadavres suspendus. Il part étudier à Paris, au Collège de Médecine, où sont organisées quatre dissections chaque hiver. Le destin est là : sa chambre est située derrière l'hôpital Saint Louis, à côté du gibet de Montfaucon !

Vingt-cinq ans après Léonard de Vinci, Vésale fait de l'Anatomie une vraie science. Il s'oppose au dogme médical et clérical. Sa renommée le fait appeler à Padoue, la riche et libre université italienne, la seule qui puisse elle-même choisir ses enseignants.

En 1543, il réalise le premier atlas consacré à l'Anatomie et destiné à l'enseignement. Enfin, la diffusion du savoir commence, et c'est avec Vésale. Son ouvrage en deux, puis sept volumes fait autorité pendant trois siècles. Chaque élément, chaque organe est repéré, désigné, et surtout nommé. Tous les dessins sont reproduits par l'observation des dissections humaines, et non plus « imagés », pour ne pas dire imaginés à partir d'animaux. De Humani Corporis Fabrica, ou « la Fabrica » est illustrée, enluminée, par Van Calcar, un des élèves du Titien. Des planches avec des feuillets mobiles, sont collées sur les dessins gravés, comme les livres à transformation de nos enfants. C'est une grande innovation. L'édition princeps en deux volumes, celle de 1543, est volée au musée de Rouen au cours d'un congrès médical organisé là en novembre 1998. Un participant trop bouleversé par la beauté des deux livres les a certainement glissés discrètement dans sa sacoche. En 2021, une mystérieuse personne, désireuse d'effacer le larcin, dépose les deux volumes inestimables devant l'entrée de l'hôpital de Grenoble. Heureusement, ce n'était pas un jour de neige ! André Vésale, au sommet de la notoriété, est nommé médecin de Philippe II d'Espagne à la Cour de Madrid. Il réclame et obtient le droit de disséquer, avec ses élèves, trois cadavres par semaine.

Une femme fatale

Mais ce destin somptueux bascule à cause d'une femme. Il a quarante-sept ans, et soigne toute la Cour d'Espagne. Une de ses patientes lui joue un mauvais tour : elle meurt subitement. Afin de savoir quelle est la nature du mal qui l'a tuée, André Vésale entreprend une autopsie. À cette époque, le geste est public, et se fait en présence de la famille du défunt. S'agit-il d'un complot, ou d'une hallucination ? Le frère de la patiente décédée croit voir battre le cœur du cadavre. Même le bras de la défunte aurait bougé ! Une seule parole suffit pour accuser Vésale d'avoir profané un corps encore vivant.

Les historiens ne savent pas vraiment s'il y a un procès mené par l'Inquisition espagnole : il n'y a pas de trace écrite. La peine de mort est commuée par Philippe II en pèlerinage obligé en Terre Sainte pour repentance. Il part donc pour un long voyage. C'est le retour en 1564 qui est effroyable : au large de la Grèce, André Vésale est gravement malade, il a une gastro-entérite violente et une forte fièvre. Pour éviter la contagion, et dénué de toute compassion, le courageux capitaine du bateau décide d'abandonner ce passager moribond, plutôt que de l'isoler, et tenter de le réhydrater. Ses matelots ont ordre de le jeter sur la plage déserte de l'ile de Zante.

Pendant ce temps, à la Cour de France

On prête à Charles IX et Ambroise Paré un dialogue resté célèbre. Le Roi demande à Paré s'il va mieux le soigner, lui, que les pauvres. Et Paré répond que c'est impossible, car il soigne déjà les pauvres comme des rois ! Ambroise Paré (1510/1590) commence comme apprenti barbier à Laval, il parle le breton, mais pas le latin. Il devient compagnon à l'Hôtel-Dieu de Paris, et s'engage comme chirurgien de l'armée, partant sur tous les conflits. L'intervention principale est l'amputation. Comment éviter l'hémorragie fatale sur le moignon de cuisse ou de bras ? Une seule réponse : la cautérisation de la plaie, soit au fer rouge, soit à l'huile bouillante : une vraie torture pour le blessé.

Pour la première fois, Paré ligature des vaisseaux afin d'en faire l'hémostase. Puis il enveloppe le moignon dans un pansement de charpie avec un mélange de jaune d'œuf, de térébenthine et d'huile, froide évidemment. Un corps gras et un désinfectant, quelle intuition : c'est encore la base des pansements des grands brûlés, quatre siècles après lui. Il est adulé par les soldats et ses patients. Mais il est récusé par l'Université, puisqu'il ne parle pas le latin. Il faut une requête insistante du fils d'Henri, Charles IX, pour imposer son chirurgien à la Confrérie de Sainte Côme. Il devient Maître-Chirurgien de robe longue à 34 ans.

En 1559, il tente de sauver Henri II de France, blessé dans un grand tournoi organisé rue Saint Antoine. C'est la cérémonie organisée pour le mariage de la fille d'Henri II de France au roi Philippe II d'Espagne. La fête est finie, mais le Roi impose une dernière joute, caracolant devant sa maîtresse, de blanc et noir vêtue, Diane de Poitiers.

La lance du capitaine de la Garde Écossaise transperce l'œil droit et le crâne du Roi. Amboise Paré, puis André Vésale, venu d'Espagne, ne veulent pas extraire les débris intra crâniens. Ils décident de reproduire la blessure sur les têtes de plusieurs condamnés, vitement exécutés pour l'occasion. Une opération leur paraît vraiment impossible. Pourtant, une des spécialités de Paré est le repérage anatomique du trajet des flèches et des carreaux d'arbalète à l'aide de longues tiges. Henri II meurt après dix jours d'agonie, avec les esquilles de bois non enlevables plantées dans son œil.

À la fin de sa carrière, le chirurgien des rois et roi des chirurgiens, Ambroise Paré, est très renommé pour ses ingénieuses prothèses articulées, adaptées aux membres amputés. Il rend ainsi un peu de fonctionnalité aux mutilés. Le plus attachants des ouvrages qui lui sont consacrés est celui de Daniel Picard, lui-même chirurgien.

La bombe anatomique de 1628

Il ne s'agit pas d'un ravissant tableau de nu féminin. Cette bombe, elle éclate à Londres. Elle fait des victimes : des centaines de grenouilles, soumises à la dissection du grand anatomiste William Harvey. Le cœur de Grenouille est un modèle assez simple d'Anatomie.

Il reçoit et éjecte le sang par un seul ventricule. En clampant la voie d'éjection, Harvey regarde le cœur qui gonfle jusqu'à éclater. En clampant la voie de réception, il observe le cœur se vider et s'arrêter. Il décrit donc une circulation du sang, et le rôle de pompage de l'organe cardiaque.

Une autre expérience facile est de choisir un sujet costaud aux veines bien apparentes. William Harvey lui pose un garrot au bras, puis il le dénoue : les veines se vident toujours dans le même sens, vers le haut, vers le cœur.

Guy Patin, toujours clairvoyant, toujours Doyen de la faculté de Médecine, traite Harvey de circulateur, et de charlatan. Il a cette phrase débordante d'intelligence et de génie : « Je préfère me tromper avec Galien, que de suivre dans sa circulation, un charlatan comme Harvey. ». Merci, Guy. J'avais besoin d'illustrer le grand obscurantisme de la Médecine afin d'illuminer la force de ceux qui tentent de le vaincre.

William Harvey meurt en 1657, mais une opposition acharnée se perpétue entre les conservateurs et les innovateurs. La raison est évidente, c'est pour leur survie que les premiers se battent. Une circulation du sang rend la théorie des humeurs complètement obsolète. S'il n'y a plus d'humeurs, les saignées deviennent inutiles, et les saigneurs deviennent chômeurs de longue durée. Une catastrophe, pour eux, et leur train de vie.

Enervé par cette cacophonie, Louis XIV en 1672, ordonne par décret que le sang circule. Il a une chance sur deux de se tromper, car il n'en sait rien. Louis XIV a plusieurs fois pris des décisions aussi funestes que sanglantes. Cette fois, la pièce tombe du bon côté, le parchemin est paraphé de sa main. Il faut désormais considérer « l'Anatomie selon la circulation du sang ». Il demande à Pierre Dionis, chirurgien de la Cour, d'enseigner l'art de la dissection, l'Anatomie, et la Chirurgie, au Jardin du Roi. C'est maintenant le Jardin des Plantes.

Il faut diffuser ce nouveau savoir

La diffusion du savoir est l'âme de la Science. L'abbé sicilien Gaetano Zumbo invente la céroplastie médicale. En s'inspirant des ex-voto religieux qu'il a sous les yeux, il a l'idée de fabriquer des modèles anatomiques en cire colorée. Il rencontre à Gènes le chirurgien Guillaume Desnoues : ils ouvrent à Paris la première fabrique de cires médicales.

Grâce à Zumbo et Desnoues, la céroplastie mélange l'Art et la Science. Elle s'intègre dans la grande mode des cabinets de curiosités qui réunissent dans les vitrines bourgeoises les objets scientifiques et les monstruosités les plus insolites.

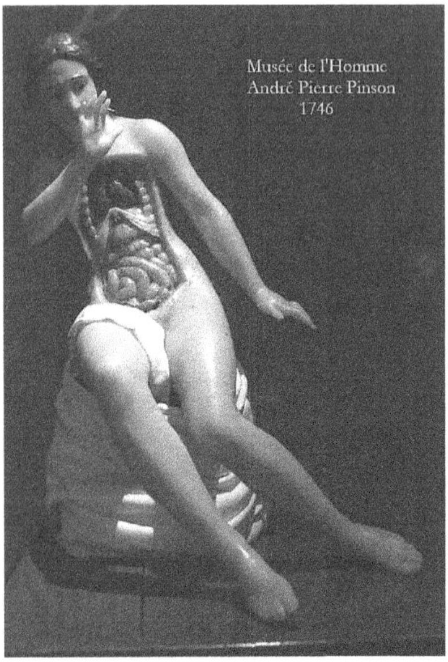

Un autre abbé inspiré, appelé Felice Fontana (1730/1805) réunit une gigantesque collection au Musée de la Specola à Florence. Vers 1780, une Vénus, démontable, est la pièce maîtresse de son encyclopédie de cire du corps humain. Elle est copiée partout en Europe.

Les connaissances médicales de l'époque sont ainsi universalisées par ces cires anatomiques : si belles, mais si fragiles !

Une technique complètement différente est celle des préparations naturelles. Elles sont réalisées en injectant des liquides conservateurs dans le cadavre précédemment disséqué. On poursuit par des bains d'alcool et de vinaigre pendant huit à quinze jours. Une fois séchée, la pièce est coloriée, vernie, et posée sur un socle. C'est un travail d'artiste.

La préparation est impressionnante. Un cavalier sur sa monture, est ainsi exposée au musée des écorchés de l'École Vétérinaire de Maisons-Alfort. Ce musée porte le nom d'Honoré Fragonard (1732/1799), cousin du célèbre peintre, Il est anatomiste, et premier directeur de l'École d'Alfort. Vers 1845, le doyen de la faculté de Médecine, Mathieu Orfila, y rajoute six mille pièces cadavériques. Voici de splendides spécimens, mais consultables uniquement sur place, difficiles à transporter dans les Écoles de Médecine de province.

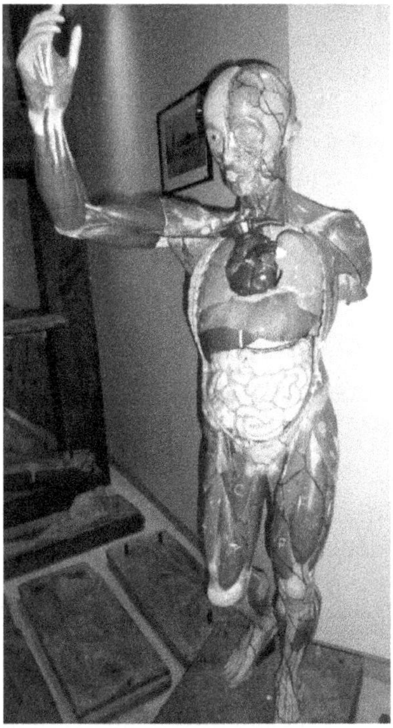

Au contraire, le Docteur Louis Auzoux (1732/1799) démocratise les écorchés en les créant à base de papier-mâché. Ses organes sont légers et détachables. Ils permettent, comme les cires, de comprendre comment ils s'imbriquent les uns dans les autres, mais en les manipulant très facilement. Louis Auzoux est Normand. Son mélange de pâte à papier, colle, et poudre de liège est coulé dans des moules puis compressé.

Il aurait eu cette idée en débouchant une bouteille de cidre de Normandie. Un charmant petit musée lui est consacré à Le Neubourg, dans l'Eure. En 1790, la fabrication des modèles occupe jusqu'à trois cents ouvrières et ouvriers. Il faut diffuser le savoir dans tout le pays : c'est un principe du nouveau gouvernement révolutionnaire. En plus, la Grande Bretagne interdit à ce moment, la dissection des condamnés exécutés et réprime le trafic de cadavres humains, par l'Anatomy Act.

C'est l'époque parfaite pour proposer une véritable anatomie artificielle, facile à transporter et à exposer dans tout lieu d'enseignement.

Une Société réputée savante

Au dix-neuvième siècle, l'Anatomie appartient aux anciens barbiers. Pour en discuter, ils se réunissent dans des sociétés savantes. Comme aujourd'hui, pour ne rien devoir à personne, le plus simple est de créer sa propre société. Une grande figure de la chirurgie, Guillaume Dupuytren (1777/1835), l'a bien compris. Il a quelques braves amis, qui lui offrent de fraternels surnoms. Pour Pierre François Percy, général en chef des Armées de Napoléon, c'est le premier parmi les chirurgiens, et le dernier parmi les hommes. Un grand anatomiste et orthopédiste, Jacques Lisfranc, l'appelle « le Brigand de l'Hôtel-Dieu », pour avoir apposé son nom sur des travaux réalisés par Xavier Bichat lors du décès prématuré de celui-ci. Le plagiat n'est pas un art nouveau !

Il faut dire que la personnalité de Dupuytren est décrite comme épouvantablement mégalomaniaque. Je ne l'ai pas approché, ma connaissance n'est que rapportée par ses contemporains. Il est accusé de s'être autoproclamé président de la première Société d'Anatomie parisienne, imprimant lui-même son diplôme. Mais c'est aussi un chirurgien brillant : on lui doit la description de la maladie des tendons de la main qui porte son nom. Pour la première fois en 1831, il opère un patient, invalide de sa main déformée, entrant ainsi dans notre Histoire.

Enseigner l'Anatomie

Parfois, dans l'Histoire de la Médecine, une nouvelle théorie, une innovation technique, sont habilement dissimulées par leur inventeur, effrayé à l'idée que d'autres que lui puissent en tirer profit. Il faut au contraire répéter sans cesse l'importance de transmettre son savoir. Tous les moyens doivent s'y employer : des élèves, des livres illustrés, des conférences, des modèles anatomiques.

D'innombrables articles proviennent des réunions de la Société d'Anatomie. Ils contiennent des descriptions d'autopsies, et des comptes rendus opératoires. Avec l'aide de graphistes, les chirurgiens les plus renommés composent des atlas, à l'instar de la Fabrica d'André Vésale.

Un grand tableau de 1864 représente, à la manière de Rembrandt, deux siècles auparavant, une leçon d'Anatomie à l'hôpital La Charité de Tours. La vedette est un personnage grand, mince, austère. Fils d'un forgeron, c'est un élève et ami de Pierre Fidèle Bretonneau. Anatomiste à Paris, puis revenu à Tours comme chirurgien, il est adepte de Pasteur : il impose de recouvrir toutes les plaies avec un pansement. Il évite ainsi un grand nombre d'infections, et de gangrènes. C'est Alfred Velpeau (1795/1867), mort de la grippe à soixante-douze ans.

Tout le monde connait son nom, pourtant, il doit sa notoriété initiale à son traité complet d'Anatomie chirurgicale du corps humain.

Marc Bourgery nait à Orléans, et meurt à cinquante-deux ans au cours de l'une des épidémies de choléra qui déciment la France, en 1849. Il consacre quinze années de sa vie à la réalisation d'un atlas magnifique, réédité des dizaines de fois dans tous les pays du monde. Son atlas comporte huit volumes, illustrés par le peintre Jacques Louis David qui signe de splendides lithographies en couleurs. Bourgery ne se contente pas de décrire des pièces anatomiques, il fait illustrer les principales opérations chirurgicales de son époque. Restons discrets, mais il est d'usage courant, jusque dans les années 1970, de garder un livre d'anatomie chirurgicale dans la salle d'opération, pour une éventuelle consultation par l'intermédiaire de la panseuse.

Henri Rouvière, en 1938, décrit la circulation de la lymphe, jusque-là inconnu, et le système des ganglions lymphatiques. Pendant quarante années, les trois tomes de son atlas sont la référence des étudiants en Médecine qui prennent leur retraite aujourd'hui. Ses planches anatomiques décrivent soigneusement la relation de chaque organe avec ses voisins. Il faut bien les connaitre pour répondre aux premières questions à choix multiples du Concours de l'Internat…

Le phénoménal Eugène-Louis Doyen

Ces trois exemples nous montrent que l'Anatomie est essentiellement une science de la description, puis de la transmission de la connaissance. Un personnage hors du commun (encore !) utilise les inventions nouvelles pour cette fondamentale diffusion du savoir. Je vous évite le passage par un moteur de recherche pour chercher quelques dates. Nicéphore Niepce en 1826, et Louis Jacques Daguerre en 1828 inventent la photographie. Puis les frères Lumière nous offrent le cinéma en 1895. Le sulfureux Eugène Louis Doyen (1859/1916) est une forte personnalité, comme Dupuytren, en conflit avec toutes les institutions académiques.

Prompt à critiquer ses contemporains, Doyen vexe et agresse un vieil ami et collègue de son père, Jules Émile Péan, pourtant au sommet de sa gloire. Doyen a autant de détracteurs que d'admirateurs. Son habileté, sa rapidité, son élégance du geste s'appliquent à toutes les opérations. Il invente les instruments qui lui permettent de simplifier les techniques. Il les photographie, et les inclut dans un grand ouvrage en cinq tomes. Son traité de thérapeutique chirurgicale et de technique opératoire comporte également des dessins de haute qualité réalisés durant ses interventions.

Rebelle, truculent, vedette, mégalomane, il vit dans le luxe, flirte avec les actrices, la haute aristocratie et le tout-Paris : c'est un chirurgien mondain ! Bling-bling, people, mais de grande virtuosité manuelle. Une de ses prouesses est de séparer les sœurs siamoises Radica et Doodica vedettes du cirque Barnum, en 1902. Heureusement pour le praticien, les deux petites filles ne sont attachées que par leur sternum commun, et quelques vaisseaux. Pour la première fois au monde, une intervention est photographiée, et filmée dans sa totalité. Réalisée sans masques de protection et sans gants, c'est un complet succès. Du moins sur le plan technique et médiatique, car les suites tardives sont cruelles. Elles sont atteintes de tuberculose.

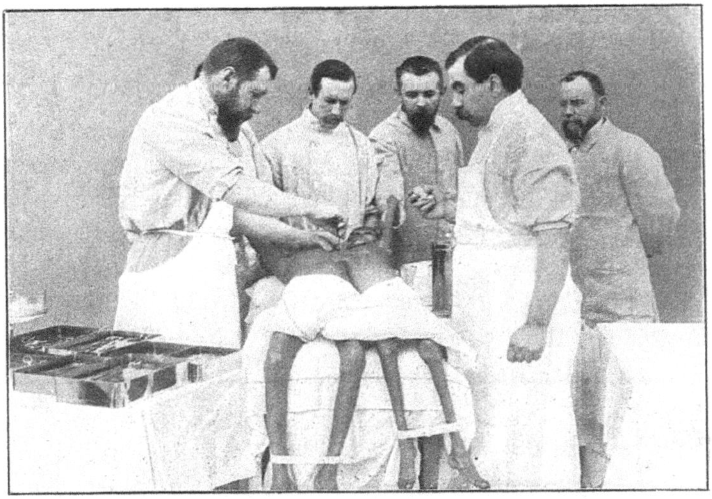

Le Docteur Doyen sépare Radica et Doodica en 1902
https://www.biusante.parisdescartes.fr/histmed/image?med23949x04x0119

Une consécration pour Doyen ? Pas du tout, en 1902, le cinéma est considéré comme une distraction destinée aux cirques et au petit peuple, indigne de l'Académie. D'ailleurs, des films volés à Doyen sont projetés dans des fêtes foraines.

Doyen est un génial anatomiste. Avec ses assistants, il injecte des solutions conservatrices dans des cadavres, puis il les découpe en fines tranches dans un plan horizontal. Dans ce but, il conçoit et utilise un instrument qui évoque une large guillotine. Soucieux d'enseigner, il invente un épiscope à acétylène pour la projection sur écran de ses coupes anatomiques. Il en fait des milliers de photos qui évoquent à s'y méprendre nos images de scanner les plus récentes. Elles sont réunies dans un splendide atlas d'Anatomie qui reste une référence mondiale pendant des dizaines d'années.

Mondain à perpétuité, il est évidemment chasseur, et tireur d'élite. Il initie un chapitre de la Médecine Légale, la science balistique, en tirant des projectiles sur des cadavres. En 1914, il porte une assistance décisive aux avocats de Madame Caillaux.

Il démontre que les quatre coups tirés par son révolver n'auraient pas été mortels si le directeur du Figaro, Gaston Calmette, avait été soigné et opéré à temps ! C'est digne des plus grands avocats, et l'épouse dévouée est acquittée.

La postérité ne lui est pas favorable. Eugène Louis Doyen s'englue dans une recherche lucrative d'immunothérapie et de vaccination contre le cancer. La démarche scientifique est peu convaincante, et les résultats dramatiques. Le montage financier de son Institut est équivoque, ses ennemis se déchaînent. Désavoué, il meurt à sa table de travail, assez mystérieusement, à cinquante-sept ans.

Décrire le normal et le pathologique

Depuis André Vésale, on dispose de descriptions très précises de l'autopsie des hautes personnalités. La recherche d'une plaie cachée, ou de viscères noircis par les poisons est une obsession. Mais en cas de mort suspecte, une vérification raisonnée de la cause précise de la mort ne débute qu'avec le vingtième siècle. Maurice Letulle (1853/1929) pratique une incision allant du menton au pubis, et une éviscération totale, en bloc. Cette technique lui permet d'examiner tous les organes sur une table adjacente. Il publie en 1903 un manuel pour la pratique des autopsies. Cette intervention ultime est très ritualisée, avec un protocole rigide. Elle est réalisée par plusieurs collaborateurs, tous à mains nues ! Jusqu'à l'obligation du port des gants en caoutchouc, la blessure de l'un des assistants en cours d'autopsie est responsable de sa mort. Nous sommes au début du vingtième siècle. L'asepsie doit progresser autant dans les salles de dissection que dans les blocs opératoires.

Maurice Letulle est spécialiste d'une maladie qui fait des ravages, la tuberculose. Il décrit et fait dessiner les organes malades, ceux qu'il voit à leur stade ultime d'évolution. C'est donc de l'Anatomie pathologique. On l'étudie au microscope. Dès 1879, Ernest Besnier crée le terme de biopsie pour qualifier ses prélèvements de tissus dans les maladies cutanées (du grec : bios et opsis, vie et vue).

Les prélèvements actuellement effectués par biopsie, comme ceux réalisés au cours d'une opération, sont inclus dans de la paraffine. Un microtome les découpe ensuite en fines lamelles. C'est nécessaire pour que les coupes soient translucides. Bien qu'ils utilisent des microscopes électroniques, ce que nos actuels anatomopathologistes découvrent sur leurs écrans ressemble aux dessins de Letulle publiés en 1903.

La séquence maladie, décès, autopsie, étude des tissus est heureusement remplacée par une autre. L'étude histologique de la pièce opératoire est, de nos jours, précédée par un enchaînement classique : scanner, IRM, biopsie guidée, puis chirurgie. Notre démarche moderne, est le plus souvent raisonnée, et mène désormais à la guérison.

Admirateurs de Sherlock Holmes

La recherche de la cause du décès est l'affaire d'une discipline dérivée de l'Anatomie, la Médecine Légale. Un de ses Pères Fondateurs est lyonnais. Edmond Locard (1877/1966) rédige le traité de référence pour la police scientifique. Les sept volumes abordent toutes les spécialités : traces, empreintes, balistique, et conduite de l'autopsie. Brillant et talentueux, il est aussi critique d'opéra, et ardent défenseur du Guignol de la ville de Lyon et de son personnage principal, Gnafron. Ses ouvrages sont la référence des pionniers de la Police Scientifique, et des auteurs de romans policiers. Le plus illustre d'ente eux, Frédéric Dard, presque lyonnais lui aussi, l'admire et lui dédie deux de ses nombreux romans : « Equipe de l'ombre », et « C'est mort et ça ne sait pas ».

Mais la grande star du début du vingtième siècle est un neveu du bourreau Anatole Deibler. Le Docteur Charles Paul (1879/1960) a effectué des milliers d'autopsies, et participé à toutes les grandes affaires judiciaires. Les journalistes du fameux journal « Détective » lui attribuent le formidable total de cent mille autopsies, et Charles Paul confirme le chiffre !

Les cadavres les plus célèbres, de Jean Jaurès à Pierre Laval, passent sous son scalpel. Dans la prison de Fresnes, le jour prévu de son exécution, Laval tente de se suicider en avalant une capsule de cyanure probablement périmée. Le médecin légiste, dont la présence est obligatoire pour chaque exécution, c'est Charles Paul. Il entreprend un lavage gastrique et plusieurs piqûres d'un cardiotonique, tandis que le peloton d'exécution patiente, arme au pied. C'est grâce à ce vigoureux traitement de réanimation que le châtiment a bien lieu, et que l'homme le plus haï de France expie ses crimes. Pour Charles Paul, comme pour un bon nombre de passionnés, la retraite est un épouvantail. Trois jours seulement après sa dernière autopsie, il meurt en janvier 1960, à quatre-vingts ans. Dans une série télévisée « La Garçonne », avec Laura Smet, le réalisateur évoque cet homme enthousiaste, et toujours d'une parfaite élégance.

De l'hôpital à la Morgue

Deux types d'autopsies complètement différentes existent. L'autopsie scientifique, pratiquée à l'hôpital d'origine, a totalement disparu pour plusieurs raisons : opposition des familles, manque de spécialistes, et vétusté des locaux. La réforme de la Médecine Légale de 2010 fait regrouper toutes les autopsies scientifiques en un seul endroit, dans un centre hospitalier régional. En Île-de-France, toutes les vérifications anatomiques sont faites à La Pitié Salpetrière : environ mille actes par an.

L'autopsie médico-légale est demandée par l'autorité judiciaire : il n'y aucune opposition possible. Elle est effectuée dans des locaux appropriés, les Instituts Médico-Légaux, par des médecins spécialistes de Médecine Légale.

Elle suit un protocole strict, qui commence comme dans des dizaines de séries télévisées, par des radios, et des prélèvements multiples (digitaux, dentaires, cheveux, toxiques, ADN). En Île-de-France, ces autopsies ont lieu à l'Institut Médico-Légal du quai de la Rappée. Les nouvelles technologies viennent se mettre au service des médecins légistes.

Ainsi, le scanner et l'IRM post-mortem permettent de numériser les examens, de les convertir en 3D, et de les sauvegarder. On peut donc les revoir n'importe quand pour obtenir un autre avis d'expert, et les présenter en cas d'éventuelle réouverture du dossier. On commence à parler maintenant d'autopsie virtuelle, sachant qu'elle ne peut pas remplacer complètement l'examen classique, en particulier pour les lésions sous-cutanées.

Anatomie : le concours de l'Internat

Au début du vingtième siècle, la Médecine est entre les griffes d'une caste de mandarins. Ils sont tout-puissants, et tiennent au privilège de choisir leurs élèves. Ce sont eux qui régissent l'enseignement, dans le respect de leurs traditions. Une terrible épreuve attend les futurs internes : le concours oral d'Anatomie. Tous les coups sont permis, et malheur à celui qui déplait, quelle qu'en soit la raison. Mal rasé et sans cravate après une nuit blanche, impertinent avec une surveillante, l'oral d'Anatomie n'est pas pour lui. Pire, si c'est une jeune femme qui se présente, il lui faut une force de caractère rare pour ne pas éclater en sanglots. Que de vocations stupidement gâchées ! Les étudiants doivent ânonner de longues suites de mots décrivant chaque pièce anatomique, chaque organe qu'un mandarin sénile leur impose. Une stupide torture ad libitum…

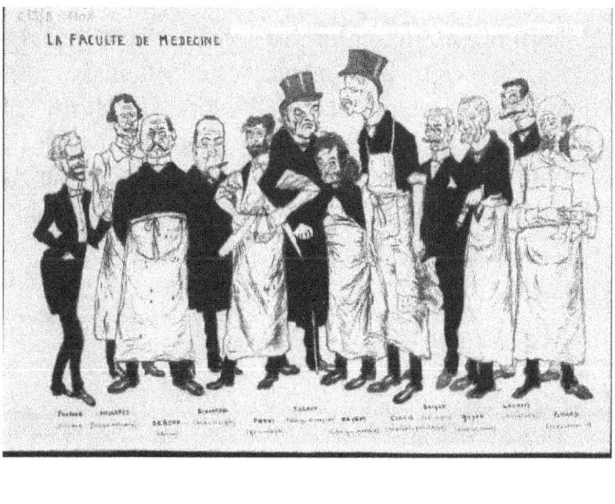

Un tel sadisme n'a rien à voir avec l'obsession de diffuser le savoir : l'Anatomie est purement descriptive et l'atlas est à apprendre par cœur. Il faut attendre de nombreuses années pour que cette spécialité devienne séduisante pour tous, pratique et personnalisable.

Une étape intéressante intervient en 1993, c'est la dernière préparation cadavérique du siècle : le Visible Human Project. Un condamné à mort texan de trente-huit ans est exécuté. Le cadavre est injecté de conservateurs, plongé et congelé dans de la gélatine. Le spécimen est ensuite découpé dans le plan axial à des intervalles d'un millimètre, en près de deux mille tranches ! En effet, l'homme mesure presque deux mètres. Les coupes réalisées rappellent celles de Doyen, quasiment un siècle plus tôt. Mais les nouveautés techniques permettent de numériser ces coupes anatomiques, puis de les reconstituer en 3D, pour les étudier en relief. Ce projet, complété ensuite par le cadavre d'une femme, s'empoussière maintenant dans une bibliothèque de Houston. La technique est détrônée.

À partir des scanners et IRM des patients, on reconstitue un corps entier en relief. On introduit les images dans l'Anatomage Table, une table de dissection virtuelle conçue à Stanford en Californie. Son écran tactile permet une expérience presque identique à la dissection sur cadavre. La Table 2017 comprend deux corps entiers, féminin et masculin, en coupes numérisées de 0,6 millimètres. Ce qui est encore plus étonnant, c'est que l'enseignement magistral peut reprendre ses droits : c'est le professeur lui-même qui choisit la région à étudier, les organes que la classe doit analyser, et projette les images sur un grand écran situé derrière lui, comme l'ancien tableau noir.

Anatomie et maladie de l'organe

L'autopsie de patients décédés de maladie est une immense source pour la compréhension de l'altération des organes. Cette méthode doit permettre de relier l'Anatomie et l'étude de l'organe malade. Je ne prends que deux exemples, le cerveau et le foie.

Korbinian Brodmann (1868/1918) est neurologue et physiologiste à Munich, collègue et ami d'un certain Aloïs Alzheimer. Grâce à des observations cliniques et à des expérimentations, il décrit en 1909 cinquante-deux aires distinctes de notre cerveau. Il en fait une carte complète et précise, toujours utilisée actuellement.

Chaque aire de Brodmann correspond à l'une de nos fonctions cérébrales, comme la vue, dans les aires 17 à 21, ou l'audition dans les aires 41 et 42. Nous pouvons tous imaginer l'importance de cette cartographie pour estimer les dégâts causés par un accident ou par une tumeur, selon sa localisation précise.

Grâce à elle, le neurologue, le neurochirurgien, le radiologue, le médecin traitant, tous incluent dans leur réflexion la même vision de l'organe atteint.

Autre grand nom de la Neuro Anatomie, André Delmas (1910/1999) crée le laboratoire de la Faculté de Médecine des Saints Pères. André Delmas s'attache en particulier à la description de la vascularisation cérébrale. Elle est très particulière, avec sa structure en forme de rond-point, qui tente de dériver la circulation pour la dévier lorsqu'une zone est en souffrance. Pour les cruciverbistes, son polygone est célèbre en six lettres, c'est celui de Willis.

Nous avons deux façons de devenir hémiplégique. Un caillot vient bloquer une des artères du cerveau, et l'accident vasculaire est dit ischémique. À l'inverse, un vaisseau qui porte un anévrysme explose, et l'accident est dit hémorragique, avec son hématome que l'on peut évacuer. Bien sûr, les zones en souffrance sont numérotées grâce à Brodmann.

Le foie est un deuxième exemple d'anatomie fonctionnelle. Chirurgien hépatique et anatomiste, Claude Couinaud (1922/2008) décrit en 1957 un système de segmentation du foie fondé sur l'anatomie des veines de cet organe. Par la vascularisation veineuse, il définit neuf segments d'irrigation. Mais comment les nommer simplement ? Il s'inspire des arrondissements parisiens, numérotant ses segments en spirale depuis le centre, dans le sens des aiguilles d'une montre. La cartographie de Couinaud est d'usage quotidien dans la pathologie du foie. Grâce au scanner et à l'IRM, on peut ainsi localiser la zone hépatique où se trouve une tumeur, et en guider la biopsie, puis la résection. C'est une bonne transition pour la fin de mon propos : l'imagerie médicale devient l'Anatomie du vingt et unième siècle.

Mieux qu'un jeu vidéo

C'est la Radio-Anatomie qui remporte la mise grâce au progrès incessant de la transformation des images. Toutes les pathologies de tous nos organes deviennent évidentes. Notons bien que les splendides images en couleurs que nous offrent les radiologues sont des reconstitutions colorisées faites à partir des coupes les plus fines du scanner ou de l'IRM.

Elles sont modélisées en 3D par un logiciel appelé « Visible Patient », conçu non pas dans un lointain pays, mais à l'Institut de Recherche contre les Cancers de l'Appareil Digestif de Strasbourg. Les applications sont infinies : enseignement, autopsie virtuelle, biopsie, préparation des chirurgiens à une intervention.

Une image en trois dimensions que l'on tourne dans tous les sens pour préparer le geste opératoire, quel rêve de folie pour les anciens barbiers. Regarder à l'intérieur du corps humain avant d'opérer ! Rendre la pathologie du patient visible avant de l'extirper est extraordinaire. On peut, en plus, introduire les images du sujet dans une Anatomage Table, créant un véritable clone virtuel à manipuler. Les organes atteints apparaissent comme au bloc opératoire, avec leurs contacts sur les structures voisines.

Avec des lunettes de réalité augmentée, on a le moyen de projeter la zone pathologique sur le corps même d'un patient en cours d'intervention afin de guider le geste du chirurgien.

Imaginons-le, ce jeune chirurgien, au bloc opératoire, en grand habit de lumière, et ainsi équipé, quel que soit son lieu d'exercice à travers le monde. S'illumine-t-il d'une pensée fugace pour André Vésale, dont l'ultime dissection l'a fait jeter d'un bateau, pour mourir seul, malade, abandonné sur une plage de Grèce en 1564 ? Peut-être. Même s'il est Américain ou Japonais ?

Oui, dix mille fois oui. C'est notre foi en la jeunesse, en la compétence, en la relève dans l'art de soigner : le chemin doit continuer depuis le début du sentier jusqu'aux confins de l'univers.

Références

Fabiani J-N. Ces histoires insolites qui ont fait la médecine. La dernière dissection d'André Vésale. Plon, 2011

Delavault R. André Vésale (1514-1564). Editions Le Cri, Collection Les évadés de l'oubli, Paris, 1999 ISBN 978-2871062240

Aron E. Alfred Velpeau (1795-1867). Une carrière exceptionnelle. Histoire des Sciences Médicales, Tome XXVIII, N°2, p. 101-7, 1994

Locard E. Mémoires d'un criminologiste, par le Docteur Edmond Locard. Arthème Fayard, 1957

Aubard Y. Ambroise Paré, chirurgien des rois et roi des chirurgiens. Geste, Paris, 2019 ISBN 1035303337

Picard D. Moi, Ambroise Paré, chirurgien de guerre, aimé des rois et des pauvres gens. Parole La Mescla. 2016. ISBN 978-2-917141-93-9

Ornella Salvatore. Histoire de la médecine légale. Histoire, Philosophie et Sociologie des sciences. 2014 < dumas-01416203 >. HAL Id : dumas-01416203

Atlas d'anatomie humaine Sobotta (Français). Paulsen F, Waschke J, et collectif. Médecine Sciences Publications. 6ème edition, 2015. ISBN-10: 2257205669

Waldby C. The Visible Human Project. Informatic bodies and posthuman Medicine. (Anglais). Ed Routledge, 2000. ISBN-10-0415174058

Scherpereel Philippe. Eugène-Louis Doyen. Chirurgien génial et scandaleux de la Belle Epoque. L'Harmattan. 2018. Collection Médecine à travers les siècles. ISBN 978-2-343-16126-

CHAPITRE 5. UN HOPITAL NEUF ET FESTIF

C'est une vision du Professeur Robert Debré que son fils Michel, tout juste Premier Ministre, fait appliquer par les ordonnances de 1958. Les hôpitaux doivent répondre à une triple fonction, de soins, d'enseignement, et de recherche. Porté par ce courant de modernisation, une trentaine d'hôpitaux neufs sont construits en province dans les années 1970.

Cette dotation répond aussi à une cauchemardesque hécatombe : en 1975, il y a quinze mille morts liées à la circulation routière en France, et des dizaines de milliers de blessés. Il faut cinquante années d'effort aux services publics et aux associations de mutilés de la route pour diviser ces chiffres par cinq ! L'obligation du port de la ceinture de sécurité date de 1973, mais son respect a beaucoup de mal à s'imposer. Pourtant, dans ces années-là, chaque famille pleure un proche tué ou grièvement blessé sur la route. Les nuits des internes de garde sont consacrées à ce massacre. Souvent, l'activité chirurgicale au bloc mène jusqu'au lendemain matin. Lorsque l'accident n'est pas mortel, le pare-brise explosé projette des dizaines d'éclats de verre sur le visage, et occasionne de multiples plaies dont la suture conduit, en salle d'urgence, fort avant dans la nuit.

Le Centre Hospitalier d'Evreux des années 1970 est l'un de ces hôpitaux neufs, où cohabitent les anciens chefs de service un peu scléreux, et la nouvelle vague, en pleine libération des mœurs. Situé dans un bâtiment plus ancien, le petit internat abrite une cinquantaine de blouses blanches, et l'ambiance y est plutôt délurée.

La salle de réfectoire semble étroite pour organiser une vraie belle fête avec de nombreux invités.

Qu'à cela ne tienne, un de nos collègues, un gentil costaud qui travaille parfois avec son père dans la maçonnerie, démolit carrément un mur, en préparation du grand Tonus. Cinto, j'embrasse ici ta mémoire. Je te revois si souvent, colosse immense, debout devant la table ou juché sur une chaise, nous interpréter, avec une si grande force que tu paraissais indestructible, ta chanson préférée sur le beau soleil d'Espagne.

Il nous faut un thème pour les déguisements. Celui du cirque est bien pratique, un thème facile à l'imaginaire de chacun. Il y a donc des souteneurs, plusieurs clowns, des danseuses Belle Epoque, des romaines drapées dans des alèses, un chirurgien couvert de peinture rouge, et deux cow-boys. Très différents, ces deux cow-boys. Le premier, frais issu de l'université de Rouen, porte l'uniforme bleu ciel et doré de Lee, le général sudiste. L'autre est beaucoup plus rustique, avec barbe, chemise à carreaux, foulard rouge, grand chapeau, holster en ceinture. Il arbore fièrement son énorme Colt factice, dont il fait sans cesse tourner le barillet. Un léger détail, la couleur de ses yeux, proche du rubis, montre que la route qui mène à cette mémorable soirée est déjà très arrosée.

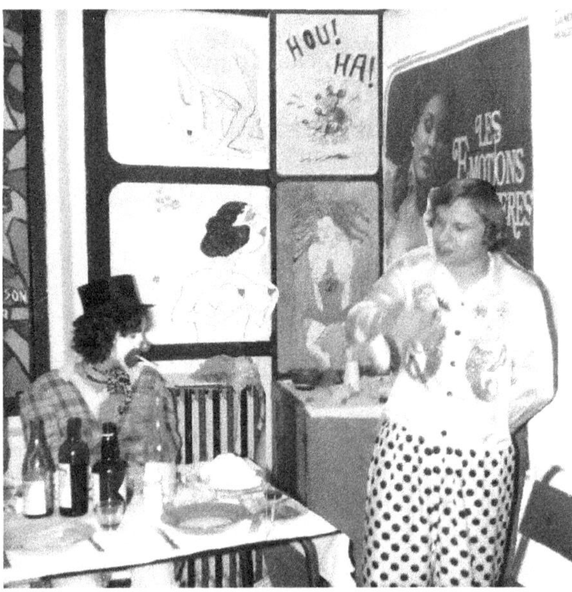

Il n'est pas facile à raisonner, le cow-boy de Normandie aviné, qui devient agressif, et gâche la fête par des propos et gestes que l'on désigne maintenant comme inappropriés.

La fiesta se poursuit, chacun essaye de détourner l'attention du grincheux, en espérant préserver l'harmonie de cette belle soirée. Mais rien n'y fait, ni cette chouette musique des années 70, ni les sketches si fébrilement préparés !

Le ton monte, couvre les décibels de la sono. Il est en rogne, spécialement contre son image en miroir, l'élégant général Lee, cigarette filtre au bec, entouré de jolies filles. Il finit par lui claquer les épaules, le pousser, l'adosser contre l'un des murs. En termes grossiers, il lui impose de soulever son stetson blanc au-dessus de sa tête. Après de longues tergiversations, pour tenter de calmer le jeu, notre brave collègue, très mal à l'aise, s'exécute.

À ce moment, le rustique recule de trois mètres, sort son colt, vise, et appuie sur la détente.

Dans notre cher, grand et beau pays, assez peu de gens, même gendarmes ou policiers, ont l'occasion d'assister en réalité à un tir de revolver dans un local fermé, et bondé de monde.

Je suis l'un de ces privilégiés. Le fracas est énorme, rend les assistants sourdingues pendant plusieurs minutes. De la fumée sort par le canon. On sent une forte odeur de soufre mêlé de bois brûlé. Le joli chapeau blanc s'orne d'un trou parfaitement rond. Le mur de la salle éclate, éjecte un morceau de plâtre et de brique du diamètre d'une large assiette. Plusieurs convives sont couverts de plâtre. Le général Lee s'écroule. On le croit raide mort devant nous. Heureusement, ce n'est qu'un malaise vagal, un évanouissement, causé par la stupeur et l'incroyable émotion. Les internes des Urgences peuvent exercer leurs talents avec succès. Même pas besoin de l'équipe de Réanimation.

Ce n'est pas un révolver factice que l'homme au foulard rouge agite depuis quelques heures devant nous. C'est une authentique arme du Far West, un vrai Colt à barillet, emprunté à son oncle collectionneur, et chargé de balles de gros calibre. À cette époque, les armes anciennes ne sont pas toutes déclarées, inactivées, démilitarisées : la preuve ! Après cette belle frayeur, le mur martyr a gardé la trace de cette grande nuit d'été, jusqu'à la démolition du pavillon, vingt années plus tard.

CHAPITRE 6. LA GRANDE VÉROLE

Deux talents pour un château

Ce fléau est ainsi appelé par opposition à la petite vérole, qui est la variole. C'est la syphilis, qui décime la population française pendant quatre siècles. Commençons par une promenade culturelle dans le Marais, rue François Miron, où se trouve l'Hôtel de Beauvais. Proche de l'église Saint Paul, il abrite actuellement la Cour d'appel de Paris. Pour qui est-il édifié ? Relisons nos livres de classe : Anne d'Autriche enfante très tard pour son époque, à l'approche de la quarantaine. Que de ragots et de rumeurs à propos de la vie privée des deux souverains ! Il est vrai que l'absence éventuelle de descendance représente une catastrophe pour une famille royale. L'appétit des prétendants au trône de France est effrayant. Enfin, le destin d'Anne lui est favorable, puisque Louis et Philippe, les deux fils de Louis XIII, grandissent en bonne santé. Mais ce réel péril de la dynastie, Anne d'Autriche veut l'éviter à son fils aîné, qui doit régner sur la France.

Comment faire apprécier au jeune roi les plaisirs de l'amour ? La plus proche confidente d'Anne s'appelle Catherine Bellier. Les tableaux d'époque sont comme nos photos retouchées à l'ordinateur, plus flatteurs que la réalité. Un petit défaut oculaire suffit à la faire surnommer « Cateau la borgnesse ». Comme presque tous ses contemporains, elle porte des stigmates de la petite vérole. Mais elle possède un don, un premier talent particulier, celui de savoir administrer avec une grande douceur les clystères biquotidiens que prescrivent les médecins pour Anne. C'est dire la grande intimité des deux femmes.

Catherine Bellier a un autre talent, celui d'aimer le batifolage d'amour. Elle a connu de nombreux amants avant et après son mariage avec un drapier, Pierre Beauvais.

Confidence au Louvre

Dans l'ombre du palais du Louvre, Anne ose proposer à Catherine une mission très délicate, celle de déniaiser le jeune Louis : joli cadeau pour l'année de ses quinze ans. Une vraie révélation, qui incite Louis à revenir plusieurs fois vérifier le plaisir que lui procure le second talent de Catherine. Grâce à elle, il garde ainsi, sa vie durant, le goût délicieux du désir amoureux. Cela vaut bien une énorme récompense. On ne parle donc plus de Cateau la borgnesse, mais de la Baronne de Beauvais, de sa nouvelle fortune, et de son splendide hôtel particulier. Oublions aussi un petit cadeau souvenir : la transmission au jeune Louis XIV d'une maladie brûlante de l'urètre, dénommée chaude-pisse, un rhume de culotte qui le gêne longtemps.

Une question pour un champion : lors de son premier rapport sexuel, Louis aurait-il pu contracter une maladie infiniment plus grave, la syphilis ? La réponse est facile : en 1653, la grande vérole dévaste déjà toute la population. La Cour de France, la noblesse et la bourgeoisie en sont autant victimes que la piétaille et les miséreux. Le mal de Naples frappe au Louvre, au Palais Royal, dans les splendides demeures des Pairs du royaume, comme dans les casernes ou les taudis. Une autre maîtresse que celle choisie par Anne d'Autriche, et le destin de la France est dévié aussi sûrement que la flèche dans le film « Les Visiteurs » !

Exotisme fatal

Nous sommes en octobre 1492 sur une plage des Caraïbes, digne d'un dépliant d'agence de voyage. Trois caravelles débarquent les équipages espagnols qui pensent avoir atteint les Indes. Au début, la population amérindienne accueille sans hostilité ces inconnus porteurs de la Croix et des bannières. À l'abri des arbres tropicaux, de nombreuses entrevues se trament : des couples se forment, s'unissent. Et c'est là, sur cette plage, qu'un double échange mortifère se perpétue. Mortifère, car des millions de personnes vont en mourir.

En effet, les Amérindiens, qui vivent en populations isolées, n'ont jamais eu de contact avec une affection virale : ils sont dépourvus de toute immunité. Pendant la longue traversée depuis l'Espagne, certains marins ont développé une infection inconnue en Amérique : la variole. Or les Amérindiens se révèlent extrêmement sensibles au virus de la variole, et les morts se comptent par milliers. La variole décime la population plus encore que les massacres organisés par les vagues suivantes des colonisateurs.

En 1493, le capitaine Martin Alonzo Pinzon meurt à son retour, dans d'atroces souffrances, couvert de lésions cutanées purulentes et nauséabondes. Les Amérindiens sont indemnes d'infestation virale. En revanche, ils sont porteurs de façon endémique d'une maladie cutanée déformante, proche d'une affection tropicale, le pian. La transmission de la maladie aux Espagnols fait exploser sa virulence. Il y a certainement une mutation.

C'est ainsi que l'aîné des trois frères Pinzon inaugure ce mal nouveau qui envahit toute l'Europe, sans traitement durant quatre siècles, et qui décime vingt pour cent de la population : la syphilis ! Dans sa valse mortelle à quatre temps, la syphilis évolue en quatre phases :

- primaire, définie par la découverte du chancre syphilitique

- secondaire, dans l'année ou les deux ans qui suivent

- tertiaire, dans les trois ou quatre années suivantes

- tardive ensuite.

Pour chaque stade, nous avons des descriptions, des gravures, des cires anatomiques, et des photographies. La salle des cires anatomiques de l'hôpital Saint Louis est très impressionnante.

Le chancre est typiquement induré, creusant, non douloureux, laissant s'écouler un liquide clair. Un ganglion l'accompagne. À cette période, alors qu'il n'y a pas beaucoup de signaux inquiétants, la contagiosité est maximale. Mais ce chancre de la syphilis primaire n'atteint pas seulement les parties génitales :

chaque point du corps en contact avec une lésion d'un, ou d'une partenaire peut être atteint.

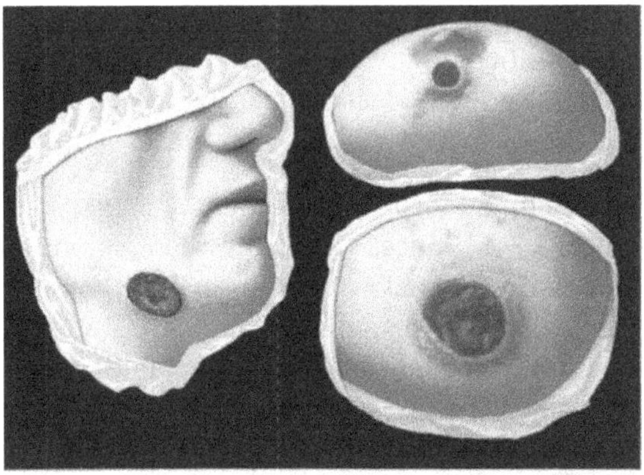

https://www.biusante.parisdescartes.fr/histmed/image?med01740x0316

On peut trouver le chancre sur le visage, les mains, le torse, les membres. Bien sûr, les lèvres et la langue sont les zones de prédilection. Pourquoi ? Cette précision est à méditer tranquillement.

Quelques mois après le chancre, apparaissent les manifestations cutanées de la syphilis secondaire. C'est une éruption de roséole de la face et du tronc, de couleur fleur de pêcher, et donc elle est la fleur du péché !

La roséole n'est que l'annonce des ganglions, puis des lésions cutanées appelées syphilides. Ces lésions croûteuses réalisent la couronne de Vénus autour du front, et le collier de Vénus autour du cou ! Cette déesse, mieux vaut l'écouter chanter son plaisir à faire cascader la vertu, dans une opérette de Jacques Offenbach, plutôt que porter son effigie en sautoir.

Encore quelques mois passent, et les syphilides s'étendent jusqu'à recouvrir une partie du corps, convergent entre elles, et se creusent. Les syphilides s'accompagnent souvent de la chute complète des cheveux (alopécie). Déjà, les pauvres gens atteints ne peuvent plus sortir de jour, ni travailler. Ils se trouvent dans la misère, doivent se réfugier dans les hospices. Dans un délai variable d'une ou deux années, en phase tertiaire, la syphilis peut prendre une forme maligne, gangréneuse, qui nécrose tous les tissus. Curieusement, cette nécrose à un tropisme particulier pour le visage, et surtout pour le nez : les malades perdent carrément leur appendice nasal. En plus de la gêne fonctionnelle que cela entraîne, l'aspect de leur visage relève de l'horreur.

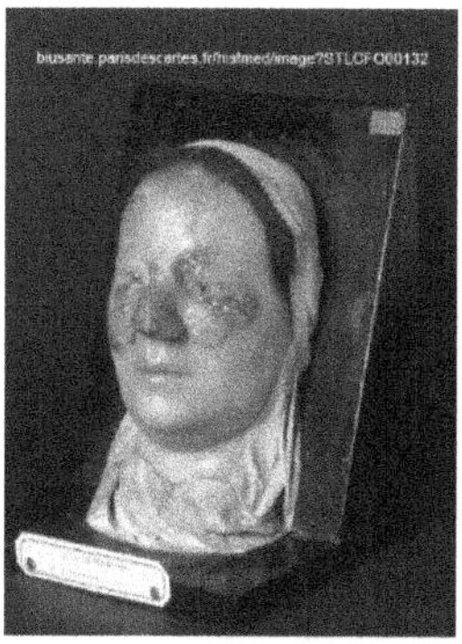

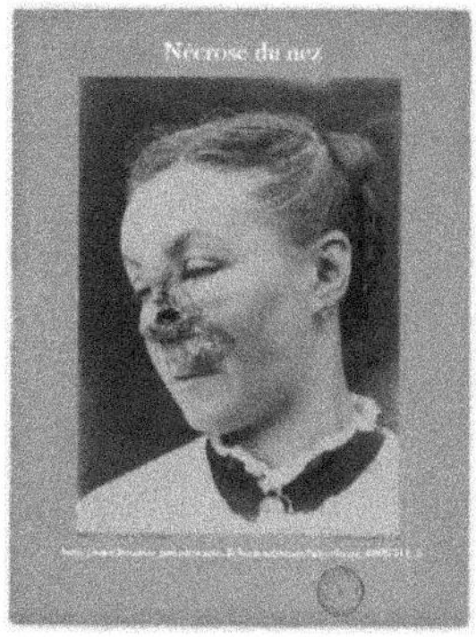

Pour ces reclus, qui ne peuvent se déplacer que masqués et dissimulés par la nuit, la phase tardive, quaternaire, vient terminer le calvaire. Souvent, un anévrysme de l'aorte éclate et leur offre une mort subite. Presque toujours, ils développent la neurosyphilis, paralysie générale, ou tabès, dont la grande déchéance cérébrale entraîne la mort.

Un degré de plus dans le drame, la syphilis se transmet de la mère à l'enfant : c'est la syphilis congénitale. Le fœtus peut être infecté dans l'utérus, et il naît mort, ou viable pour quelques mois. La maladie peut également se transmettre lors de l'accouchement, donnant naissance à un enfant qui développe lentement la maladie. Les petites victimes de Cupidon sont malingres, malformées, et leur espérance de vie est courte.

Revenons à la Cour de Louis XIV. En réalité, il y a deux Cours de France, celle de Louis, et celle de Philippe, un personnage très différent de son frère. Mais dans les deux aéropages, on a vite compris la contagiosité, et la relation entre les galipettes avec les femmes de cuisse légère, ou les jeunes gens débauchés, et la Grande Vérole. Au Louvre comme au Palais Royal, les fêtes et les orgies propagent le mal. La Princesse Palatine, seconde épouse de Philippe, écrit après la mort d'une amie : « c'est une femme vertueuse, et c'est son vilain mari, par sa débauche, qui l'a mise dans cet état mortel ».

Cachons la vérole

Madame de Maintenon, deuxième épouse de Louis XIV, l'incite à créer par un édit daté de 1656, « l'Hôpital Général ». Un grand élan d'empathie ou de pitié ? Non, pas du tout : il ne s'agit nullement d'atténuer les souffrances des vénériens, mais de les isoler de la population. Ils doivent cesser de transmettre leur mal à la noblesse, la bourgeoisie, et à toute la soldatesque qui les protège et défend le royaume.

« L'Hôpital Général » est une institution répressive. Il regroupe trois établissements à Paris : La Pitié, la Salpêtrière, et Bicêtre. Femmes et hommes délirants, délinquants, prostitués, y sont enfermés. En plus, La Pitié emprisonne les enfants malades, abandonnés, mais aussi raflés. Sous Louis XV, un immense scandale met en rage le peuple de Paris : des enfants volés au hasard des rues sont jetés à l'Hôpital Général par des voyous, moyennant une prime d'argent.

Le Grand Remède

Un médecin qui visite Bicêtre le décrit comme un mouroir, le tombeau de l'Humanité. Quatre-vingt places y sont pourtant convoitées. Elles sont réservées aux « expectant(es) ». Ce sont les malades de la syphilis qui espèrent recevoir un pré-traitement. Six semaines de cure, avec une mortalité immédiate d'environ un tiers !

Avant de maléficier du Grand Remède, intéressons-nous à la mise en condition. Elle comporte plusieurs étapes, comme un chemin de Croix. D'abord, la flagellation pour rappel à la moralité. Les coups de fouet sur les lésions cutanées entraînent vite la mort d'un certain nombre de ces expectant(e)s.

Les purges et les saignées : impossible d'y échapper. Les bains de plantes dans de l'eau sale atténuent un peu la douleur. Les frictions à la graisse de porc mélangée à de la térébenthine sont la seule lueur d'intelligence médicale. Mais il faut demeurer devant un feu d'enfer, purificateur du corps et de l'âme. Finalement, les infections et les grandes déshydratations entraînent vite cette mortalité du tiers des élus. Les survivants accèdent alors au Grand Remède.

Le cinabre est un minerai composé de sulfure de mercure, de formule Hg S. Il est décrit pour la première fois par Théophraste dans l'Antiquité.

Chauffé dans un réchaud, il dégage la vapeur de mercure, qui se dépose sur les parois d'un vase retourné, et l'on obtient le mercure sous forme d'un semi liquide gris argenté. La médecine arabe traditionnelle emploie le mercure à très faible dose pour traiter les maladies de la peau, avec un certain succès. On l'utilise donc très vite, par analogie, sur les lésions cutanées de la syphilis. Ce traitement mercuriel devient le dogme absolu de la lutte contre la syphilis pendant quatre siècles, mais pourquoi ?

« Le Grand Remède » élimine en surface les syphilides cutanées : le ou la malade n'est pas guéri(e) du tout, mais

« blanchi(e) », et reprend un aspect moins terrifiant… provisoirement. Au moins, les quasi-pestiférés peuvent-ils revoir la lumière du jour, retrouver un court instant de vie sociale.

Ainsi, durant quatre siècles, de 1500 à 1900, le mercure est utilisé : en frictions, en onguents (l'onguent gris de nos grands-parents), en lavages au sublimé corrosif. Sublime et corrosif, très toxique : il s'agit du chlorure de mercure appelé calomel. Fort intéressante est la technique de la fumigation. Le patient est assis dans une cabine appelée archet. On met à ses côtés un réchaud de braises sur lesquelles il faut jeter des pastilles de calomel. C'est en fait un sauna au mercure !

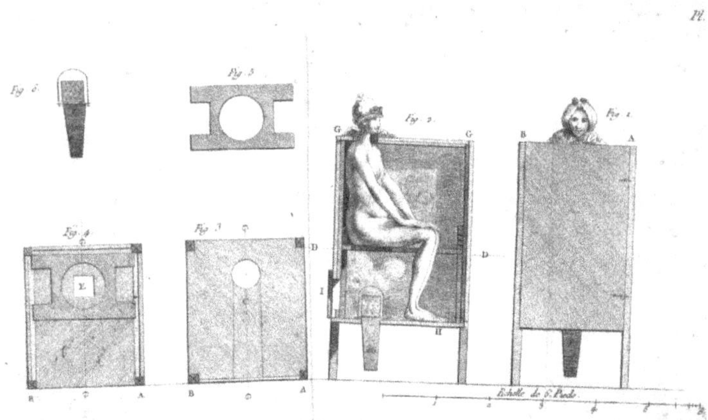

https://www.biusante.parisdescartes.fr/histmed/image?07489

Sur une gravure ancienne, l'auteur choisit ce joli titre : « pour un plaisir, mille douleurs, il sue sa vérole ». En complément du sauna, le sublimé corrosif, le calomel, peut être prescrit en solution orale. L'effet est plus rapide, puisque la mort survient par empoisonnement mercuriel.

Une expérience dérivée de la technique toute neuve de la variolisation, la scarification sur des sujets sains de croûtes de syphilides fait un carnage supplémentaire.

Les charlatans et profiteurs

Le pseudo-traitement étant un véritable calvaire, les malades préfèrent souvent mourir de leur syphilis plutôt que du mercure. Alors, les charlatans sont innombrables, avec des « remèdes secrets » qui font leur fortune. L'élixir « rob » de Denis Laffecteur perdure pendant un siècle, de 1780 à 1880 ! On ignore ce que signifie son appellation.

Sa recette est salutaire, inoffensive, et peut même guérir un sévère mal de gorge : des herbes de Provence, du cumin, et du miel. La Faculté demande à Laffecteur de le tester sur douze vénériens, afin d'en prouver l'efficacité. Les résultats sont positifs. C'est la consécration : le « rob garanti sans mercure » est exporté dans toute l'Europe. Mais les douze patients se plaignent ultérieurement de brûlures buccales et digestives, d'une hyper salivation, de douleurs abdominales : tout est caractéristique d'une intoxication... au mercure ! Pour ses démonstrations, le charlatan a rajouté prudemment du calomel à sa formule. Peu importe, sa fortune est assurée.

Les premiers spécialistes

Au moins, le nombre des victimes fait-il prendre conscience du besoin d'un hôpital dédié aux soins des malades de la syphilis et non plus à leur exclusion. Proche de Cochin, un couvent est transformé en Hôpital des vénériens. Durant trente ans, il est sous l'autorité du plus célèbre des vénérologues du dix-neuvième siècle, Philippe Ricord. Il consulte également dans son hôtel particulier de la rue de Tournon proche du Palais du Luxembourg. La patientèle y est différente, aisée, et avide de discrétion. Mais quel que soit le prix de la consultation, Ricord n'a pas d'autre traitement à leur proposer que le mercure. Et bien sûr, l'abstinence sexuelle. La sortie du cabinet médical n'est pas franchement joyeuse, et même sordide si l'épouse est également contaminée.

À propos d'épouse, la fille de Ricord se marie avec l'un de ses élèves, Alfred Fournier. C'est lui qui crée le premier service hospitalier consacré à la Vénérologie, à l'hôpital Saint Louis. La transmission au gendre aboutit en 1876. Saint-Louis devient le centre de référence mondial des maladies vénériennes. Pourtant, Fournier lui non plus n'aucun traitement efficace.

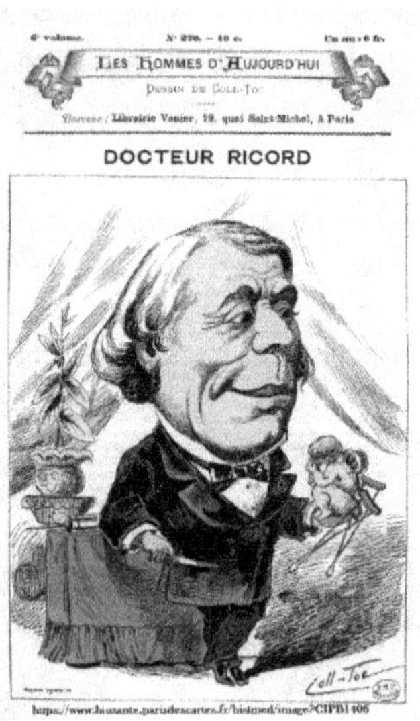

Le gendre de Ricord, Alfred Fournier ne peut qu'effrayer la population contre cette maladie honteuse qui tue les enfants, détruit les familles, et surtout dévaste notre Armée ! Il fonde donc la Société de Prophylaxie Sanitaire et Morale. Il tente de dénoncer, vilipender, toute relation sexuelle hors du foyer pour tenter d'enrayer la malédiction de la Grande Vérole.

Imaginons un couple de bourgeois aisés à Paris. Revêtus de leurs plus beaux atours, ils se promènent sur les Grands Boulevards du Baron Haussmann. Nous sommes exactement un siècle avant la révolution sexuelle et la grande libération des mœurs. La relation conjugale porte bien son nom : le devoir ! Un instant obligé, un peu honteux, rapide, avec l'angoisse d'une grossesse non désirée. En miroir, à chaque coin de rue, des prostituées proposent au mari des plaisirs plus délicats, plus sophistiqués. De nombreux établissements sont ouverts pour réaliser toutes les tentations et tous les fantasmes. Mais un seul rapport sexuel tarifé, et c'est le couple, plusieurs mois plus tard, qui est défiguré par les syphilides nécrosantes, confiné dans son logement. Les malheureux comprennent vite la déchéance sociale, et la mort épouvantable qui les guette tous les deux.

Les vedettes de la vérole

Ce triste destin est celui d'un grand nombre de gens célèbres. Renommée, fêtes, champagne et paillettes sont toujours associés aux maladies vénériennes. Guy de Maupassant meurt en 1893, à quarante-trois ans. Défiant la maladie, il écrit : « J'ai la vérole ! Enfin, la vraie, pas la misérable chaude-pisse, pas les bourgeoises crêtes de coq, non, la grande vérole, celle dont est mort François Premier. Au moins je n'ai plus peur de l'attraper ! ». La mort est souvent causée par l'atteinte cérébrale de la syphilis tertiaire, tardive. C'est la neurosyphilis, la paralysie générale, ou le tabès, avec délire, grande agitation, puis déficience mentale et finalement coma létal. Les hospices sont remplis de ces malades en désintégration cérébrale.

Par la syphilis meurent, parmi tant d'autres, Gustave Flaubert, à cinquante-neuf ans, Alphonse Daudet, ou Georges Feydeau. Alors qu'il est retenu dans un asile, ce dernier reçoit la visite de Sacha Guitry. Le directeur de l'établissement confirme le délire de Feydeau, qu'il a vu longuement converser avec un oiseau. L'écrivain lui répond alors : « Monsieur, il faut donc enfermer tous les poètes ».

Génie du maquis de Montmartre, Henri de Toulouse Lautrec a une maladie osseuse dès son enfance. Plusieurs chutes de cheval le rendent difforme. Contaminé, il présente une des complications neurologiques rares de la syphilis qui est le priapisme, une érection presque permanente, et vite douloureuse. Sa silhouette de profil le fait surnommer « la théière » par Rosa la Rouge, celle-là même qui lui a transmis la maladie. Il meurt à trente-sept ans, en 1901.

Une page de publicité

Il faut combattre le fléau : de nombreuses affiches des années 1900 illustrent les méfaits de la syphilis. C'est un champ de courses où le cheval de la mort par tuberculose devance à peine celui monté par la syphilis, chacun portant ses cent cinquante mille morts par année. Les slogans font preuve d'imagination sur les cartes postales et les affichettes : une heure pour la conquérir (c'est évidemment une femme qui transmet le mal), et une année pour la digérer. On trouve aussi cette jolie ritournelle : trois minutes avec Vénus, trois années avec Mercure.

Bien évidemment, la guerre de 1914-1918 déclenche une explosion des maladies vénériennes. Certains jours, dix mille combattants meurent sur le Front. Les survivants piétinent dans la sanie, la boue, le sang. Quelques minutes passées dans les bras d'une prostituée sont leur seul lien avec la Vie. C'est souvent le premier contact sexuel des jeunes mobilisés, arrachés de leur ferme familiale, avec la douceur d'une femme. En jargon, un bordel militaire mobile de campagne (BMC) est un camion amené au plus près des combats. Ces endroits de réconfort moral et physique sont organisés avec ou sans l'aide des Armées. L'hygiène n'y est pas le principal souci.

La guerre et la pauvreté font prospérer la prostitution. On peut trouver quelques chiffres recensés pour la ville de Paris. Vers l'an 1750, on compte deux mille cinq cent prostituées pour cinq cent mille habitants, soit dix pour cent de la population féminine. Ce pourcentage semble constant un siècle plus tard. Mais il augmente au-delà de quinze pour cent entre 1915 et 1945. Cette période est souvent désignée comme l'âge d'or de la prostitution. C'est surtout une ère de grande misère sociale qui jette dans la rue une femme sur cinq.

From Berlin with love

Enfin des années magiques, après quatre siècles d'ignorance totale. Les progrès médicaux, en cascade, viennent tous de Berlin. Fritz Richard Schaudinn (1871/1906), est un microbiologiste spécialisé dans les protozoaires, les amibes. Il découvre enfin, en 1905, le Tréponème pallidum.

Le Tréponème pâle est un bacille du type spirochète, son flagelle est en forme d'hélice, permettant la mobilité. Schaudinn le trouve dans des prélèvements de chancre. Comme son nom l'indique, il est transparent, donc difficile à voir. Le Tréponème s'observe mieux au microscope à fond noir. Il n'est pas cultivable sur les milieux habituels, ce qui rend malaisée la réalisation de tests de neutralisation par diverses substances chimiques. Or, cette action d'une substance chimique sur un germe en culture est la base du travail expérimental. C'est par elle que l'on peut tester, puis mettre au point des remèdes efficaces.

Malheureusement, les recherches et la notoriété de Fritz Richard Schaudinn finissent trop vite. Manipulant ses préparations à mains nues, il est contaminé par une de ses cultures d'amibes. Il meurt d'un abcès du foie, à 35 ans, l'année suivant sa formidable découverte.

August Von Wasserman (1866/1925) travaille à Berlin avec l'immense Robert Koch. En 1906, il trouve un test sanguin pour faire le diagnostic de maladie syphilitique. C'est la célèbre réaction dite de Bordet et Wasserman, abrégée en BW. Ce test sanguin reste la règle d'or du bilan d'entrée à l'hôpital pendant soixante-dix ans partout en Europe.

Presqu'en même temps que Schaudinn et Wassermann, Paul Ehrlich à Berlin encore, est spécialiste de la coloration des germes, et de la chimie anti microbienne. Il est aussi célèbre que son ami Robert Koch. Il reçoit le prix Nobel de Médecine en 1908 pour l'ensemble de ses recherches. À cette époque, on cherche déjà le moyen d'éradiquer les germes responsables des infections sans nuire aux cellules de l'organisme entier.

Un film réalisé bien plus tard, en 1940, avec l'acteur Edward G Robinson relate sa vie sous le titre intrigant de « Dr Ehrlich's magic bullet ». Pourquoi ? L'affiche originale du film représente l'acteur, et une grande éprouvette. Un indice de plus, je rajoute dessus le numéro 606, et l'éprouvette s'envole comme un missile vers le ciel du progrès. Encore un indice, l'effigie d'Ehrlich figure sur l'une des plus solides valeurs monétaires du monde, le billet de deux cents Deutsche Mark. C'est la véritable consécration, non ? Alors, que découvre ce bienfaiteur de l'Humanité ?

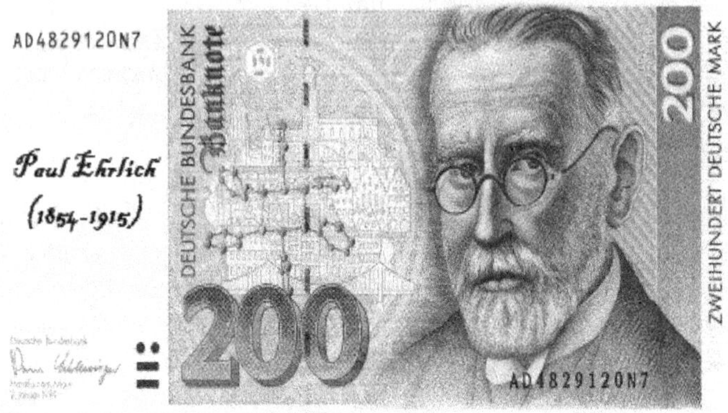

La 606ème expérience d'Ehrlich permet la mise au point d'un dérivé d'arsenic et de benzène qui neutralise le Tréponème. Il est commercialisé dès 1910 par Bayer sous le nom de 606, ou Salvarsan, puis de Néosalvarsan, amélioré en Novar (nov arséno benzol).

C'est la fin de l'horreur du mercure, après quatre siècles de faux traitements ! Lorsque le Salvarsan devient disponible dans une ville de France, tous les journaux s'en font l'écho : le 606 arrive ! L'annonce est en première page.

Chaque traitement comporte plusieurs injections. Des milliers de piqûres sont faites chaque jour dans les hôpitaux. Ce traitement, de longue durée, est quand même douloureux, couteux, et lourd à organiser car la demande est immense. Nous avons bien sûr oublié collectivement le fléau social que représente la syphilis avant l'ère des antibiotiques. En 1929 par exemple, il y a huit millions de syphilitiques, donc presque le quart de la population sexuellement active ! Cette maladie est responsable de cent soixante-dix mille morts d'adultes chaque année, et de soixante-dix mille morts fœtales ou de petits enfants. Des chiffres qui nous paraissent maintenant incroyables : un adulte sur quatre est contaminé.

La belle époque... de la moche misère

L'appellation vient probablement d'une paix relative en Europe, mais la misère sociale est immense. Si des jeunes s'égarent dans ce livre d'histoires de Médecine, je me permets de leur rappeler que la création de la Sécurité Sociale est une ambition, traduite par un décret, du Conseil National de la Résistance d'octobre 1945. Et l'Assurance Chômage, c'est une ordonnance signée Charles de Gaulle qui la crée en décembre 1958. Durant la soi-disant Belle Epoque, perdre son travail fait jeter toute la famille dans la rue. Pour le mari, la délinquance. Pour la femme, la prostitution. Pour les enfants, la double peine. Jusqu'en 1945, Paris est considérée comme la capitale mondiale de la prostitution. Un chiffre reconnu est celui de trois cents établissements de plaisir dans la capitale. L'esclavage y règne en maître, contrairement à ce que l'on voit sur les dessins humoristiques.

Dans quelques maisons de grand renom, la surveillance médicale est permanente, et malheur aux vérolées qui sont jetées au trottoir ! Partout ailleurs, la syphilis continue ses ravages. En 1946, le nombre des nouveaux cas déclarés (mais ils ne le sont pas tous) au cours d'une année, et uniquement sur Paris, atteint six mille chez les civils, mais deux cent quarante dans les casernements de l'armée française, et deux cents dans ceux de l'armée américaine. Le contraste est évident : la surveillance sanitaire protège les armées par la structuration des lieux de prostitution dans les BMC (bordels militaires, ou mobiles, de campagne), alors qu'à l'extérieur, la maladie explose.

Arthur Vernes (1879/1976) fonde l'Institut Prophylactique, devenu un centre de santé, rue d'Assas. Il est très inquiet, et déclare à la presse : « il n'est pas besoin de bombe atomique, la syphilis se charge d'anéantir la population française ».

Pour soigner ses innombrables patients, il prescrit une trithérapie. Le Salvarsan 606 d'Ehrlich, qu'il utilise depuis quarante années. Le premier des sulfamides, celui que Domagk découvre dans les années 1930 est prescrit, sans savoir que le Tréponème possède une résistance naturelle à cette molécule. Et puis, sans grande base scientifique, un traitement par des injections de bismuth est très souvent ajouté. Il n'y a que le Salvarsan d'efficace dans cette trithérapie. Heureusement, la bombe atomique prédite ne tombe pas sur notre territoire. Au contraire, c'est une bombe thérapeutique qui explose, peu de temps après l'inquiétude publique d'Arthur Vernes.

From USA, to repair love damages

John Mahoney (1889/1957) est spécialiste des maladies vénériennes à Chicago. Il sait qu'une molécule nouvelle semble faire des miracles, c'est la pénicilline de l'Anglais Alexander Fleming. Alors, dans son cabinet, il traite avec succès par la pénicilline les gonorrhées, les « chaudes-pisses » qui sont déjà résistantes aux sulfamides.

En 1943, il l'essaye sur les malades de la syphilis, avec des résultats spectaculaires. C'est lui qui terrasse enfin le « péril vénérien » !! Quatre siècles d'un remède inutile, pire que le mal, jusqu'aux deux découvertes berlinoises : le Tréponème pâle de Fritz Richard Schaudinn, et le 606 de Paul Ehrlich. Mais c'est évidemment avec la pénicilline, qu'on voit la fin des ravages de la syphilis. Merci à Fleming et à Mahoney. Grâce à eux, on ne meurt plus de syphilis en France.

Le nombre de nouveaux cas déclarés n'atteint pas cinq cents en l'an 2000. Les autorités de santé suppriment la déclaration en principe obligatoire de la maladie. Depuis cette date, les chiffres sont obtenus, entre autres, par un réseau de médecins et d'associations (RésIST) et via les recueils des résultats positifs venant des laboratoires. Mais, en recoupant plusieurs sources, les chiffres récents varient entre mille deux cents et mille quatre cents nouveaux cas par an, soit trois à quatre fois plus qu'en l'an 2000. La courbe est ascendante : en 2020, on peut dire que cette affection est en recrudescence.

On ne meurt plus de syphilis, ce n'est pas si sûr : le diagnostic ne traverse plus l'esprit dès la première consultation. La maladie atteint surtout une nébuleuse de patients défavorisés, qui n'ont parfois même pas accès à la Médecine. Or, un diagnostic tardif peut entraîner de très lourdes séquelles. La statistique montre que la syphilis progresse beaucoup plus dans le groupe des hommes ayant des rapports avec des hommes, ou bisexuels. Elle atteint d'abord les classes les plus défavorisées. Elle est aussi une co-infection du virus du SIDA. C'est donc pour ces personnes que les bénévoles proposent une prévention maximale : prélever au moindre doute, distribuer gratuitement des préservatifs. La syphilis est en augmentation, c'est vrai, mais quel contraste avec le grand péril vénérien des siècles précédents.

John Mahoney peut reposer en paix, son intuition est juste : le traitement actuel est toujours fondé sur la Benzathine pénicilline. C'est l'Extencilline, en injection qui peut être unique si le patient est vu à un stade primaire. Et miraculeusement, il n'y a pas, pour l'instant, de résistance du Tréponème à ce médicament !

Un ami bipolaire, le gonocoque

Depuis l'Antiquité, on connait l'écoulement purulent de la verge. François Rabelais le nomme pisse-chaude : il a raison, la brûlure de l'urètre à la miction est un signe cardinal qui accompagne cet écoulement. Les récits anciens ne manquent pas d'appellations savoureuses : chaude-pisse, chaude-lance, castapiane, pécole, rhume de culotte, urétrite, gigitte, chtouille, gonorrhée, blennorragie, et enfin gonococcie. C'est aussi la redoutée « goutte militaire » de nos grands-pères : ils pissaient des lames de rasoir, et se réveillaient le matin avec une belle goutte de pus sur le méat du gland ! Cette maladie vénérienne n'est pas l'apanage des hommes. Elle atteint tout autant les femmes, avec des pertes malodorantes, et une infection du col de l'utérus fusant vers les trompes de Fallope, gage de stérilité dans le moins mauvais des cas. Les leucorrhées de Madame de Pompadour souillaient les parquets de Versailles !

À partir de l'an 1500, lors de l'explosion dévastatrice de la syphilis, les médecins confondent les deux maladies. C'est bien normal, elles coexistent très souvent. Ils savent d'ailleurs que tous les écoulements urétraux ou vaginaux sont vénériens et contagieux.

La confusion est totale jusqu'à la fin du dix-huitième siècle. La certitude qu'il s'agit de deux maladies différentes est obtenue à l'aide d'expérimentations mortellement contraires à la plus chétive notion d'éthique. C'est Benjamin Bell, fondateur de la Royal Society of Edimburgh, qui ouvre la voie. Il introduit dans l'urètre d'une soixantaine de ses patients un stylet chargé, soit d'un broyat de chancre dur, typique de la grande vérole, soit de pus s'écoulant d'une gonorrhée. Bien évidemment, les conséquences sont radicalement différentes. Joseph François Hernandez, médecin-chef de la Marine de Toulon, procède lui aussi à des expériences sur une vingtaine de forçats du bagne placé sous son autorité. L'inoculation à la lancette de matière gonorrhéique ne produit pas les mêmes effets que celles utilisant des prélèvements de chancre induré.

Le plus renommé des vénérologues français, Philippe Ricord, qui a pourtant examiné des milliers de syphilitiques et connait bien la sévérité de cette maladie, pratique plusieurs centaines de contaminations afin d'établir définitivement, en 1838, dans son Traité de l'inoculation, que la blennorragie est un mal différent de la syphilis ! Éthique, où es-tu, où te caches-tu ?

Albert Ludwig Neisser (1855/1916) est un médecin bactériologiste et dermatologue allemand. Au microscope, en 1879, Neisser découvre dans le pus blennorragique des granules appariés deux par deux, comme deux minuscules grains de café collés l'un à l'autre. Il s'agit donc d'un diplocoque, et le germe portera son nom : Neisseria gonorrhoeae.

Tentons de l'éloigner, ce brûlant ami

Parmi une multitude de recettes fantaisistes ou charlatanesques, celle de Guillaume de Saliset (1210/1277) apparait lumineuse : pour préserver son membre de la contamination, il faut le laver avec une eau vinaigrée après chaque rapport avec une femme impudique. À partir de 1890, on traite l'infection gonococcique par de douloureuses injections dans l'urètre d'une solution de permanganate de potassium. Dès sa découverte du germe, Neisser utilise largement le lavage urétral. Il introduit dans l'urètre une sonde métallique qui s'ouvre, et permet de dilater le canal s'il est sténosé. Par un opercule latéral, il procède à de grands lavages antiseptiques. Pour un procédé plus facile, on peut aussi effectuer trois injections désinfectantes par jour, à l'aide d'une seringue munie d'un embout. Bon courage à nos ancêtres.

Formidable de talent dans plusieurs domaines de la Médecine et de la Bactériologie, l'Allemand Gerhard Domagk (1895/1964) est convaincu, comme son collègue Paul Ehrlich, que la coloration des microbes peut les anéantir spécifiquement. C'est lui qui invente en 1935 la sulfamido-chrysoïdine, le célèbre Prontosil, premier agent antibactérien utilisable par voie veineuse. Il change ainsi le traitement des écoulements urétraux. Hélas, la résistance des microbes à la famille des sulfamides vient ternir leur succès. C'est à Chicago que John Malhoney commence à traiter ses patients avec un tout nouvel agent antibactérien découvert à Londres, la Pénicilline d'Alexandre Fleming. Nous sommes en 1947 ! Grâce à ces chercheurs de génie, les chaudes-pisses et les rhumes de culotte se traitent en quelques jours, sans manipulations barbares.

Afin d'éviter tous ces désagréments avec leurs traitements contraignants et douloureux, la seule vraie prophylaxie est l'emploi du préservatif. Son usage se répand, difficilement, à marche très lente. Ce n'est que dans le premier quart de notre vingt et unième siècle qu'il devient facile de s'en procurer et que son emploi se banalise et s'impose. La pandémie mondiale par le Virus de l'Immunodéficience Humaine y serait-elle pour quelque chose ? Cela mérite réflexion.

Références

Martineaud Jean Paul. L'amour au temps de la vérole. Editions Glyphe, Paris, 2ème édition 2015. ISBN 978-2-35815-154-2

Bayle A, Gauvin B. Le siècle des vérolés : la Renaissance européenne face à la syphilis. Une anthologie sous la direction d'Ariane Bayle, avec la collaboration de Brigitte Gauvin. Editions Jérôme Millon, Paris, 2019

Barnett Richard. Petit cabinet des curiosités médicales. Les fleurs du mal. Larousse, Paris, 2016.

Barres V. Étude descriptive rétrospective des cas de syphilis diagnostiqués au Centre Hospitalier de Périgueux entre le 3 avril 2001 et le 31 décembre 2014. Médecine humaine et pathologie. 2017. ffdumas-01535169f.

Jeanselme Émile. Histoire de la syphilis, son origine, son expansion. Doin, Paris, 1931

Fournier A. Prophylaxie publique de la syphilis. Masson, Paris, 1887

Jedidi H, Laverdeur C, Depierreux-Lahaye F, Beckers A. Une petite histoire de la syphilis. La maladie à travers l'art et l'artiste. Rev Med Liege 2018 ; 73 : 7-8 : 363-369.

Fuligny B. Souvenirs de police. La France des faits divers et du crime vue par des policiers. Robert Laffont, Paris, 2016

Androutsos G., Karamanou M. Le rob de Laffecteur. Un exemple sans égal de remède secret antisyphilitique d'autrefois. Histoire des Sciences Médicales, Tome XLIV, N°2, p. 161-5, 2010

Androutsos G., Vladimiros L. De la gonorrhée à la blennorragie. Les étapes historiques. Andrologie 2007, 17, N°2, 143-151

CHAPITRE 7. DU BON USAGE DU PLÂTRE

Avant-bras ou cheville cassés, il faut immobiliser. C'est indispensable, mais il est fastidieux de garder un plâtre pendant plusieurs semaines. Certes, il est dédicacé par tous les amis, mais c'est un handicap à supporter. Pour le médecin aux Urgences, c'est un geste très délicat. Il faut protéger la peau par une longue chaussette de jersey, puis par du coton cardé. La bande plâtrée, trempée dans une bassine, ne doit jamais être enroulée autour du membre, mais par un geste habile, posée par diagonales successives qui dessinent les lattes d'un parquet à l'ancienne. Sinon, gare à la compression, qui fait tout recommencer !

En salle de garde, les bandes plâtrées ont d'autres usages. Sur les poignées de porte par exemple, elles servent à protéger le métal par un manchon terminé d'une boule, peinte en rouge. Le symbole n'échappe à personne. Pour l'équipe dirigeante, il est recommandé de se procurer une solide chaise de bois, sur laquelle sont cloués des tasseaux formant une arcade, à la manière d'un trône. Le tout est enrobé de dizaines de bandes plâtrées, qui servent à sculpter autant d'emblèmes phalliques que le trône peut en supporter. De vives couleurs, à dominante rose, viennent compléter le travail artistique. Ce meuble customisé est destiné à l'Économe : nul autre que lui ne peut s'y asseoir, bien entendu.

Il faut appliquer les règles de la parité. Ainsi, le plâtre des urgences sert aussi pour édifier sur l'un des murs un haut-relief. Copie conforme d'une statue d'albâtre, celui-ci représente un splendide postérieur féminin. On le complète harmonieusement par une fresque représentant une femme généreuse vue de dos. Ce haut-relief est indispensable, puisque l'un des gages donnés pour manquement aux règles, est, comme à la pétanque, d'embrasser Fanny.

Dans un grand centre hospitalier de la région normande, le chef de service d'Anesthésie-Réanimation dans les années 1980, est un sémillant gaillard, très charmeur, d'une solide compétence, et nimbé de l'aura que procure cette nouvelle spécialité. Son service regroupe les Urgences, le SMUR, les blocs, et la Réanimation. Les nombreuses gardes de nuit et la proximité avec la mort créent des liens forts entre ceux qui participent. Justement, une très belle interne venue de Paris est attachée à ce service, en première ligne pour la Réanimation, mais sous la responsabilité d'un senior. Un jour de printemps, je la croise dans un couloir, si jolie, délicatement hâlée, de retour de ses vacances à la neige. Elle se déplace avec des béquilles, à cause d'un grand plâtre de jambe. Tout heureux de discuter un instant avec cette splendeur aux yeux verts, je lui apprends aussi que je viens la remplacer.

Les chambres de garde sont très récentes, et confortables, dans cet hôpital construit quelques années auparavant. Le lit de repos est situé dans un angle, le long de l'un des murs. En posant mes affaires, je vois que l'équipe de ménage n'est pas encore passée. D'ailleurs, sur la couverture, puis entre le bord du lit et le mur, il y a des débris de plâtre. C'est très curieux, dans ces locaux quasiment neufs. Le mur est intact. L'inspection du plafond est parfaite, il n'y a aucun impact, aucune irrégularité qui expliquent la présence de cette poudre blanche à terre et sur le lit.

La solution de l'énigme me saute à l'esprit. Je revois la belle, elle marche avec des béquilles. Elle porte un gros plâtre autour de la jambe gauche. Elle m'apprend, bien sûr, qu'il s'agit d'un accident de ski, mais qu'elle assure quand même toutes ses obligations de garde.

À l'évidence, elle assume ses obligations médicales, et plus si belle et bonne affinité. Pour mémoire, au siècle passé, ce n'est pas le politiquement correct et la pudibonderie qui règnent. Bien au contraire, nous sommes en pleine explosion de la liberté sexuelle, et du love power. Le temps est passé, quelques souvenirs, quelques anecdotes sont restées. Alors, cette bande plâtrée ? Ce n'est pas facile à mettre en place. Il faut protéger la peau par un tissu de jersey, puis une épaisseur de ouate, avant de poser la bande plâtrée, et jamais de manière circulaire. Pour la jambe, il faut prévoir la talonnette d'appui afin de béquiller correctement. Ensuite, laisser sécher plusieurs heures. Un peu du travail d'artiste !

Le plâtre exige une certaine expérience, et une belle dextérité dans sa délicate manipulation. De nature fragile, il ne faut pas le frotter trop fort, ni le heurter contre une surface dure de manière cadencée. Sinon, c'est un matériau qui souffre, s'effrite, et qui peut vous trahir, en laissant des traces sur un bord de lit ou le mur attenant ! Cette nuit-là, il y eut certainement beaucoup plus d'agitation que figurée dans la rédaction du rapport officiel, doublement signé par le chef et son interne !

Le plâtre n'en finit pas de nous jouer des tours. Une Unité de Réanimation toute neuve est édifiée. Les architectes utilisent des parpaings de plâtre pour monter les murs, Les plans sont le plus fonctionnels possible. À un détail près : le vestiaire du personnel est contigu à la chambre du médecin de garde. Très tôt chaque matin, nous profitons des confidences et des badinages de nos collaboratrices, et parfois de quelques ragots en exclusivité. Ce matin-là, je rejoins le collègue de nuit, et nous amorçons une visite médicale rapide au chevet des patients. Dans une chambre, auprès d'un malade en coma artificiel, une infirmière et une aide-soignante sont déjà au travail. Mon ami a l'air bien frais, rasé de près, et parfumé malgré sa nuit blanche.

- C'est très dangereux ce que vous faites, Docteur. En vous rasant sous la douche, vous risquez une électrocution, voyons !

Nous avons bafouillé quelques mots avant de sortir du box, pendant que les deux coquines pouffaient de rire. À cette époque, les rasoirs électriques ne sont pas rechargeables, se branchent forcément sur une prise.

Une nouvelle trahison du plâtre, ce matériau indispensable mais pas insonorisant. Mon ami se rase devant le lavabo, et la jolie donzelle qui agrémente ses nuits en profite pour prendre une bonne douche, tellement vivifiante après une nuit harassante !

CHAPITRE 8. DU CŒUR ET DU SANG

Il était une fois, dans un pays lointain…

Ce n'est pas un conte de fée, mais il se passe en Orient. Un médecin et anatomiste, Ibn-Al-Nafis, nait vers 1213 à Damas en Syrie. Instruit par les maîtres arabes il est envoyé comme enseignant au Caire. Il croit en une méthode : l'autopsie des cadavres après le décès du malade. Il peut ainsi corriger les énormes erreurs de Galien, mort depuis un millénaire.

En disséquant des animaux, et non pas des carcasses, il décrit la circulation et le fonctionnement des poumons dans un ouvrage rédigé en arabe, conservé dans l'immense bibliothèque du Caire. Ibn-Al-Nafis disparaît à soixante-quinze ans, en 1288.

Deux cent-cinquante ans plus tard, un médecin du Consulat de Venise au Caire découvre son ouvrage. Il le traduit en latin, et le publie à Venise en 1527. À notre époque où règne l'instantanéité, l'attentisme d'un millénaire dans l'ombre de Galien, un manuscrit caché pendant deux siècles et demi, c'est pour nous difficile à appréhender.

Un autre médecin, Miguel Servet né en Aragon en 1510, étudie à Saragosse, puis en Italie. C'est là qu'il découvre la traduction du livre d'Ibn-Al-Nafis, et rapporte ce savoir dans son pays, puis à Paris, puis à Vienne en Dauphiné, où il est au service de l'Évêché. Michel Servet « découvreur » de la circulation pulmonaire, est médecin, donc il est soumis, rattaché au Clergé. Pourtant, c'est un rebelle, il croit en Dieu, mais pas en la Trinité, ni en la liturgie. Il mélange la science à la Théologie, et tout explose. En 1536, il déclare à l'évêque du Dauphiné que l'âme humaine réside dans le sang. Pour l'époque, c'est trop osé, il s'agit d'un blasphème.

Une hérésie de trop ! Jeté à la vindicte des catholiques qui brûlent ses écrits, il se réfugie à Genève chez son ami Jean Calvin, lui-même célèbre exilé politique. Mais celui-ci le juge trop dangereux, et l'abandonne. Le 26 octobre 1553, Michel Servet est condamné au bûcher, et brûlé vif comme hérétique ! Sa statue le représente, enchaîné sur le lieu de son supplice. Elle borde le square attenant à la mairie du XIVème arrondissement.

1628 : la bombe de Londres

Cette révolution scientifique est décrite dans le chapitre sur l'Anatomie. William Harvey publie à Londres, dans une prudente discrétion, son ouvrage « Mouvement du cœur et du sang chez les animaux ». Il décrit le fonctionnement de la grande circulation, et le rôle de la pompe cardiaque. Il se fonde sur des dizaines d'expériences réalisées sur le cœur de la Grenouille. Curieusement, il ne s'intéresse pas à la circulation pulmonaire déjà décrite par Servet. Un mauvais pressentiment probablement. La Science peut remercier Harvey, mais certainement pas les grenouilles !

William Harvey 1578-1657

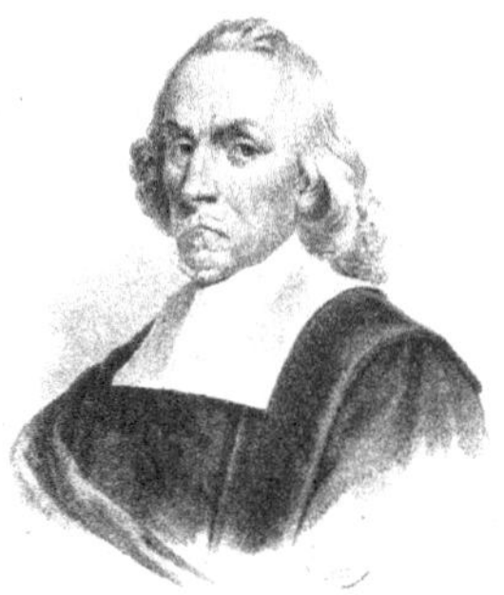

https://www.biusante.parisdescartes.fr/histmed/image?anmpx02x0117

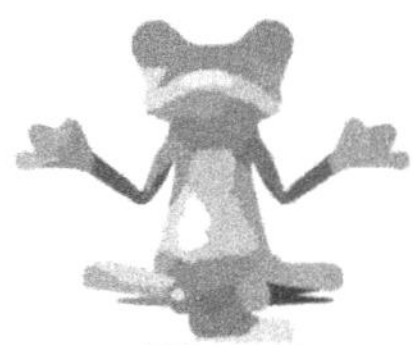

Nothing to add

Quarante et un ans plus tard, Richard Lower, un autre médecin anglais, observe sur des animaux qu'après le passage par la circulation pulmonaire, l'aspect du sang est modifié. Nous sommes en 1669, et dans un simple flacon ouvert à l'air libre, en le secouant, il voit le sang veineux virer aussitôt au rouge vif. Servet, Harvey, Lower : la circulation du sang est irréfutable.

En 1730, la pression sanguine est mesurée pour la première fois par l'Anglais Stephen Hales. C'est un clergyman, et un savant aux intérêts multiples. Premier exploit, il fait confectionner une canule de cuivre, reliée à un très long tube de verre de trois mètres. Second exploit, Hales l'introduit dans l'artère carotide d'une vieille jument à l'agonie. Il observe un remplissage pulsatile jusqu'à une hauteur de presque trois mètres.

Si l'on veut renouveler cette expérience sur un homme costaud, ce serait moins facile, avec de graves ennuis en perspective ! Plus sérieusement, la hauteur de la colonne de sang serait d'environ deux mètres : c'est pourquoi, après un homicide à l'arme blanche, on trouve du sang partout sur les murs.

Le cœur et ses tourments

Nous avons commencé avec un conte, alors persévérons. La légende raconte qu'au cours d'une promenade champêtre, René Laënnec s'est assis sur un tronc creux. Un groupe de garnements de passage s'amuse alors à taper sur l'autre extrémité. Plutôt que de les abreuver d'injures, le médecin de Necker entend les coups résonner, et fait l'analogie avec un tube amplificateur. De retour dans son service, il écoute pour la première fois la respiration, puis les battements du cœur d'un malade avec un simple cylindre de journal.

On connait la suite. L'auscultation immédiate, oreille collée contre la poitrine du patient, cède la place, après 1820, à l'auscultation médiate, par l'intermédiaire d'un stéthoscope. Trop tard pour ce pauvre René. Il ignorait que la tuberculose est une maladie hautement contagieuse, et il en meurt bien jeune, à trente et un ans. Ses premiers stéthoscopes sont des cylindres de bois qui s'emboîtent. D'un côté, ils comportent un pavillon d'oreille, et de l'autre, un embout qui se pose sur le patient.

En 1852, le Docteur George Cammann, de New York, fait fabriquer le premier instrument biauriculaire, à deux branches, portant une petite cloche de résonnance avec une membrane. On peut trouver à l'Hôtel Drouot de splendides mallettes d'auscultation avec des membranes de différents diamètres.

Ecouter et comprendre

Entendre les bruits du cœur ouvre un nouveau mystère : comment fonctionne-t-il ? Claude Bernard, est le fondateur de la Physiologie Expérimentale. Ce terme ronflant implique de nombreuses expériences sur les animaux, à l'instar des savants anglais. On imagine l'ambiance des repas du dimanche vers 1860 chez les Bernard. Sa femme et sa fille sont de ferventes partisanes de la protection animale ! Elles participent à la création de la Société Protectrice des Animaux…

Seulement voilà le résultat : Claude Bernard décrit magistralement deux cœurs simples, droit, et gauche. Chacun de ces cœurs a un rôle bien différent. Le droit reçoit le sang usé par les tissus et le renvoie se faire oxygéner dans les poumons. Le gauche projette avec force le sang rouge vif dans les artères qui le conduisent vers les tissus.

La préparation du cœur isolé de Grenouille (encore !), décrite par Oskar Langendorff (1853/1908) vers 1890 est très intéressante. Du liquide de perfusion irrigue le cœur, isolé et suspendu dans un grand réceptacle de verre. Il continue de battre, au moins plusieurs heures, voire plusieurs jours !

Si on lui attache un long stylet, il est facile d'enregistrer ses pulsations sur un cylindre tournant, noirci à la poudre de fumée. Cette préparation est toujours utilisée en Physiologie. L'ajout d'un médicament, comme de l'extrait de digitale pourpre, permet de mesurer et d'archiver l'effet ralentisseur de la molécule.

La conservation d'un cœur isolé et perfusé fascine tous les physiologistes de la fin du dix-neuvième siècle. De très nombreuses expériences, assez faciles, se déroulent sur la Grenouille, avec enregistrement sur un cylindre que l'on appelle un myographe.

Un cœur électrique

À l'aube du vingtième siècle, en 1900, on ignore toujours le secret des battements du cœur. Sir Arthur Keith (1866/1955) est un anatomiste écossais. Martin William Flack (1882/1931) est un physiologiste anglais. Ils décrivent ensemble en 1907 la structure nerveuse qui porte leur nom. On comprend enfin que la contraction cardiaque résulte d'un influx électrique. Le bouton déclencheur est situé dans l'oreillette droite. Le nœud de Keith et Flack provoque l'impulsion électrique de la contraction du cœur. Cette impulsion court le long d'un circuit qui l'amène dans le septum, puis les dans les ventricules. On peut même mesurer sa vitesse de progression. En vingt millisecondes, elle parcourt tout l'organe.

Willem Einthoven (1860/1927) est un savant hollandais sévère, sérieux. Il n'a pas l'habitude de faire tremper pieds et mains dans des baquets d'eau très salée comme dans des instituts de beauté. Par contre, il pense qu'un grand galvanomètre peut enregistrer l'activité électrique de son propre cœur, si le micro-courant, capté loin de l'organe, est amplifié. C'est ainsi qu'il arrive à publier les premières représentations électriques d'une activité cardiaque, la sienne. Il reçoit le prix Nobel en 1924 pour ses travaux sur l'électrocardiogramme. Pour la première fois, on distingue sur un enregistrement les ondes électriques qui caractérisent l'action du cœur. Il remarque une petite onde, puis une grande en double v, et encore une autre. Mais comment les nommer ?

Einthoven pense aux premières lettres de l'alphabet, mais c'est ennuyeux si d'autres ondes sont découvertes ultérieurement. Alors, il choisit la seizième lettre de l'alphabet, p, et les suivantes, q r s, et t. La dénomination est restée. Elle correspond à la contraction des oreillettes, puis des ventricules, puis à la relaxation de ceux-ci. Vraiment, cette découverte-là vaut la reconnaissance internationale. Notons au passage que l'enregistrement, de nos jours, ne nécessite plus de faire trempette dans de l'eau hyper salée, et c'est dommage. Ce serait bien plus amusant.

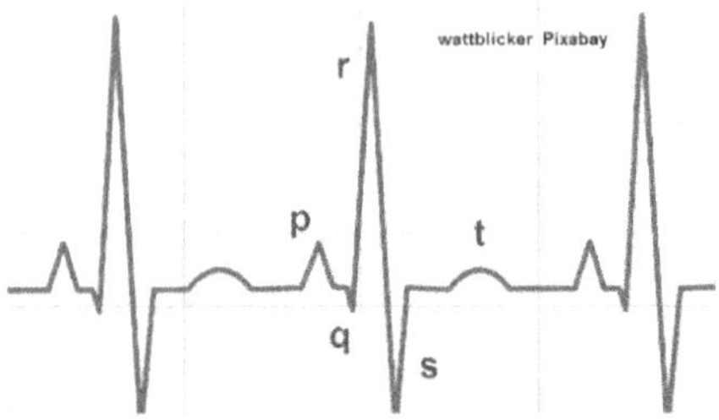

En 1895, le physicien allemand Wilhem Röntgen découvre les rayons X. Au prix d'une forte irradiation, on voit battre le cœur des patients, et l'on peut mesurer ses dimensions. On fait le diagnostic visuel d'une péricardite, ou d'un anévrysme de l'aorte. En posant un papier calque sur l'écran, le radiologue dessine les mouvements de l'organe pour son archivage. Cette technique dangereuse de la radioscopie cardiaque perdure jusque dans les années 1970. Ce n'est qu'ensuite que les premiers échographes permettent l'exploration facile de la fonction cardiaque, nous montrent l'ouverture des valves, et révèlent leurs pathologies. Le spécialiste est préservé des graves effets d'une irradiation prolongée.

Au plus profond du cœur

Un radiologue suédois, Sven Ivar Seldinger (1921/1990) a l'idée d'introduire un long guide métallique, puis un cathéter, dans une artère de la périphérie. Il injecte ensuite du liquide de contraste. À partir de 1960, on obtient les premières images des artères coronaires, et l'on observe leur sténose au cours de l'infarctus. On ne peut alors que tenter un pontage chirurgical à thorax ouvert, mais à cœur fermé, en interposant un segment de veine entre l'aorte et l'artère coronaire malade.

Dans les années 1970 un brillant cardiologue allemand, Andreas Gruentzig (1939/1985) met au point la technique de la dilatation par un ballonnet. Une sonde munie d'un ballonnet est introduite dans l'artère sténosée. C'est grâce à lui que nos cardiologues dilatent les coronaires malades et posent les prothèses à ressort, les fameux stents. Revoyons la date de décès d'Andréas Gruentzig. Installé en Californie, entre les hôpitaux, les cliniques, les congrès, et sa résidence, il pilote lui-même son bimoteur. Un soir de 1985, rejoignant leur domicile, son épouse et lui sont pris dans une tempête, et meurent dans la chute de leur avion, Ils sont âgés de quarante-six ans.

Une histoire plus sympathique court sur un grand nom de la Cardiologie parisienne. Dans son immense bureau de l'hôpital Boucicaut, Jean Lenègre réunit une fois par semaine l'aéropage de son service. Un chef de clinique en instance d'installation l'interpelle. Il a bien assimilé tous les troubles du rythme, les pathologies des valves, et du myocarde. Mais il ne comprend pas bien le problème des nombreux patients qui viennent consulter parce qu'ils ont « des palpitations », et il veut se faire expliquer ce phénomène. Jean Lenègre se saisit alors d'un cadre placé sur son bureau. Il protège une photographie de sa femme et de lui-même posant devant leur traction Citroën décapotable et leur castel à la campagne. Et il répond : « vous voyez, cher ami, c'est cela des palpitations ! ».

Le sang, liquide sacré

Depuis nos premiers cours de Sciences, nous savons tous que le sang est composé de plasma, et des éléments figurés : globules rouges, globules blancs, et plaquettes. Antoine Van Leeuwenhoek (1632/1723) n'a pas la moindre formation scientifique.

C'est un drapier hollandais qui vérifie la qualité de la trame de ses tissus avec une simple bille de verre. Seulement, il a l'habitude de polir lui-même ses morceaux de verre jusqu'à obtenir une lentille. À la manière d'un bijoutier, il a l'idée de sertir cette lentille sur une plaque de cuivre percée d'un trou. Il ajoute une longue vis dont la pointe maintient fermement ses fibres de tissu.

Leeuwenhoek peut ainsi observer ses échantillons à la lumière du pâle soleil de Delft. En 1674, il pose sur son instrument un petit insecte, et le résultat est fascinant. Son simple montage obtient le même grossissement, d'environ 250, que les microscopes offerts à nos enfants pour Noël. Fantastique découverte d'une véritable vie microcosmique que toute l'Europe vient admirer dans sa boutique. Une goutte de sang lui montre les globules rouges, dont il arrive même à mesurer le diamètre. C'est encore plus net et plus spectaculaire avec les microscopes cylindriques en cuivre qu'il façonne ensuite.

Le sang est un liquide biologique étonnant, très complexe. Il contient des milliers de molécules vitales. Il produit une substance particulière qui l'empêche de coaguler dans les vaisseaux, la prostacycline. Et en même temps, il renferme tous les éléments qui lui permettent, à l'inverse, de coaguler spontanément après une coupure superficielle.

Une goutte de criminalistique

Les propriétés physiques du sang réjouissent les brigades de criminalistique à l'œuvre sur une scène de crime. La forme des traces projetées permet de calculer la direction des gouttes de sang selon l'angle avec laquelle elles ont percuté la surface. Leurs aspects dépendent de la force avec laquelle elles sont projetées. Et rappelons-nous de la vieille haridelle de Hales : le sang gicle d'une artère jusqu'à deux mètres de distance.

La chimie du sang est aussi passionnante. Par exemple, le test de Schönbein, un chimiste allemand, date de 1863. L'hémoglobine des globules rouges réagit avec l'eau oxygénée, dégage de l'oxygène, et provoque une mousse rosée. On utilise toujours cette réaction en Médecine, pour la recherche de sang dans le liquide digestif et les selles. À l'eau oxygénée en pulvérisation, on ajoute un produit chimique qui provoque avec le fer de l'hémoglobine une courte réaction de luminescence. Elle est mieux visible dans la pénombre, avec une lampe à lumière bleue, tous les épisodes des Experts sont là pour le prouver.

Mais cette réaction n'est en rien spécifique du sang humain. Alors, ces traces sur le carrelage, est-ce du sang humain, ou celui d'une souris mise à mal par le chat ? Pour le savoir, il faut injecter du sang humain à un lapin. Il fabrique des anticorps contre cette agression. Un prélèvement de sang du lapin permet le recueil de son sérum. C'est lui qui provoque une floculation en présence de sang d'origine humaine. La flaque rouge est bien du sang humain. Ce n'est pas une bagarre de souris contre un chat. Mais alors, un blessé dissimulé dans un placard attend peut-être du secours ?

Contrôler l'hémorragie mortelle

Instruits sur les nombreux champs de bataille des guerres de Napoléon, les soldats du Service de Santé ont cette obsession. Ils disposent de garrots mécaniques qu'ils peuvent serrer sur un membre. C'est toujours la base du secourisme : allonger, comprimer, poser un garrot, prévenir les secours. Il n'est plus du tout recommandé de procéder à une amputation à la scie mécanique sur place, à la façon de Jean-Dominique Larrey. Cela vous vaudrait même de gros ennuis judiciaires.

Tout se complique en cas d'hémorragie interne. Jusqu'en 1880 malgré Jules Émile Péan et d'autres chirurgiens de grand talent, l'ouverture de l'abdomen est trop souvent vouée à la mort. C'est donc au début du vingtième siècle, au cours de cette révolution dont je parle au chapitre de la chirurgie, avec ses six piliers, que la laparotomie en urgence devient possible. On tente de clamper des vaisseaux lésés, d'enlever une rate rompue afin d'éviter la mort par hémorragie interne.

Les hémorragies de la délivrance sont cependant fatales pour cinq pour cent des femmes qui accouchent à l'époque de Péan. Actuellement, c'est encore une urgence vitale, mais le radiologue arrive avant le chirurgien, et embolise les artères de l'utérus. C'est d'ailleurs lui qui se trouve en première ligne pour toutes les hémorragies internes. À part égale avec l'Anesthésiste-Réanimateur, qui sait comment éviter le choc mortel, à condition de disposer d'une excellente voie veineuse.

Vite, un abord veineux

Un génial instrument est mis au point par Dominique Anel (1679/1730) chirurgien de Louis XIV, sur le modèle des clystères. Il invente un petit tube en argent, à piston coulissant, avec un embout sur lequel peuvent être vissées différentes canules, ou même le bout d'une plume d'oie ! Hélas, ce novateur n'a pas grand-chose à injecter. En 1814, le Baron Pierre François Percy (1754/1825), monument de la chirurgie de guerre, perfuse, dans les veines fémorales de soldats malades du tétanos, de l'extrait d'opium dilué. C'est une bonne idée. Il dénude une veine, et il peut y introduire une canule. Mais Percy n'utilise pas la seringue d'Anel. Il imagine un infusoir, qui porte son nom. C'est un entonnoir en argent, terminé par un bec effilé, qu'il impacte dans la veine dénudée. Son infusoir comporte une soupape pour éviter le reflux du sang.

Sur sept essais faits sur des soldats russes, Percy obtient trois guérisons. C'est plutôt bien, essayons de faire encore mieux.

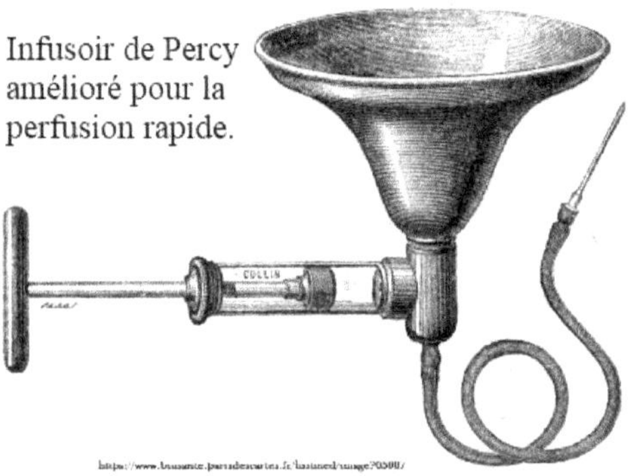

Infusoir de Percy amélioré pour la perfusion rapide.

Remplacer le sang par de l'eau

À partir des années 1800, les épidémies de choléra massacrent régulièrement les populations. Les gens meurent de cette géante gastro-entérite. Une équipe écossaise traite le choléra par « a copious injection of aqueous and saline fluids in the veins ». Thomas Latta en 1831, injecte trois litres d'eau additionnée de bicarbonate de soude pour compenser les pertes hydriques. Quelle belle intuition : la technique connait un grand essor au cours des épidémies qui touchent l'Europe tout au long du dix-neuvième siècle. L'eau bicarbonatée de Latta sauve la population d'Édimbourg du choléra en 1831 et 1832. Que lui offrir en hommage ? Une place porte son nom dans le centre-ville.

Le bicarbonate au cours des états de choc, c'est quasiment actuel, avec quelques inconvénients : il faut améliorer le soluté. Sydney Ringer (1835/1910), est physiologiste. Comme tous ses contemporains, il est fasciné par l'automatisme des contractions du myocarde. Il étudie le rôle de différents solutés sur la survie du cœur isolé de Grenouille, grâce au montage décrit précédemment. Il invente une solution composée d'eau bouillie, de sels de sodium, potassium, calcium, et glucose. Les cœurs isolés survivent plusieurs jours ! Pour une meilleure conservation, il ajoute de l'acide lactique dans son mélange. C'est le « Ringer Lactate », notre première poche de perfusion d'urgence lorsqu'un patient se complique au bloc ou en Réanimation, un siècle après la disparition de Sir Sydney Ringer.

Mais pendant longtemps, perfuser reste une méthode héroïque. En plus de l'abord veineux, la préparation du liquide le contamine avec les poussières aériennes contenant des petits microbes. On les appelle les pyrogènes. Il en résulte un grave choc septique. La stérilisation pasteurienne par chauffage ne les fait même pas disparaître : ils sont souvent protégés par une coque. Ce n'est que dans les années 1930 que Donald Baxter, aux États-Unis, a l'idée d'une fabrication sous vide, qui élimine ce risque. Les premiers flacons sécurisés sortis de l'empire Baxter n'arrivent en France qu'avec les troupes américaines en 1944.

Arrêter l'hémorragie, trouver un abord veineux, restituer le volume circulant perdu : ce long chemin mène aux premiers réflexes de tous nos secouristes, de tous nos urgentistes. Mais pourquoi pas du sang ?

Allez-vous enfin transfuser ? !

Un fluide sacralisé ne peut, à l'évidence, être remplacé par de l'eau salée. Jean Baptiste Denis (1635/1704), un des médecins de Louis XIV, réalise la première transfusion de sang le 15 juin 1667. Un jeune homme de quinze ans, fiévreux depuis deux mois, est « traité » par plus de vingt saignées ! Il est épuisé au moindre effort, ce qui n'est pas vraiment stupéfiant.

Le sang humain est trop sacré. Jean Baptiste Denis choisit un animal qui représente l'innocence et la pureté, l'agneau qui vient de naître. La lecture des fables de La Fontaine est sûrement une bonne source d'inspiration. Son traitement consiste en l'injection de trois cents millilitres du sang d'un agneau vivant. Il obtient une amélioration rapide, avec reprise de l'activité du jeune homme. C'est sûrement le volume perfusé qui permet son amélioration. On ne sait pas si le patient devient jaune ultérieurement, par ictère hémolytique, ni s'il se met à bêler.

À cette époque, 1667, les médecins sont convaincus que l'âme réside dans le sang. Attention, chers confrères du passé, l'un d'entre vous a fini sur le bûcher à cause de cette théorie. Mais donc, en toute logique, changer le sang d'un homme peut le guérir de la folie ! Et les fous sont légion, les causes en sont aussi diverses que nombreuses : carences, alcool, syphilis. Le sang d'un animal non agressif doit pouvoir apaiser la pensée humaine. Justement, un quatrième patient de Denis est en agitation maniaque. C'est probablement l'atteinte neuro-cérébrale de la syphilis, si fréquente en phase évoluée. Ce quatrième patient s'appelle Antoine du Mauroy, il est âgé de trente-quatre ans. En décembre 1667, il reçoit du sang de veau, sans amélioration. Une deuxième transfusion, toujours de sang de veau, est faite quelques jours plus tard, puis une troisième. Malgré ce « traitement », le patient meurt. Sa femme accuse Denis de mauvais soins, et tente de lui extorquer de l'argent. C'est lui qui porte plainte, et une autopsie est réalisée. Les organes digestifs sont noirs. Jean-Baptiste Denis est disculpé, et Madame du Mauroy est condamnée, pour l'empoisonnement de son violent mari par de l'arsenic ! Hélas, le jugement précise qu'à l'avenir, aucune transfusion ne peut être autorisée sans l'approbation des Médecins de la Faculté de Paris. Tous sont rattachés au Clergé. Ils sont hostiles à la manipulation du liquide sacré : toute expérience transfusionnelle s'arrête là, en 1668. Et pour une longue période de 150 ans !

Le compte est juste : en 1818, James Blundell, obstétricien à Londres est obsédé par la mortalité en couches. L'hémorragie tue une femme sur vingt, et parfois plus. Il se risque à transfuser à une parturiente le sang perdu sur la table lors d'une hémorragie de la délivrance. C'est la première transfusion autologue, de sang humain, et un grand succès. Blundell développe des appareillages d'aspiration-réinjection très ingénieux, qui ne fonctionnent que peu de temps, du fait de la coagulation rapide. Mais, conforté par les premiers succès, James Blundell (1790/1878) publie les résultats de dix patientes transfusées grâce au don d'une personne proche, et considère les résultats efficaces chez cinq d'entre elles. Nous savons maintenant que des transfusions faites au hasard, sans tenir compte du groupe sanguin, peuvent relativement bien se passer dans deux tiers des cas. Belle manipulation statistique, grâce à la grande fréquence des groupes O et A dans la population, mais le tiers restant des patients en serait mort.

Transfusez, mais seulement du bon sang

Enfin survient le « Père Fondateur » des groupes sanguins, il découvre à l'Université de Vienne, en 1901, les quatre groupes du système ABO (A, B, O, AB). Bien plus tard, en 1940, Karl Landsteiner, et son ami Wiener découvrent à New-York un cinquième groupe, le facteur Rhésus (Rh).

C'est l'antigène à la surface des globules rouges qui détermine le groupe. Il induit la formation d'anticorps de défense destinés à détruire les globules d'un sang qui ne lui est pas identique.

Le groupe AB n'a aucune défense immune. Forcément, il ne va pas se suicider. Au contraire, le sérum du groupe O est doublement chargé en anticorps, protégeant ses globules par des anticorps anti-groupe A et anti-groupe B. Grâce à la découverte de Karl Landsteiner, on peut édicter une règle absolue de transfusion. Le groupe O apparait alors comme le donneur universel, mais ne peut recevoir aucun autre globule. Le groupe AB, démuni de défenses, est nommé receveur universel, mais on ne peut pas injecter ses globules à d'autres groupes que lui. Landsteiner reçoit le prix Nobel en 1930.

Comme pour tous les grands scientifiques passionnés, la notion de retraite ne peut s'appliquer qu'aux moines du Tibet. Karl Landsteiner meurt à soixante-quinze ans d'un infarctus massif alors qu'il travaille dans son laboratoire.

Comment les élèves de Landsteiner peuvent-ils déterminer les groupes plus facilement que le pionnier ? C'est encore grâce à notre ami Lapin. Injectons-lui du sang d'un groupe connu. Il fabrique des anticorps contre lui. Le prélèvement du sang du lapin permet le recueil du sérum par simple décantation. Et ce sérum précipite avec une goutte de sang du groupe initialement inoculé à l'animal. À l'aide d'un petit flacon de ce sérum, on peut immédiatement connaitre le groupe sanguin.

Ainsi, pendant le grand carnage de la Première Guerre Mondiale, les médecins militaires peuvent déterminer les groupes des blessés. Mais l'abord intraveineux reste difficile, c'est souvent un geste chirurgical qui permet d'accéder à la veine. Au cours de ce conflit, les canules dérivées du clystère cèdent la place à de grosses aiguilles, qui rendent plus rares les dénudations veineuses. On peut pratiquer la transfusion de bras à bras avec d'ingénieux appareils : une aiguille pour le donneur, une pour le receveur, et une seringue aspirante et refoulante. C'est le principe de l'appareil d'Arnaud Tzanck. Mais il faut faire vite : le sang coagule presque immédiatement.

Alors, transfusez, mais sans coaguler

Au début du vingtième siècle, dans les rues des grandes villes, une célèbre silhouette se promène, c'est l'allumeur de réverbères. Il passe devant des immeubles qui affichent fièrement la plaque émaillée bleue « gaz à tous les étages ». Revers du progrès, les intoxications au gaz sont nombreuses, faisant beaucoup de victimes, car la Réanimation n'intervient que dans mon dernier chapitre.

Un médecin belge veut prélever le sang des intoxiqués, le faire barboter dans de l'oxygène, puis le restituer. Comme d'habitude, les circuits coagulent. Il a l'idée d'ajouter un volume d'acide citrique. C'est Albert Hustin, en 1914, qui invente cette vraie solution pour éviter la coagulation immédiate, formidable contribution à l'histoire de la transfusion.

La découverte d'Albert Hustin permet une nouvelle technique, due à Émile Jeanbrau. Il met en service une grosse ampoule de verre contenant du citrate. D'un côté, le récipient se termine par un bec effilé comme celui de l'infusoir de Percy, à introduire dans une veine au pli du coude. À son autre extrémité, l'orifice est relié à une pompe manuelle qui aspire le sang du donneur. Le sang ne coagule plus : l'ampoule de Jeanbrau, soigneusement refermée, peut se transporter vers un receveur. L'inversion de la pompe crée une pression d'injection vers la veine du blessé. Cette nouvelle technique, utilisée sur le front en 1916 permet de multiples transfusions, sauvant des milliers de vies.

La première page d'un périodique de cette époque, le Petit Journal, est une gravure consacrée à un médecin héroïque, le Docteur Corbin. À Bordeaux, appelé au chevet d'une jeune femme en hémorragie presque fatale, il retrousse sa manche de chemise, se pique lui-même la veine du bras, et remplit une ampoule de Jeanbrau. Il plante alors le bout effilé du récipient dans une veine de la malade, et inverse le sens de la pompe. La patiente est sauvée par cette transfusion : gageons que le héros est du groupe O. Et saluons respectueusement cet admirable confrère, qui sauve une vie, et peut-être deux s'il s'agit d'une hémorragie de la délivrance. Bravo, Cher ancien Collègue, par-delà notre infini cosmique, je te rends hommage avec ferveur.

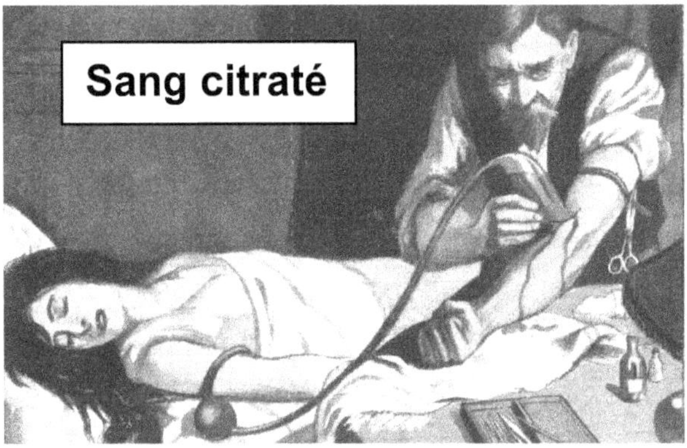

Tout change grâce au citrate

Anticoagulé par la solution au citrate d'Albert Hustin, le sang peut enfin se transporter et se conserver. La première banque du sang s'installe à l'hôpital Saint-Antoine en 1928. C'est l'œuvre d'Arnault Tzanck. Dès l'année suivante, trois cents transfusions y sont effectuées. Émile Jeanbrau crée et dirige le centre de transfusion sanguine de Montpellier, ouvert en 1933. La conservation du sang se fait en flacons de verre scellés, principe appliqué dans le monde entier pendant plus de trente ans. Le sang total peut alors être gardé jusqu'à dix jours au maximum. Ensuite il est perdu, les globules se détruisent.

Peu de gens le savent, il y a un parti communiste au Canada. Un médecin de Toronto, Norman Bethune est un très grand personnage de la transfusion sanguine. Dur de caractère, révolté par la misère, inscrit justement au Parti Communiste canadien, il est affecté en France lors de la Première Guerre Mondiale. Revenu à l'Hôpital Royal Victoria de Montréal, fort de son expérience dans les postes de secours avancés, il se spécialise en chirurgie thoracique. C'est tout naturellement qu'il s'engage aux côtés des Républicains pendant la guerre d'Espagne.

Norman Bethune organise la première Unité Mobile de Transfusion Sanguine sur la ligne de front en 1936. Ses ambulances, destinées aux premiers soins des blessés et à la transfusion, sauvent d'innombrables vies. Mais le sang a toujours cette péremption absolue des dix jours.

Conserver le sang plus de dix jours

Le fractionnement du plasma est inventé en 1940, aux États-Unis, par Edwin Cohn (1892/1953). Il permet la préparation d'albumine, et de plasma sec. Les flacons de verre avec leur plasma sec à diluer, sont immortalisés par tous les films sur le Débarquement.

Pendant la guerre, Patrick Mollison à Londres, et John Loutit, un Australien, mettent au point la solution dite « ACD », pour Acide-Citrate-Dextrose qui conserve le sang total pendant vingt et un jours. Actuellement, cette solution ACD est encore utilisée dans la pratique transfusionnelle.

La confection des matières plastiques est une étape décisive pour la transfusion sanguine en 1952 : Walter et Murphy inventent la première poche en matière plastique. Cette technologie est toujours identique. Sur ces poches de sang que l'on conserve désormais vingt et un jours, plusieurs indications permettent une identification sécurisée.

Les quatre groupes sanguins (A, B, O, AB) du Père Fondateur, admirable avancée de la science, c'est quand même un peu trop simple ! Le système Rhésus est découvert par Landsteiner et Wiener en 1940. Positif, il comporte plusieurs antigènes susceptibles de faire réagir le receveur.

Un autre système, nommé Kell, concerne dix pour cent de la population. Les quatre groupes classiques, puis Rhésus, et Kell sont testés en routine. Mais il existe en réalité trois cent cinquante marqueurs différents, définissant autant de groupes sanguins ! Il y a donc des personnes qui ont un groupe sanguin très compliqué. Le plus souvent, elles l'ignorent durant toute leur vie. Ne les oublions pas : il est estimé que plus de huit cent mille Français présentent un groupe rare. En cas de besoin transfusionnel, pour eux, il y a une Banque Nationale du sang rare, où sept mille poches de sang sont en permanence congelées à - 80 °C.

Transfusez, mais sans transmettre de maladie

La première description d'une maladie transmissible par transfusion sanguine est décrite en 1910 par Georges Woolsey à New-York. Il s'agit de la maladie la plus fréquente sur le globe, le paludisme. Le lendemain d'une transfusion, un receveur souffre d'une forte fièvre et de frissons. L'examen du sang montre la présence de Plasmodium falciparum. Le donneur est contrôlé, et trouvé porteur du même parasite ! Les médecins se rendent compte avec stupeur que le geste salvateur peut se révéler dangereux. Un siècle après Woolsey, une sécurité presque absolue est atteinte. Au cours des années, le dépistage chez les donneurs recherche beaucoup d'autres agents pathogènes : syphilis, virus des hépatites, rétrovirus, et bien sûr l'épouvantable virus du SIDA.

Rappelons-nous de cette sinistre affaire. Fin 1984 les premières informations apparaissent sur un lien possible entre transfusion sanguine et SIDA. Presqu'aussitôt, en février 1985, la revue la plus renommée du monde, The Lancet, indique que le chauffage du plasma inactive le virus du SIDA. Huit mois plus tard, en octobre, cette expertise américaine conduit au déremboursement des produits qui ne sont pas chauffés. Tout va vite.

Mais il y a un énorme besoin transfusionnel en France. En particulier, on compte sept mille cinq cents hémophiles dans l'hexagone. Un patient hémophile a besoin d'une transfusion des facteurs de la coagulation en cas de blessure, ou d'intervention chirurgicale. Pire, il reçoit parfois, durant toute sa vie, un traitement préventif des hémorragies avec deux ou trois piqûres chaque semaine. Ce nombre élevé de traitements explique pourquoi, entre fin 1984 et fin 1985, mille trois cent cinquante patients hémophiles, dont beaucoup d'enfants, reçoivent des produits contaminés, car non chauffés. C'est la cause de mille décès, et de nombreux handicaps. Le plus grand scandale humain et sanitaire de la fin du vingtième siècle implique plusieurs personnalités politiques. Surtout, il fait condamner le directeur du Centre National de la Transfusion Sanguine, Michel Garetta, un sulfureux personnage, qui sera brièvement emprisonné.

D'où vient cette horreur ? D'une part, il n'y a, en 1985, qu'un seul test de détection du virus, celui du laboratoire américain Abbott, non acheté par nos autorités sanitaires. Sa fiabilité n'aurait pas été absolue. Il faut attendre la fin de l'année pour disposer d'un test de l'Institut Pasteur. D'autre part, les produits du plasma ne sont pas chauffés avant la fin de cette année-là, faute d'avoir les appareils qui permettent de le faire. C'est un traumatisme collectif que personne n'oublie. Le monde médical se met à réfléchir aux moyens d'éviter de transfuser, autant que faire se peut.

Transfusez donc le moins possible

Accident, chirurgie, hématologie, hémophilie, chimiothérapie : cinq cent mille patients sont transfusés chaque année en France ! Surviennent encore ce que l'on appelle pudiquement quelques rares « effets indésirables receveurs ». On l'entend à tous propos : le risque zéro n'existe pas. On essaye donc de transfuser après un temps de réflexion, et le moins possible. Comment procéder ?

On peut tolérer une anémie à huit grammes d'hémoglobine chez un patient sain. Il est possible de prélever du sang au futur opéré avant une intervention, et de lui prescrire du fer par voie orale, et la fameuse EPO, volée aux anciens sportifs. En orthopédie, il est courant de récupérer le sang dans les drainages, et de le réinjecter. En chirurgie abdominale ou thoracique, en dehors d'une pathologie cancéreuse, il faut monter en salle d'opération un récupérateur de sang, en anglais, un cell-saver.

Une poche de sérum physiologique contient de l'héparine, ou une solution ACD, elle est branchée sur l'aspirateur du chirurgien. Le sang ainsi récupéré et anti coagulé, est envoyé vers une machine.

Il est lavé, filtré, concentré, propulsé vers une poche qui ne contient donc qu'une solution pure des globules rouges de l'opéré. On peut lui restituer alors sa propre perte sanguine. Le montage d'un cell-saver est devenu la règle pour toute chirurgie sanglante : cardiaque, hépatique, d'orthopédie complexe, et dans presque tous les cas de greffe d'organe.

Et choisissez bien les composants

Diafoirus abandonne la saignée. Les médecins contemporains abandonnent la transfusion massive de sang total. Ils veulent choisir les éléments du sang les mieux adaptés au besoin du patient. On les appelle les produits sanguins labiles, abrégés en PSL. Le PSL est simplement le produit d'un don du sang. D'abord, les concentrés de globules rouges (CGR) qui sont d'usage courant. Les culots globulaires peuvent être adaptés à un groupe rare, c'est-à-dire au phénotype du receveur. D'autres sont irradiés en cas d'immunité défaillante.

Ensuite, une autre œuvre monumentale est celle de Jean Dausset (1916/2009). Il découvre des molécules antigéniques portées par les globules blancs, des groupes qui donnent son caractère personnel à notre propre immunité. Grâce à son travail, toutes les transfusions sont débarrassées des globules blancs, elles sont systématiquement déleucocytées.

On transfuse souvent des concentrés de plaquettes. Réputé pour le temps assez long qu'il faut lui consacrer, le don de plaquettes est devenu plus facile et plus court avec de nouvelles technologies. N'hésitons plus.

Il y a toujours des stocks de plasma sec en réserve de catastrophe. Mais ce sont évidemment des poches de plasma fraîchement prélevé que l'on transfuse actuellement. C'est le plasma « thérapeutique », destiné à être transfusé tel quel, à un patient en état hémorragique. En revanche, le plasma « matière première », sert à fabriquer de nombreux médicaments dérivés du sang : toutes les gammaglobulines, chacun des facteurs de la coagulation, et la très précieuse albumine.

Tous ces PSL sont un besoin permanent, crucial dans les périodes grises de l'Histoire, et nous en vivons une à l'heure où j'écris ces lignes. Un produit sanguin labile est indispensable pour le traitement des cancers des adultes et des enfants. Ainsi, la leucémie, que l'on guérit très souvent, nécessite cinquante dons de sang. C'est le même chiffre pour beaucoup de blessés de la route. Le pourcentage a diminué depuis James Blundell, mais il y a encore de nombreux accouchements difficiles : quinze unités de sang à transfuser pour chacun d'eux. Nos forces armées sont engagées dans des combats d'importance vitale pour notre protection, et il y a plus de blessés qu'on ne l'imagine.

Ils ont besoin de notre soutien. Depuis 2009, l'âge maximal pour le don est passé à soixante-dix ans, sous condition de bonne santé, bien sûr. Alors, un grand merci aux deux millions de personnes qui donnent leur sang, et incitent leur famille à le faire !

Références

La Grande Guerre des Soignants. 1914-1918. Patrick Loodts et Isabelle Masson-Loodts. Monographie Collection Arès, 2014

Karl Landsteiner, l'homme des groupes sanguins.
Rev Prat. 2012 Dec 62(10):1474-7

Dzik WH. The James Blundell Award Lecture Transfusion and the treatment of haemorrhage: past, present and future. Transfus Med. 2007 Oct; 17(5):367-74.

Jaulin P, Lefrère JJ. Les Premières Transfusions Françaises (1667-1668). Transfus Clin Biol. 2010 Oct ; 17(4) :205-17.

Historique de la transfusion sanguine. https://www.ints.fr/TransfusionHistorique.aspx

CHAPITRE 9. LE ROUQUIN STUPEFAIT

Surendettement, le terme est plus élégant que celui de pauvreté. Au moins permet-il de recevoir quelques aides sociales. C'est une disposition récente qui ne s'applique pas dans les années 1960. Un avis sur papier bleu collé sur la porte, et quelques jours plus tard, les huissiers de la belle justice française emportent tout le mobilier. Les premiers arrivés se servent, et les suivants n'ont plus rien à se mettre sous le porte-document. Pourtant, d'autres reviennent quand même, reprendre des bouts de bois récupérés aux poubelles, ou donnés par de rares amis.

Pour commencer des hautes études sous de pareils auspices, il faut de l'inconscience à forte posologie. Bouffer des nouilles, du riz, et des conserves, et s'inscrire à la faculté de Médecine sans avoir de quoi payer le ticket de métro pour y aller, ça c'est du challenge !

Avec la carte d'inscription, une longue liste de livres est fournie pour la rentrée universitaire : de la biochimie, de la pharmacologie, de la physiologie et plein d'autres matières, futurs sujets de sélection. Totalement immature, je n'estime pas réellement le coût du paquet. Le total approche le montant du SMIC mensuel. Dans une librairie universitaire proche de la faculté des Sciences, il faut renoncer, et toute honte bue, laisser tout le lot de livres sur le comptoir, et repartir, dépité, les mains vides ! Fallacieuse idée que celle d'aller chez Gibert. En occasion, ces livres sont encore trop chers, même dans une vieille édition. Alors, que faire ? Octobre 1966 : la date de la rentrée approche. En allant finaliser l'inscription, je lis des petites annonces d'anciens étudiants qui revendent leurs cours de l'année précédente. Attention, pas des livres, mais les fameux polycopiés ronéotypés de tous les cours de première année. Jeton de téléphone, contact, rendez-vous à l'appartement de la Porte de Chatillon.

Le jour prévu, à l'heure convenue, coup de sonnette. Malheur ! Encore les huissiers et leur cortège, adjoints, serrurier, commissaire de police. En pleine saisine du rien qui nous reste, deuxième coup de sonnette, c'est l'étudiant avec son sac de photocopies au bout du bras. C'est un grand rouquin barbu, vêtu de velours et d'une chemise à carreaux, genre soixante-huitard avant l'heure (ben oui, suivez un peu : ça se passe en 1966). Il comprend aussitôt, et il veut se sauver. Je le rattrape dans l'escalier. Quelle scène surréaliste que ce gars éberlué, ébahi, qui me présente ses documents dans une minuscule chambre d'enfants avec ces gens de justice qui tournent autour de mon petit burlingue en cherchant encore quelque chose à ratisser. Presque soixante ans après, il doit s'en souvenir encore, l'étudiant de deuxième année ! En voilà un qui sait de quoi on parle quand on évoque l'ascenseur social !

Probable qu'avec le recul du temps, mon grand barbu doit se dire qu'il aurait mieux fait de me l'offrir, sa liasse de papiers qui de toute façon correspond très imparfaitement à mon programme. Probable aussi qu'il n'a pas misé gros sur mes chances de réussite dans la carrière médicale, le rouquin.

Moi non plus, à sa place je n'aurais pas risqué un kopeck. Probable qu'il ne se doute pas que l'enfant qu'il vient de demi gruger va lire ses polycopiés à la lueur de deux bougies. En effet, quand l'électricité est coupée, on peut remettre en place deux ou trois fois le fusible en faisant sauter les scellés. Ensuite, les employés de l'EDF enlèvent carrément ce fusible et on reste dans le noir même les soirs d'hiver : il faut un moral d'acier pour ne pas déprimer. Alors oui, comme les gars des siècles passés, j'étudie les deux premières années de Médecine à la chandelle.

Sur mes illustres prédécesseurs, j'ai quand même un avantage pour les nombreuses nuits d'études. Grâce à l'invention du transistor à piles, je peux écouter en sourdine le pop club de José Artur. Pour cacher sa misère, il faut pas mal de culot, et le don de l'esbrouffe. Mais là, c'est une autre histoire, celle du destin, des rencontres, du hasard.

Megève… Ce nom, je le prononce pour la première fois dans l'escalier de la Fac des Saints Pères fin janvier 1967. Tu sais, les études supérieures, on y rencontre surtout des enfants de bourgeois. Ils sont riches habillés, viennent en voiture, passent quelques soirées dans les boîtes à la mode. Ils s'achètent les disques des Beatles. J'étais perdu, exclu de leur petit monde.

On descend l'escalier en sortant du grand amphi. Mes petits bourgeois de voisins discutent des vacances de février, et chacun part avec ses parents, dans des stations renommées. L'un d'eux daigne me demander si je vais au ski. Stupidement, par folie, par bravache, je lui réponds que nous allons tous les ans dans l'une des trois plus chics stations de l'époque, à Megève.

Seulement voilà, des sports d'hiver, on en revient bronzé, imbécile ! Mais précisément à cette époque, 1967, sortent les premiers cosmétiques auto-bronzants. Pas très au point, il faut les étendre très régulièrement : gare aux rayures ! Le pseudo hâle que donne le Tan-O-Tan est de couleur très orangée, mais c'est le moins cher du marché.

Je n'ose pas, pour la rentrée universitaire, dessiner sous mes yeux une fausse trace de lunettes de ski, le ridicule peut encore tuer ! Je ne sais pas si j'ai fait illusion. J'ai soigneusement fait attention de dissimuler un effet secondaire bien connu du Tan-O-Tan : la belle coloration orange vif de la paume des deux mains !!

CHAPITRE 10. À NOS ENNEMIES, LES BACTERIES

Nous l'avons oublié dans notre immense confort occidental, mais les maladies infectieuses ont toujours ravagé la planète. Certaines d'entre elles ont le pouvoir de faire disparaître l'espèce humaine. À chaque épisode, des scientifiques s'insurgent, et souvent au péril de leur vie, empêchent pour toujours la bactérie ou le virus de nous nuire. Les menaces bactériologique, virale, parasitaire, fungique, sont toujours là, partout, en ordre de bataille pour notre destruction. Justement, l'année 2020 nous rappelle cette triste réalité avec la pandémie mondiale du coronavirus, qui vient bouleverser nos vies.

La multitude des bactéries que l'on admire en microscopie électronique, colorisées et en 3D sont des bacilles, ou des coques, parfois des bactéries spiralées. Toutes sont des organismes bien structurés, avec leur acide nucléique qui dirige leur métabolisme. Il fait très froid, ou très sec : peu importe, cachées sous forme de spores, elles peuvent survivre des centaines d'années. Très peu d'entre elles sont pathogènes pour l'Homme : cette sélection est la définition même d'une maladie infectieuse. La notion principale, c'est que les bactéries les plus dangereuses sont celles qui sécrètent une toxine. C'est la toxémie qui tue.

Les virus agissent de manière complètement différente.

Plusieurs agents infectieux, bactéries ou virus, sont redoutés en tant qu'armes possibles du bioterrorisme. C'est pourquoi, bousculant la chronologie, l'histoire des maladies infectieuses est divisée selon nos ennemis, en trois chapitres. Ensuite, après le récit des maladies bactériennes, virales, et du bioterrorisme, je cite quelques références.

Le vin sucré, le seul vrai remède

Il y a tant, d'histoires de maladies infectieuses, qu'on ne sait par laquelle commencer. Je débute presque tous les chapitres à la jeunesse de Louis XIV (1638/1715), une époque où la magie supplante la science. Il s'en est fallu de peu que la première ne gagne définitivement sur la seconde. À plusieurs reprises, le Roi n'est pas passé loin de la mort par l'une ou l'autre de ses nombreuses pathologies. Sans le château de Versailles, quel manque à gagner pour le patrimoine !

En 1658, Louis XIV assiège Dunkerque. Il n'a que vingt ans, mais c'est un rude combattant, bien soutenu par son frère Philippe, et le célèbre Henri de Turenne. Que fait là-bas l'armée royale ? Un zest de souvenir scolaire, les Pays Bas sont sous la dépendance des Espagnols, qui tiennent aussi les Marches du Nord. Durant ce siège, les hommes de troupe piétinent dans la boue fétide des marais. L'hygiène fait cruellement défaut. L'héritier du trône de France est atteint d'une gastro-entérite grave. Vomissements, diarrhée incessante : la déshydratation et le choc vasculaire arrivent rapidement. Plus on lui donne de l'eau, plus il s'aggrave. Il va si mal qu'il reçoit l'extrême-onction, et que la succession se prépare.

Malgré l'absence d'internet, grâce à un excellent réseau, les comploteurs font croire en la mort du jeune Roi. Comme beaucoup d'autres compagnons, Louis, le quatorzième du nom, est malade de la forme aiguë de la fièvre typhoïde !

La Cour s'est rapprochée du Front, et s'installe à Calais. Le malade est rapatrié vers ses familiers, qui ne peuvent que guetter les derniers souffles de l'héritier de la couronne. Sa maman, Anne d'Autriche lui impose ses médecins personnels. L'un d'eux a la lumineuse intuition de traiter le souverain avec du vin chaud sucré et quelques herbes médicinales. Il y ajoute de l'antimoine, un dérivé arsenical, mais à très faible dose. Il fait ainsi boire Louis toute une nuit et les jours suivants. Anne est au comble du bonheur en assistant à la résurrection de son fils. Voilà le geste salvateur : une réhydratation par un liquide stérile, et un fort apport en sucre.

Cette guérison miraculeuse le laisse, malgré ses vingt ans, épuisé et presque chauve. Pire que chauve, puisque sa crinière est tombée par plaques de pelade. Convalescent, Louis fait venir le plus renommé des barbiers perruquiers, Benoit Binet.

À son retour vers la capitale, Louis fête la victoire des armes françaises. Par flatterie envers le monarque, toute la Cour se met à porter la fameuse perruque, que l'on appelle évidemment une « binette ». La mode des belles binettes survit longtemps au Roi Soleil. Même les révolutionnaires arborent la perruque !

La typhoïde, une parmi les nombreuses maladies infectieuses qui déciment les armées pendant des siècles. Elle fait partie du péril fécal, qui, trop tardivement, impose les mesures élémentaires de l'hygiène aux troupes en mouvement.

Allemand, ou américain, le bacille de Louis XIV ?

Karl Joseph Eberth est un médecin anatomopathologiste né en Bavière. En 1880, il découvre dans des ganglions et dans la rate de patients décédés de typhoïde des bacilles auxquels il attribue la cause de la maladie. Le bacille porte son nom. Sa découverte est confirmée par les microbiologistes anglais et allemands, dont le fameux Robert Koch. On avance un peu sur les causes des gastro-entérites qui déciment tous les belligérants.

Mais le bacille d'Eberth est inclus dans le très grand groupe des entérobactéries. Un vétérinaire américain, attaché au Ministère de l'Agriculture, Daniel Elmer Salmon (1850/1914), étudie une maladie intestinale des porcs. Il découvre et isole les microbes qui en sont responsables en 1885 : ce genre des Entérobactéries est composé de nombreuses espèces, dont le bacille décrit par Eberth. C'est en l'honneur de Salmon que le terme salmonelle est créé. Le nom actuel du bacille d'Eberth est Salmonella enterica de sérotype typhi. Ses cousins et amis du même genre font itérativement parler d'eux, au cours des épisodes de salmonellose dans les collectivités.

La vraie fièvre typhoïde est rare en Métropole. Elle atteint parfois un groupe de personnes au retour d'un voyage. D'autres fois, elle suit la consommation de fruits de mer, ou d'aliments mal conservés. En effet, elle demeure surtout une maladie infectieuse des pays pauvres, et deux cent mille personnes en meurent chaque année dans le monde. Elle a une particularité originale :

on peut en guérir, mais conserver dans son organisme le bacille d'Eberth. C'est la définition du porteur sain, qui peut, sans le vouloir, transmettre la maladie autour de lui. Le fameux porteur sain : chacun connait maintenant ce terme, à cause de la pandémie de Covid ! En voici un curieux cas, qui survient aux États-Unis.

Proud Mary

Une anecdote américaine illustre cette transmission, par la célèbre observation du premier porteur sain identifié. En l'occurrence, il s'agit d'une jeune femme, Mary Mallon (1869/1938), qui travaille comme cuisinière dans plusieurs maisons bourgeoises de New York en 1905. Ses emplois successifs s'accompagnent d'une cinquantaine de cas de gastro-entérites fébriles, entraînant au moins cinq décès. Mais la cascade des contaminations fait estimer leur nombre probable à trois mille New-Yorkais ! Cernée par le diagnostic des médecins devenus détectives, « Typhoïde Mary » qui se trouve en pleine forme, s'enfuit pour éviter une hospitalisation forcée. Son périple rocambolesque fait l'objet d'une gigantesque campagne de presse. Les journaux la présentent comme la femme la plus dangereuse d'Amérique ! Les avocats les plus talentueux s'affrontent, sur le droit d'enfermer une personne valide et saine d'esprit. Retrouvée, elle est finalement internée d'office pendant de nombreuses années, jusqu'à son décès, qui n'a pas de lien avec la bactérie tueuse.

Un vaccin stratégique

Quinze ans après la découverte d'Eberth, en 1896, Almroth Wright (1861/1947) développe le premier vaccin contre la typhoïde grâce des bacilles tués par l'éthanol et par la chaleur. Wright conduit ses travaux au Saint Mary's Hospital de Londres, un lieu mythique dont nous devons reparler, à propos d'une autre magnifique découverte.

Cette toxi-infection intestinale est une véritable menace pour l'Armée. Elle est l'une des composantes du « péril fécal ». Les mesures d'hygiène ne sont pas faciles à appliquer en temps de guerre. En 1914, un effort gigantesque de production permet de fabriquer des millions de doses du vaccin par germes tués grâce à la technique de Wright. Malgré des effets secondaires, et une réelle mauvaise tolérance du vaccin, la protection obtenue a peut-être participé à la victoire de l'armée française.

Le choléra : un décompte morbide

Quelques médecins érudits savent que cette maladie existe : elle a déjà ravagé l'Asie, le Moyen-Orient, la Turquie. Dès 1500, un officier de Vasco de Gama décrit une épidémie de diarrhée cataclysmique, qui tue les gens en quelques heures. Trois siècles plus tard, l'essor du trafic maritime répand la maladie dans le monde entier. Le choléra, maladie encore inconnue à l'époque, attaque la France par le Nord et la Bretagne, et atteint Paris pour la première fois en 1832.

En mars, l'écrivain allemand Henri Heine, réfugié à Paris, écrit que la terreur est pire que celle de 1793, car la mort est partout dissimulée. C'est un bourreau masqué qui marche dans la ville, escorté d'une invisible guillotine. Dans la journée du 10 avril, on compte huit cent cinquante décès, puis vingt mille morts en six mois. Ceux qui le peuvent s'enfuient en province, mais le choléra monte en croupe et galope avec les voyageurs. Dans la capitale déserte, toutes les boutiques ferment. La seule activité visible est la ronde macabre des brancards qui tentent d'atteindre la morgue de l'Hôtel-Dieu.

Les cadavres se ramassent partout : dans les rues, les maisons, les auberges. Les corbillards manquent, et les cercueils aussi, que l'on est obligé de réutiliser. À défaut, les corps sont enfermés dans des sacs, vite brûlés, ou jetés dans la Seine. Le grand fleuve de Paris, pollué dès les premières installations humaines et le trafic fluvial. Jusqu'aux travaux de 1855 d'Eugène Belgrand et de Georges Eugène Haussmann, les égouts sont inexistants. Les parisiens vivent dans un état d'insalubrité absolue. Des caniveaux creusés dans la rue drainent les déchets des commerces alimentaires, des abattoirs, des écuries, et les contenus de tous les pots de chambre ! La pluie mélange les sanies, et les déverse dans la Seine. Et c'est dans ce même fleuve qu'est puisée l'eau destinée aux fontaines publiques.

Eugène Belgrand est un visionnaire, un de ceux qui redonne confiance en l'Humain. Il a contre lui les avis stupides des commissions d'urbanisme. Mais il a l'amicale complicité de deux autres grands génies précurseurs : le Baron Haussmann et l'Empereur Napoléon III. Belgrand fait entreprendre d'immenses travaux dont le but est d'alimenter Paris avec de l'eau puisée très loin en amont, dans les nappes phréatiques des affluents de la Seine. Au Nord comme à l'Est, ces lieux sont encore tenus secrets de nos jours.

Sur une carte de la mortalité due au choléra à Paris, un peu plus tard, en 1892, on voit parfaitement la différence du nombre des décès selon les arrondissements. Les nouveaux quartiers d'Haussmann, aux normes d'hygiène modernes et réfléchies, sont épargnés. Les immeubles comportent un circuit d'eau courante potable. Les quartiers anciens, surpeuplés, les plus pauvres, ceux qui puisent leur eau directement dans le fleuve et les fontaines publiques sont dévastés.

Morts à l'anglaise

Végétarien, prosélyte de l'abstinence et de la tempérance, un homme austère, John Snow (1813/1858) est né au Royaume-Uni, à York dans une famille très pauvre. Il ne faut pas oublier le h de son prénom, pour ne pas le confondre avec un des personnages de la série « Game of Throns ». Formé auprès d'apothicaires puis de chirurgiens, il reçoit son diplôme du Collège royal de Chirurgie en 1838. Mais il préfère s'installer comme médecin généraliste dans le quartier populaire de Soho. Attentif à tous les progrès, il utilise l'anesthésie pour accoucher ses patientes, et publie ses techniques. Il connait le choléra, qu'il a tenté de combattre lors d'une installation temporaire dans la campagne anglaise.

La Seine est polluée, et pourquoi pas la Tamise ? Elle aussi est un égout à ciel ouvert où se mélangent boue, excréments, carcasses d'animaux, et déchets des manufactures. Le choléra se déclare à Soho en 1854, avec cinquante morts par jour rien que dans ce quartier. John Snow note les maisons de chaque victime sur un plan. C'est une cartographie de la mort. La concentration des points augmente lorsqu'on approche de la pompe à eau de Broad Street. John mène une enquête policière. Une mère n'habite pas Soho, et son bébé meurt du choléra : ses couches sont lavées à la fontaine de Broad Street. Une femme est morte loin de Soho, mais elle vient à cette pompe, car elle apprécie la saveur de son eau ! John Snow comprend que ce ne sont pas les miasmes de l'air, accusés par ses collègues, qui causent le choléra, mais l'eau utilisée par les habitants de Soho. Une image d'Épinal le montre détruisant lui-même la fameuse fontaine, et mettant fin à l'épidémie. Pourtant, il lui est difficile de faire admettre cette absurdité : c'est l'un des rares égouts creusés à Londres qui infecte une fontaine publique !

Le Docteur Snow est sans doute le premier épidémiologiste de l'Histoire. Sa clairvoyance de médecin enquêteur lui permet de comprendre le mode de propagation du choléra. Il stoppe l'épidémie mortelle à Londres en détruisant la pompe à eau de Broad Street. Il est mort jeune, d'une crise cardiaque à quarante-cinq ans. Heureusement, son nom est aussi gravé en lettres lumineuses dans une autre partie de notre Histoire, celle de l'Anesthésie.

https://www.biusante.parisdescartes.fr/histmed/image?med112775x02x0009

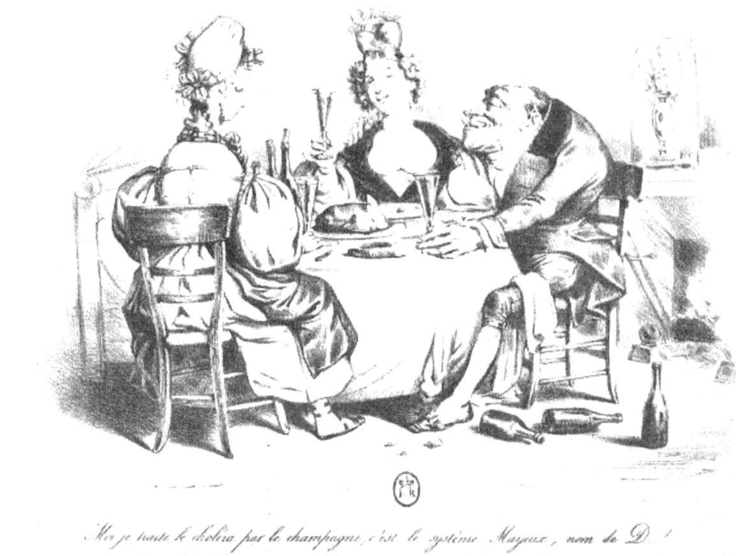
Moi je traite le choléra par le champagne, c'est le système Mayeux, nom de D... !

Traitement préventif du choléra... par le champagne !

Le bacille responsable du choléra est découvert en 1883 au cours d'une mission française menée en Egypte par Robert Koch, Émile Roux, et Louis Thuillier. Plusieurs de ces enquêteurs, dont Thuillier, payent cette recherche de leur vie. Lors d'une seconde mission, à Calcutta, Robert Koch arrive à cultiver la bactérie Vibrio cholerae, qui est un bacille porteur d'un long flagelle. Jusqu'à l'ère moderne, le seul remède contre le choléra est la réhydratation massive du patient, lorsqu'elle est possible. La maladie est une bonne occasion de tenter l'injection dans les veines de toutes sortes de liquides, et même d'eau de mer. Ce n'est qu'en 1959 que deux médecins indiens parviennent à isoler la toxine du germe, l'entérotoxine qui décuple la gravité de la maladie. En début de chapitre, j'ai l'ai bien précisé : c'est la toxine qui tue.

Le sérogroupe O1 du Vibrio cholerae, de biotype El Tor, est actuellement responsable de la septième pandémie mondiale de choléra, qui perdure en Inde et en Afrique. Des bandelettes de diagnostic rapide sont disponibles grâce à l'Institut Pasteur. En plus des antibiotiques permettant de le traiter, il existe un vaccin contre le choléra, constitué de germes tués du Vibrio cholerae.

Au charbon, l'anthrax

Anthrax est le terme anglo-saxon qui désigne la maladie du charbon. Cette maladie ne doit pas être confondue avec « un anthrax », qui, en français, peut désigner de manière désuète, un gros furoncle du dos. La maladie du charbon décime les troupeaux de vaches et de moutons, et tous ceux qui sont en contact : agriculteurs, éleveurs, fermiers, bouchers, ouvriers de la laine, tanneurs. La bactérie Bacillus anthracis, est découverte en 1863 par le zoologiste français Casimir-Joseph Davaine. C'est le formidable Robert Koch qui parvient à le cultiver à Berlin en 1876. Il l'inocule à des animaux, qui développent la maladie, faisant la preuve de sa causalité avec le bacille.

À Paris, Louis Pasteur, Charles Chamberland, et Émile Roux, atténuent la virulence du bacille du charbon en le cultivant dans du chromate de potassium. Les animaux inoculés ne sont plus malades, et ils survivent même à des réinjections de Bacillus anthracis.

Des champs malfaisants

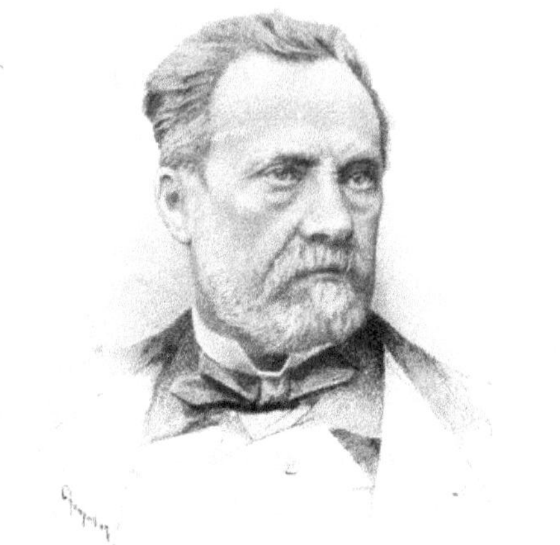

biusante.parisdescartes.fr/histmed/image?med90027x1923x0583

Louis Pasteur et Émile Roux découvrent que le bacille du charbon forme des spores, par recueil de la terre dans les champs maudits. Une très étonnante histoire : dans certains champs, un troupeau mis à brouter est vite décimé. Inutile de renouveler la pâture des années après, il se passe la même chose, c'est diabolique.

Les chercheurs se transportent à la campagne, ramassent de la terre de ces champs, ne trouvent pas les bactéries, mais leur forme de longue conservation, les sporules. Elles sont présentes par milliards, et l'on ne risque guère de s'en débarrasser, car les carcasses des animaux sont enterrées sur place !

Forts de leurs connaissances récentes, en 1881, Louis Pasteur, Charles Chamberland, et Émile Roux, tentent un « coup médiatique » près de Melun, à Pouilly le Fort.

Ils convoquent la presse régionale et nationale, toutes les autorités politiques communales, les agriculteurs et les fermiers. Un cheptel est divisé en deux. Vingt-cinq moutons reçoivent deux injections de la bactérie atténuée. Vingt-cinq autres servent de témoins. Deux semaines plus tard, ils injectent le charbon à tout le troupeau. Les vingt-cinq moutons inoculés survivent tous. Les vingt-cinq non vaccinés meurent tous ! La publication fait le tour du monde.

Vaincre la maladie du charbon

L'infection de l'homme se produit par une égratignure (charbon cutané), par inhalation des spores (charbon pulmonaire), ou par ingestion de viande contenant des spores (charbon intestinal).

Si le Bacillus anthracis est aussi virulent, c'est parce qu'il produit non pas une, mais deux toxines mortelles. Elles provoquent la mort des animaux en quarante-huit heures, ou des personnes infectées en quelques jours. Le charbon pulmonaire est le plus dangereux. Après l'inhalation des spores, les premiers symptômes ressemblent à ceux de la grippe. L'infection s'aggrave vite en pneumonie, avec détresse respiratoire aiguë. Peu de malades survivent plus de quelques jours. Alors, avec ses spores résistantes pendant des années, un contact respiratoire qui provoque l'asphyxie, ses deux toxines mortelles, Bacillus anthracis est bien sûr une arme de tout premier choix pour une guerre biologique.

En 2001, survient une deuxième psychose après les attaques du 11 septembre. Certains l'appellent « americanthrax ». Ce sont vingt-deux cas de maladie du charbon, volontairement inoculée par des courriers contaminés, entraînant la mort de cinq personnes. Des lettres adressées à des personnalités contiennent de la poudre d'anthrax, dont les spores ont été modifiées afin de mieux flotter dans l'air ! Le crime ne peut être que l'œuvre d'un spécialiste. Bruce Ivins, un chercheur travaillant dans un laboratoire militaire est reconnu comme le seul coupable de ces cinq meurtres. On connait mal sa motivation. Il se suicide en 2008 alors qu'il est emprisonné.

Une bactérie en conserve

Une résurgence de la maladie du charbon peut créer une grande panique, mais heureusement, le bacille est sensible à de nombreux antibiotiques. Le Diable doit pouvoir faire mieux. Il connait toutes les recettes, surtout les plus faciles. Justement, savez-vous qu'après un certain temps de macération, un simple repas dans son blister, une salade avec des œufs, oubliée dans un placard, devient une arme mortelle ?

En 1793 à Wildbad en Allemagne, six personnes meurent après avoir mangé des saucisses préparées sur place. La maladie est nommée du nom latin pour saucisse : Botulus. En 1895 en Belgique, une grande fête de mariage tourne au drame. Trente-quatre musiciens meurent d'avoir mangé du jambon cru. Les prélèvements effectués dans leurs intestins permettent à un microbiologiste belge, originaire de Louvain, Émile Van Ermengen de découvrir la bactérie : Clostridium botulinum.

Ce bacille a une particularité : il préfère vivre en apnée, sans oxygène ! Il est de la grande famille des anaérobies. On le trouve donc dans les conserves mal stérilisées ou avariées. Mais dans l'air ambiant, il se referme, et survit sous forme de spores, comme le charbon anthrax.

Partout, des cas isolés atteignent une famille, ou un groupe de personnes. Ainsi, le journal du Dakota publie en 1931 la triste histoire d'un repas familial qu'il peut intituler : douze personnes dînent avec la mort à la ferme des Grafton.

Faut-il encore se méfier des grands repas de famille dans notre civilisation française aseptisée ? Réponse positive, des cas sporadiques d'intoxication botulique sont relevés chaque année. De 1991 à 2016, une quinzaine de cas par an en France occasionnent une maladie sévère et parfois mortelle. Triste expérience dans un bar à vins du centre-ville de Bordeaux. En septembre 2023, le patron offre en accompagnement de ses boissons la dégustation de sardines en bocaux, préparées par lui-même. Bilan : une jeune femme meurt, et une douzaine de consommateurs sont hospitalisés en Réanimation, victimes du botulisme. Ils risquent de garder des séquelles à vie.

C'est l'ingestion de charcuterie mal préparée, ou de toutes sortes de conserves, en boîtes ou en bocaux, industrielles ou familiales, qui peut nous intoxiquer. Une imprudence répandue est la manipulation chez soi des produits surgelés, recongelés, et consommés tardivement.

Et tous les parents connaissent le danger du miel pour les enfants de moins de deux ans. Le Clostridium botulinum est comme les oursons, il adore le miel...

Lugubre, la supra toxine

En se développant, les bactéries sécrètent la toxine botulique, ou botuline : c'est une supra puissante neurotoxine paralysante, qui cause la mort par asphyxie. Antitoxine, le sérum anti botulique, n'est efficace que s'il est injecté de manière précoce, mais la guérison nécessite des mois de Réanimation.

Un seul milligramme de toxine pure peut tuer plus de vingt mille personnes ! Un seul gramme peut éliminer vingt millions d'individus. Trois cachets gros comme un comprimé d'aspirine suffisent pour provoquer la mort de l'ensemble de la population française. Mais que viennent faire là de tels chiffres ? Il y aurait quelque part une synthèse de la mortelle toxine fabriquée à partir du Clostridium ? Si c'est vrai, on espère au moins que les échantillons de botuline sont conservés par des militaires, et protégés dans des laboratoires secrets et blindés. Il doit être impossible de s'en procurer.

Esthétique, la supra toxine

On parle toujours de Botox, certainement par pudeur, au lieu d'utiliser le terme exact de toxine botulinique de type A. La formule de l'immense dilution, l'addition d'autres produits comme le collagène et l'acide hyaluronique restent secrets. Plusieurs laboratoires se partagent la manne de la toxine. Allergan, à Irvine en Californie, fabrique la toxine pure. Un seul cachet fournit tous ses clients pendant un an. Le Botox et le Vistabel, sont fabriqués en Irlande, dans l'usine de Wesport. Galderma (L'Oréal, Nestlé) commercialise l'Azzalure dans six usines sur le sol français. Ipsen, laboratoire français, fabrique le Dysport. La fabrication est, heureusement, très délicate, et nécessite un matériel de science-fiction. Notice d'une fiche : « ce médicament peut, mais très rarement, se disséminer et entraîner des troubles neurologiques mortels ». Essayer de réparer l'usure du temps qui passe en fabriquant une des substances les plus dévastatrices de la Terre, voilà un bon sujet pour le bac de Philosophie. Enfin, c'est mon opinion.

La terreur du médecin de campagne

Une belle structure hospitalière, l'aide de tout un personnel soignant gentil et compétent, des moyens sophistiqués d'investigation, rien ne peut supprimer cette appréhension que je ressens à l'admission de chaque nouveau patient. Choisir le meilleur traitement, le geste approprié, c'est l'anxiété de chaque nuit.

Cher confrère, cher grand ami du début du siècle précédent, comme je compatis à ton angoisse. Un voisin vient te réveiller au milieu de la nuit. Il t'aide à sortir le cheval, atteler la carriole, allumer les lampes à acétylène, et te raconte le drame. Un petit garçon étouffe, il vomit, éjecte des morceaux de pus jaunâtre, mais l'asphyxie empire, il perd conscience. Il faut partir le plus vite possible. Avec sa vieille redingote enfilée par-dessus sa veste de coutil, l'obligeant voisin marmonne des incantations, des prières, fouette le cheval. Il t'emmène loin vers un bourg au milieu des champs.

La nuit de la peur

Le diagnostic est déjà posé, c'est l'une des multiples terreurs des parents : le croup. L'angine diphtérique est la plus grande cause de mortalité infantile. Elle tue encore trois mille enfants en France en 1924, et autant d'adultes. Impossible d'examiner le pharynx du petit garçon qui peut à peine ouvrir la bouche. Ses lèvres noircissent, le corps est marbré, il est presque mort.

Fais-le porter sur la table de la cuisine. Ouvre ta sacoche, sort la mallette en bois ciré, au capiton violet, celle que tu redoutes tellement d'utiliser. Repère la pomme d'Adam, remonte-la du doigt, et prends le scalpel. Vas-y, incise profondément la peau. Le cou saigne, le sang est bleu. Tamponne avec de la charpie. Tu sais que quelques millimètres d'écart, et c'est l'hémorragie mortelle par blessure de la thyroïde. Tu dois couper encore plus profond, un peu plus largement : la peur te brûle l'estomac, elle te gèle les avant-bras. Prends la pince de Péan, écarte ses branches pour avancer ta dissection. Regarde : une structure nacrée apparaît, tu sens du bout de l'index un anneau de la trachée. Vite, ouvre-le fermement d'un coup de scalpel.

L'enfant sursaute, il tousse au travers de ton incision, il éjecte avec force de la mousse rosée, des caillots, et des grumeaux de pus. Un bruit affreux, mais il aspire de l'air, encore et encore. Tu as du sang et du pus partout, sur les mains, le visage, les cheveux, la chemise. Continue : élargis donc ton ouverture sur la trachée avec la pince de Péan et le scalpel. Maintenant, introduis cet instrument ingénieux qui est la pince à trois branches de Laborde : force les branches à s'écarter : le petit garçon respire, il est terrifié, mais conscient. Il faut même le maintenir afin que tu puisses glisser dans la trachée la canule de trachéotomie en argent.

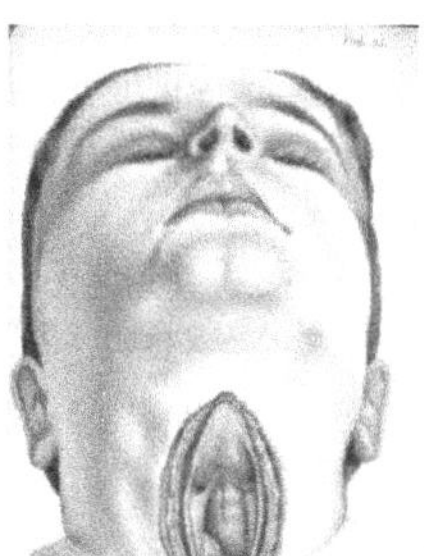

FIG. 218. — Dilatateur de LABORDE.

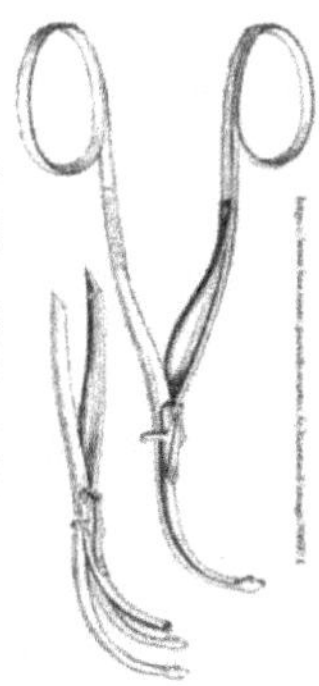

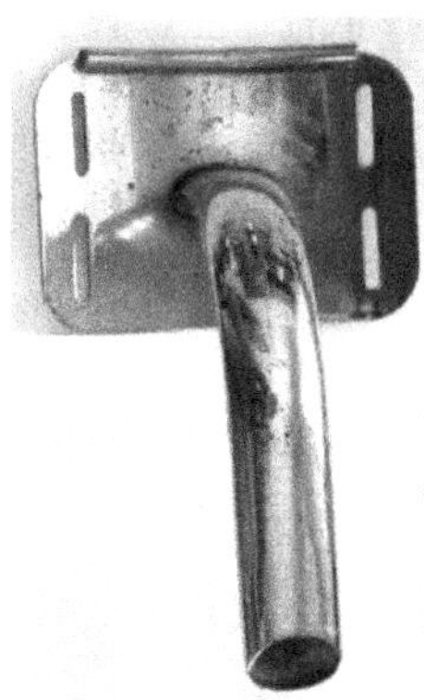

Tu es vidé de toute énergie, mais il te faut encore procéder à quelques larges points de suture pour arrêter le saignement, puis fixer solidement la canule de Krishaber. Le petit patient pleure dans les bras de sa maman. Il ne peut plus parler. Il ne peut plus se nourrir pendant plusieurs jours, seulement boire un peu de lait chaud sucré. Alors que vas-tu lui prescrire ? Du concentré d'écorce de quinquina sûrement, et de l'aspirine. C'est un très bon choix, contre la fièvre et l'inflammation. Il faut cependant qu'il échappe au choc toxique, car cette fois, tu serais fort démuni. Allez, ce récit se termine bien, il va guérir ! Remonte, heureux dans la carriole, et ne te presse pas, tu sais que le sommeil ne viendra pas. Ne pense pas à cette liste des patients qui viennent demain en consultation. Courage mon ami, mon plus que grand-père, dans cent ans, tu n'auras plus le droit de travailler au lendemain d'une nuit blanche.

La toxine qui tue

Ce sont donc les membranes pharyngées qui causent l'asphyxie du croup. Mais les malades atteints meurent aussi du choc lié au passage sanguin de la toxine. C'est un médecin et bactériologiste allemand, Edwin Theodore Albrecht Klebs (1834/1913) qui découvre en 1881 l'agent responsable de la maladie, Corynebacterium diphtheriae. Et dans la liste noire des bactéries qui produisent un poison mortel, notre Corynébacterium diphtheriae est bien placée. C'est toujours la toxine qui tue.

Le bactériologiste allemand Friedrich Löffler (1852/1915) arrive à cultiver la bactérie à partir des secrétions de la gorge de diphtériques. Et le microbe s'appelle donc logiquement le bacille de Klebs-Löffler.

Et le Cheval qui sauve

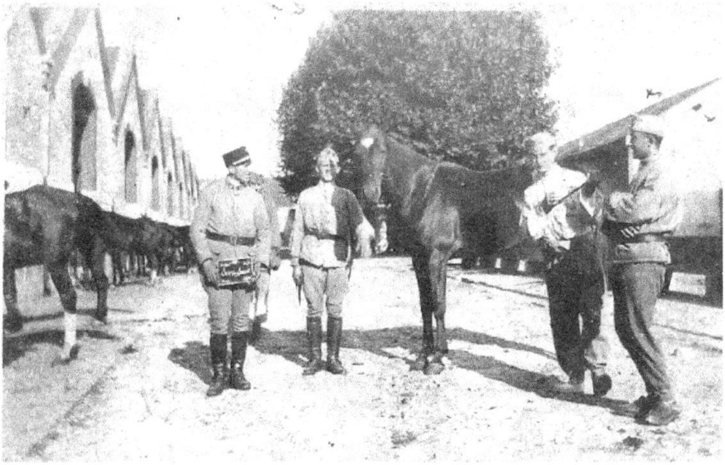

En 1888, grâce à la culture des bactéries, Alexandre Yersin (1863/1943), et Émile Roux (1853/1933) isolent à Paris, à l'Institut Pasteur, la toxine purifiée du bacille de Klebs-Löffler.

Cette toxine qu'ils ont réussi à isoler, Yersin et Roux l'administrent à doses croissantes à des chevaux. Les animaux se défendent contre la diphtérie en fabriquant des anticorps, que l'on peut dénommer antitoxine. Dès lors, un prélèvement de sang du cheval permet par une simple centrifugation d'obtenir du sérum animal chargé d'antitoxine. En 1892, les médecins testent l'injection de ce sérum chez les petits patients malades de diphtérie : la mortalité à l'hôpital des Enfants Malades chute de soixante, à vingt pour cent !

Leur découverte fait les grands titres des journaux pendant des mois. Les honneurs se multiplient, parce que cette substance nouvelle se révèle comme l'arme ultime contre la diphtérie. Yersin, le rebelle avide de Science, et Roux, le héros sauveur des enfants du Monde, deux noms parmi les immenses personnages de l'histoire française des maladies infectieuses.

La thérapie par le sérum est un traitement curatif contre une maladie, ce n'est nullement une vaccination. Pour l'obtenir, il faut immuniser des centaines de chevaux, et recueillir des litres de sérum. Cette manipulation est confiée à un vétérinaire passionné, originaire de Bourgogne, Gaston Ramon (1886/1963), qui rejoint Émile Roux à l'Institut Pasteur. On se rend vite compte que ce traitement salvateur n'est pas anodin. Le sérum animal induit parfois des chocs, la conservation est difficile, il est souvent contaminé malgré la pasteurisation.

Mieux que l'équitation, la vaccination !

En 1923, Gaston Ramon, travaille directement sur la toxine isolée du bacille de Klebs-Loffler. Il fabrique ce qu'il appelle l'anatoxine. Sous l'action simultanée du formol et de la chaleur, Ramon transforme la toxine diphtérique en un dérivé chimique inoffensif, mais qui conserve son pouvoir de protection. Formidable invention. La vaccination par l'anatoxine diphtérique est lancée. C'est toujours notre actuel vaccin antidiphtérique. Bien sûr, on laisse maintenant les chevaux à l'écurie. Les germes sont cultivés, et leur toxine est extraite puis atténuée par des réactions biochimiques. Heureusement, ce vaccin fait partie des obligations vaccinales de la petite enfance, et l'angine mortelle disparait.

Opisthotonos, un Grec assassin ?

Presque toutes les plaies et les blessures s'infectent et laissent sourdre du pus. C'est si fréquent que jusqu'au début du vingtième siècle, certains médecins croient que c'est l'évolution naturelle vers la guérison. Ils ne font pas le lien avec une maladie spectaculaire connue depuis l'Antiquité, qui entraîne une forte fièvre, puis d'atroces contractures de tout le corps. Les spasmes sont tellement intenses qu'ils paralysent le corps du malade en arc de cercle : c'est l'attitude en opisthotonos qui précède la mort par étouffement. Les officiers de santé militaires la connaissent bien cette maladie, elle achève les soldats blessés. Un chirurgien écossais, Charles Bell (1763/1842) décrit le tétanos lors des batailles contre Napoléon. Il peint même un grand tableau de l'un des soldats atteint du tétanos à Waterloo en 1815.

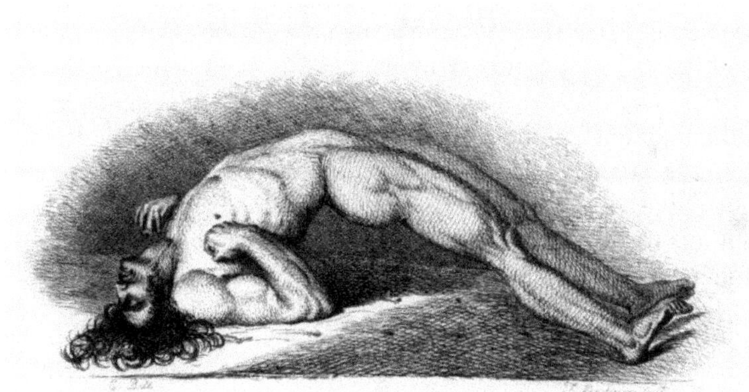

https://www.biusante.parisdescartes.fr/histmed/image?08285

Le triste destin d'Arthur Nicolaier

Arthur Nicolaier (1862/1942) est un médecin et microbiologiste issu d'une famille juive allemande de Silésie. Assistant à l'hôpital de Göttingen, il observe en 1884 les bâtonnets en forme de baguette de tambour qui caractérisent le bacille du tétanos, Clostridium tetani. Le bacille est cultivé et purifié cinq ans plus tard, ce qui permet d'isoler sa toxine, la tétanospasmine.

Arthur Nicolaier est nommé Professeur à Berlin en 1921. Il est destitué en 1933 par les nazis. Il se suicide en 1942 à l'âge de quatre-vingts ans par injection de morphine, en apprenant qu'il est sur le point d'être déporté dans un camp de concentration.

Clostridium tetani est bien évidemment appelé bacille de Nicolaier. Comme le bacille du charbon, cette bactérie peut survivre sous forme de spores pendant des années. Ses spores sont présentes dans tous les sols, sur les plantes, sur les objets rouillés, dans les selles animales. Elles peuvent infester les animaux, et particulièrement les chevaux.

Encore Gaston Ramon !

Comment empêcher une plaie souillée de provoquer la mort par le tétanos ? Comment vaincre la maladie qui tue un grand nombre de blessés ? Le germe est mis en culture, sa toxine en est isolée et extraite. En 1927, Gaston Ramon et Christian Zoeller atténuent cette toxine tétanique par le formol et la chaleur, comme Ramon l'a déjà inventé pour la toxine diphtérique. Ils obtiennent une anatoxine, qui garde sa propriété immunisante : c'est le vaccin antitétanique. C'est le traitement antitétanique préventif, le vaccin qui évite la maladie.

Gaston Ramon révolutionne la Médecine, à partir de 1927, par les vaccinations, qui sont effectuées en masse, dans les écoles et les régiments. Pourquoi Gaston Ramon est-il, lui aussi, un bienfaiteur de l'humanité ?

Il applique le même principe d'atténuation des toxines issues des bacilles de la diphtérie et de celui du tétanos pour sauver des millions de personnes de ces maladies par la vaccination. Il découvre l'effet atténuant et adjuvant du formol pour fabriquer des vaccins. Il est le premier à savoir évaluer un effet immunologique par la réaction dite de floculation. Après la Seconde Guerre Mondiale, il se révolte contre la course folle aux armements. Alors, le choix est vaste pour honorer sa mémoire.

On n'observe plus qu'environ un cas par mois de tétanos en France. Mais le tiers des malades atteints en meurent. Les autres patients gardent de lourdes séquelles, après des mois de Réanimation. L'immunité est conférée presque pour la vie par le vaccin, mais s'amenuise quand même avec le temps qui passe trop vite. Alors, attention à la revaccination des seniors, surtout pour ceux qui bricolent dans leur maison à la campagne !

Que Dieu te guérisse, s'il le veut

Parce que le Roi de France est sacré à l'aide d'une huile venue du Ciel et contenue dans la Sainte Ampoule, il est investi du pouvoir thaumaturgique de guérir par imposition des mains. Lorsque le Roi assiste à des fêtes religieuses, une foule de malades misérables se presse dans l'espoir de guérir. Mais cette cérémonie ne concerne que ceux atteints de la peste blanche, ceux qui présentent des énormes ganglions au cou. Ils sont évidemment triés par des assesseurs ayant quelques connaissances de pathologie. Ces ganglions ne doivent pas suinter. Pas question non plus de contaminer le souverain par des maladies dermatologiques, des parasites, ou la variole. Par son long règne, Louis XIV détient le royal record du nombre de malades ainsi touchés, probablement deux cent mille. Le rituel bien établi comporte un triple geste : le toucher direct du malade, le signe de la croix, et une formule magique : le Roi te touche, que Dieu te guérisse.

Les écrouelles, ou scrofules, les adénopathies cervicales, sont une tuberculose ganglionnaire qui finit par s'ouvrir à la peau. Elles peuvent donc guérir spontanément, comme par miracle ! Mais très souvent, la peste blanche atteint les poumons, et entraîne la mort.

La nature infectieuse de la destruction des poumons est notée par René Laënnec (1781/1826) au début du XIXème siècle. Il décrit scrupuleusement tous les signes cliniques de la phtisie, les changements de couleur des crachats, et les signes d'auscultation, aidé par sa fameuse invention de 1820, le stéthoscope. Mais il est partisan de la théorie héréditaire et misérabiliste. Il persiste à ignorer le caractère contagieux de la maladie, donc son mode de transmission. Comme ses confrères, il termine son examen en posant l'oreille directement contre le thorax du malade, l'invitant même à tousser ! René Laënnec meurt de la phtisie à quarante-cinq ans.

Durant des siècles, les médecins croient qu'il s'agit d'une maladie héréditaire. Bien qu'elle ait décimé la dynastie des Valois, la consomption atteint surtout les miséreux, forcément coupables de ce fléau social supplémentaire.

Le Diable se fait romantique

La tuberculose devient la première cause de mortalité en France. Au dix-neuvième siècle, l'incidence de la phtisie atteint vingt-cinq pour cent de la mortalité. C'est un mal de la pauvreté, mais comme il frappe les enfants et la jeunesse, il inspire la littérature de l'époque romantique qui regorge des récits de ces morts tragiques. L'agonie de la jolie jeune femme poitrinaire, la Dame aux camélias en est une belle description. L'opéra de Verdi, La Traviata, lui est consacré. L'exode rural, la surpopulation des grandes villes où les pauvres gens s'entassent dans des taudis font exploser la tuberculose. Mais au fond, cette réflexion sur l'insalubrité et la condition sociétale s'applique à toutes les épidémies : peste, choléra, rougeole, variole. Si la phtisie ne provoque pas la même réaction de panique que le choléra ou la petite vérole (la variole), c'est parce qu'elle est plus insidieuse, moins violente, et qu'elle emporte ses victimes en plusieurs mois, et non pas en quelques jours, voire quelques heures.

Moins de romances, plus de science

En 1865, Jean Antoine Villemin (1827/1892), médecin hygiéniste, le premier partisan de la désinfection des ambulances, démontre au Val de Grâce la nature hautement contagieuse de la phtisie. Un seul malade peut contaminer quinze personnes autour de lui. La maladie est appelée tuberculose depuis 1839 par le médecin allemand Johann Lukas Schönlein. L'inoculation d'un extrait de ganglion, ou même d'un crachat transmet la maladie au Lapin et au Cobaye ! Sa démonstration, tellement évidente, reste pourtant très contestée par les tenants de l'hérédité, et surtout de l'ordre social. Il faut attendre encore presque vingt ans, et la mise en évidence par Robert Koch, encore lui, en 1882, du bacille Mycobacterium tuberculosis pour rendre la théorie irréfutable.

À Berlin, Robert Koch a pour passion de cultiver des microbes, et de les inoculer à des animaux. C'est le seul moyen de prouver la responsabilité directe d'un germe dans une maladie. En 1876 il démontre que Bacillus anthracis est l'agent du charbon. Louis Pasteur et Émile Roux peuvent grâce à lui venir à bout de cette maladie. Six ans plus tard, en 1882, il découvre la bactérie Mycobacterium tuberculosis. C'est évident : le germe portera pour toujours son illustre nom, le bacille de Koch.

Traversons le Rhin

ROBERT KOCH.

https://www.biusante.parisdescartes.fr/histmed/image?CIPB0672

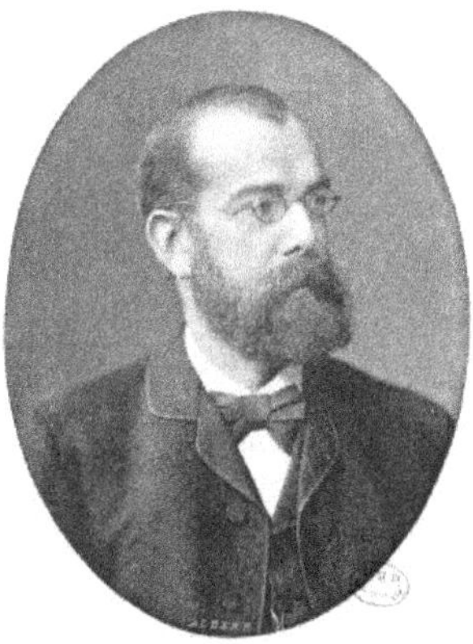

Deux pays se haïssent : tout oppose Louis Pasteur (1822/1895) et Robert Koch (1843/1910). Pourtant, ce sont deux immenses génies de la Microbiologie.

En 1876, la bactérie du charbon. En 1882, le bacille de la tuberculose. De 1883 à 1886, Koch découvre, isole et cultive la bactérie du choléra. C'est difficile de faire plus. Il le fait quand même, visualise dans ses microscopes des germes en forme de spirale. L'un d'eux gagne une notoriété ultérieure, le Tréponème.

La photographie est un art tout récent. Koch l'utilise pour fixer les plaques de verre sur lesquelles apparaissent ses microbes. Il peut ainsi publier et transmettre ses résultats. La transmission du savoir, le fil rouge de cet ouvrage.

Comme beaucoup d'autres maladies infectieuses, la tuberculose aurait pu décimer toute la population mondiale. C'est une des infections les plus graves et les plus contagieuses. La vie sociale s'arrête lorsqu'en 2020 survient la pandémie de SARS-Covid 19. Un postillon contaminé peut transmettre la maladie vers cinq contacts, au lieu de quinze pour la phtisie. Il n'y a pas très longtemps, en cas d'épidémie de tuberculose, la moitié des enfants atteints en meurent. Entre les deux guerres mondiales, une course à la Mort est engagée entre la tuberculose et la syphilis. Elles arrivent presque ensemble au poteau : cent cinquante mille morts par an chacune, dans une population de quarante millions d'âmes. Les deux maladies représentent à elles seules plus de la moitié des causes de décès.

La vie renaît dans une étable

https://www.biusante.parisdescartes.fr/histmed/image?medchameclx1909x04x0019

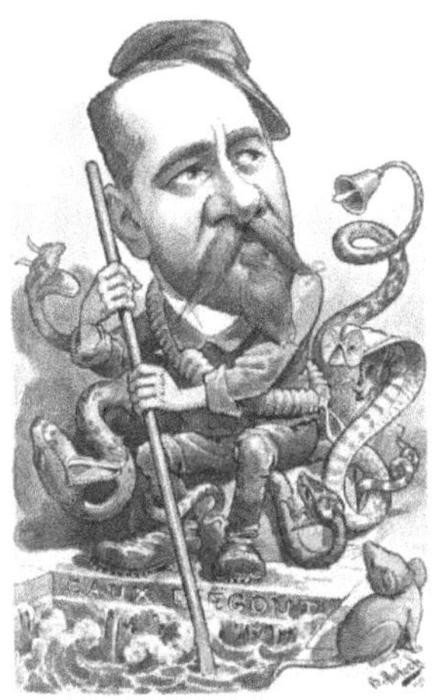

Le Docteur Albert CALMETTE

Albert Calmette (1863/ 1933) est Niçois, médecin militaire, et bactériologiste. Au cours de ses affectations, il essaye de trouver un vaccin contre le paludisme, un traitement contre les venins de serpents, et surtout contre l'horrible peste. Le caricaturiste ne se trompe pas en résumant la première partie de sa carrière. Calmette fonde l'Institut Pasteur de Saïgon, puis celui de Lille dont il est nommé directeur en janvier 1895.

À Lille, il travaille avec Camille Guérin, un vétérinaire, qui étudie la tuberculose des bovins. Ce n'est pas une mince affaire. La tuberculose bovine décime les troupeaux, ruine les agriculteurs. C'est le service vétérinaire départemental qui autorise la pose de la précieuse plaque émaillée bleue « étable indemne de tuberculose ». Aucune assurance ne couvre les dégâts de la vie. Il n'y a pas la MMA, la MAAF, ni AXA, ni aucune autre indemnité. Seule cette plaque officielle sauve de la misère les éleveurs, et tout le canton.

Durant treize années, à Lille, Calmette et Guérin s'obstinent à repiquer des cultures successives du bacille sur des pommes de terre macérées dans de la bile de bœuf. Ce courage, cette ténacité hors du commun, leur apportent le succès, avec le BCG : Bacille, ou « bilié », de Calmette et Guérin, dérivé du bacille tuberculeux bovin. Le Mycobacterium bovis de Koch est quasiment identique au pathogène humain. On peut donc travailler sur cette souche.

Ils constatent l'absence de virulence de leur création, et la résistance à la maladie qu'elle confère. Il faut cependant que cette bactérie nouvellement atténuée soit encore un peu vivante pour agir. C'est la persistance de quelques-uns de ces bacilles qui colonisent nos ganglions qui nous confère l'immunité. La première vaccination préventive par le BCG a lieu en 1921.

Pendant ce remps, Robert Koch, à Berlin, essaye toutes les substances chimiques à sa portée : il ne parvient ni à éliminer, ni à affaiblir les cultures de son bacille. Il faut attendre l'un des premiers antibiotiques pour détruire le bacille de Koch.

Défense de cracher par terre

Après la Première Guerre Mondiale, cette maladie menace tous les jeunes gens, indispensables pour travailler dans les champs et les usines, repeupler le pays, et surtout défendre les frontières. Ce doit être une grande cause nationale, un combat à mener par des moyens de propagande spectaculaires. Les annonces de presse, les affiches, les lois répressives se multiplient. La tuberculose doit être étranglée comme le plus malfaisant des reptiles, cracher à terre, c'est attenter à la vie d'autrui, nos enfants sont protégés par le BCG, écrasez la tuberculose et sauvez l'enfance : les slogans rivalisent d'ingéniosité. Des campagnes de dépistage radiologique sont organisées partout, dans les écoles et sur les lieux de travail. Les enfants doivent vendre des timbres dont la recette va aux instituts de prophylaxie.

Les malades, et surtout ceux dont les crachats contiennent la bactérie, les « bacillaires », sont envoyés dans les sanatoriums. L'air pur des Alpes n'est pas un remède extraordinaire, le soleil non plus, mais c'est une bonne mesure d'isolement, un espoir de diminuer la contagion dans les grandes villes. C'est tout simplement le confinement, avec quelques années d'avance.

Encore mieux que le BCG ?

Grâce au BCG, la tuberculose est presque éradiquée en France. L'obligation de la vaccination est logiquement abrogée en 2007 par la Ministre, Madame Roselyne Bachelot. Pour les rares cas qui surviennent, des agents chimiques sont efficaces.

Alexandre Fleming a sauvegardé le genre humain à partir d'une moisissure. D'autres chercheurs partent sur le même chemin. Des bactéries qui vivent dans le terreau, en filaments emmêlés constituent un nouveau genre, celui des Streptomyces. Albert Schatz (1920/2005), un microbiologiste américain, et Selman Waksman arrivent en 1943 à en extraire la streptomycine, très active contre le bacille de Koch. Le laboratoire de Georges Merck la produit en grande quantité dès l'année suivante. Cet antibiotique fait partie de la liste des médicaments essentiels de l'Organisation Mondiale de la Santé. Pour le moment, la chance nous fait un clin d'œil : le bacille de Koch reste sensible à plusieurs antibiotiques. Il n'est donc pas nécessaire de réintroduire le BCG pour tous.

Optimiste, cette fin de paragraphe : le corps médical possède des moyens d'action en cas de résurgence sévère de la tuberculose.

Le mal qui répand la terreur

Celui que le Ciel en sa fureur invente pour punir les crimes de la Terre, cette peste de la fable : elle ne concerne même pas cette maladie, mais la parodie des jugements de Justice.

Voulez-vous une longue liste de villes martyrisées, des dizaines de dates d'épidémies successives, des monceaux de cadavres, de misérables réactions inhumaines, et des hordes de rats ? Probablement pas. Et à propos, pas n'importe quels rats : seules les puces des rats noirs (Rattus rattus) répandent la mort.

La peste, avec ses bubons purulents tue par dissémination dans tout l'organisme. Lorsqu'elle atteint les poumons, le malade contamine ses voisins par voie aérienne, et elle est mortelle en moins de trois jours. Des gens meurent parfois en quelques heures dans la rue.

J'ai un peu honte : des encyclopédies entières sont consacrées à la peste, et voilà que je résume en quelques lignes une histoire pluriséculaire.

Non, pas seulement quelques lignes. Il y a un nom immense, flamboyant, magnifique, qui vient illuminer le récit. Alexandre Yersin (1863/1943) est né sur le versant suisse du lac Léman, près du bourg de Morges. La famille est très religieuse, intégrée à l'Église Évangélique vaudoise. Hélas, le père meurt juste avant la naissance d'Alexandre, et sa mère élève seule sa fille et ses deux fils. Alexandre est un jeune homme discret, timide, et vite passionné par une nouvelle science, la Microbiologie. Il part faire ses études médicales en Allemagne, et suit les cours de Robert Koch. Il termine son cursus à l'Hôtel-Dieu de Paris, et c'est là qu'il rencontre Émile Roux. C'est lui qui le présente à Louis Pasteur, et le contact est fascinant. Ce dernier a besoin de collaborateurs dans son Institut, afin de vacciner des populations entières contre la rage, avec le nouveau vaccin de son invention.

Alexandre Yersin et Émile Roux, à l'Institut Pasteur, découvrent et purifient la toxine diphtérique. Ils l'administrent à des chevaux. Le sérum prélevé sur ces chevaux devient le traitement salvateur, terrassant le croup, sauvant des milliers d'enfants souvent à l'agonie. Un sacré travail qu'il abat en quelques mois seulement, mais ce n'est que le début de son incroyable odyssée.

Un savant et un baroudeur

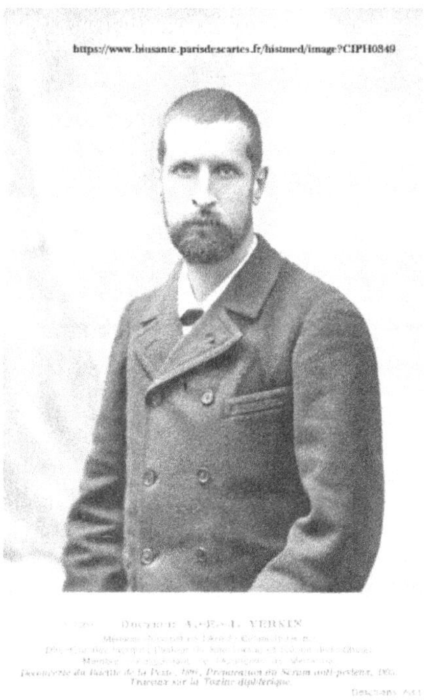

Cela nous paraît incroyable, mais en 1900, une grande partie de la planète reste inconnue. Nous sommes en pleine colonisation européenne des terres d'Extrême-Orient. Yersin est passionné par l'idée d'explorer et de cartographier les zones encore blanches sur la carte du Monde.

Il abandonne la vie parisienne, et s'engage comme Médecin de Santé Publique Coloniale en Indochine. Avec une rigueur tout helvétique, il mène plusieurs missions géographiques, de découverte, et d'Ethnologie. Yersin reste cependant très attaché à ses amis de l'Institut Pasteur de Paris.

En 1894, la peste se propage en Chine méridionale. Elle fait plus de cent mille victimes en deux mois. Inquiets de la situation sanitaire dans les protectorats français, le gouvernement et l'Institut Pasteur mandatent Yersin à Hong Kong pour enquêter sur cette pandémie. Sur place, mauvaise surprise, une mission sanitaire japonaise est déjà présente. Pire, les hôpitaux britanniques de Hong Kong préfèrent collaborer avec les Japonais, et ferment leurs portes à la mission de Yersin. Obstiné, il se fait construire une cabane de jardin transformée en un rustique laboratoire. Yersin soudoie des fossoyeurs britanniques, qui lui permettent l'accès à la morgue. Avec le recul de l'Histoire, c'est une folie, mais il prélève à mains nues des bubons sur des cadavres de pestiférés, et les ramène dans son laboratoire ! Dès le premier examen au microscope, il détecte une purée de microbes tous semblables à des bâtonnets arrondis aux deux extrémités. Fin juillet 1894, il envoie à l'Institut Pasteur et à l'Académie des Sciences la description précise de son bacille, et des souches de peste, en flacons scellés. Heureusement, ils n'explosent pas pendant le transport !

Le bactériologiste soupçonne les rats d'être les vecteurs de l'épidémie : il en apporte la preuve scientifique en prélevant dans l'organisme de rats morts des échantillons du bacille de la peste. Une magnifique observation. Il ignore cependant le rôle des puces, qui sont le vecteur indispensable entre les rats et l'Homme. Il prouve par contre la persistance du germe dans le sol, dans la terre, expliquant l'extrême facilité de diffusion de cette bactérie, que l'on appelle désormais Yersinia pestis, en son honneur, ce qui est largement mérité.

Quatre années plus tard, en 1898, un médecin de la Marine, spécialiste des épidémies, Paul-Louis Simond (1858/1947) décrit le rôle des puces du rat dans l'inoculation de la peste bubonique.

La victoire des pasteuriens

Le retentissement de la découverte est incroyable Tous les journaux en font leur principal sujet, et Yersin devient l'adulé vainqueur de la peste. Pourtant, la découverte du bacille, sa présence chez les rats noirs, n'apportent qu'un espoir fou de terrasser la peste. Une arme contre elle manque cruellement. Alexandre Yersin n'a que trente-neuf ans, il sait l'étape suivante : il faut trouver le traitement du mal qui répand la terreur. La gloire internationale est là, mais il déteste les mondanités, les discours et les honneurs. Il se réfugie dans un paradis de la côte sud du Vietnam, à Nha Trang pour continuer sa recherche.

Appliquant la méthode qui a vaincu la diphtérie et le tétanos, il inocule son bacille à des chevaux pour obtenir un sérum contre la maladie. Avec cette thérapie par du sérum, il devient le premier médecin au monde à guérir un pestiféré ! Alexandre veut fabriquer des millions de doses de sérum anti pesteux. Mais en même temps, il cherche un vaccin, la seule technique de prévention. Alors, il importe à Nha Trang un immense troupeau de chevaux, de vaches, de buffles, protégé des tigres et des maraudeurs par une enceinte fortifiée et gardée. Malgré sa recherche acharnée, il n'arrive pas à concevoir ce traitement préventif. Après lui, aucune équipe au monde ne trouve un vaccin fiable et sans danger. Avant l'ère des antibiotiques, il faut se contenter, mais c'est un immense progrès, de la prévention contre les rats, et du sérum antipesteux si la maladie est avérée.

Pas de vaccin, mais alors ?

Que se passerait-il en cas de malveillance, ou d'attaque par bombes bactériologiques ? Par chance, Yersinia pestis est sensible à plusieurs antibiotiques. Mais il faut les administrer extrêmement vite. À partir d'un groupe contaminé, la maladie se propage par voie respiratoire, c'est la peste pulmonaire, mortelle en quelques heures.

Il n'y a pas besoin de préciser qu'elle reste forcément une épouvantable arme biologique.

On veut notre peau !

Les puces et la peste… Une multitude de parasites vivent en pompant quelques micro-cubes de sang animal. Certains transportent ainsi un agent pathogène mortel pour les humains en cas de morsure ou de piqûre. On appelle cela une zoonose, terme que l'on peut appliquer à plusieurs maladies infectieuses.

Le typhus est responsable de millions de décès. Il resurgit à chaque fois que des groupes humains sont confinés dans un espace restreint, avec des conditions d'hygiène altérées. La maladie se propage à très grande vitesse grâce aux poux de corps (Pediculus humanus). Ils inoculent par leur piqûre la bactérie hautement pathogène Rickettsia provazekii. Son nom rend hommage à deux chercheurs, victimes de leurs travaux d'investigation sur le typhus. L'un est américain : Howard Taylor Ricketts (1871/1910) meurt par contamination accidentelle dans son laboratoire de Chicago. L'autre est Allemand, d'origine austro-hongroise : Stanilaus von Prowazec (1875/1915). Il contracte la maladie par l'élevage de poux infectés par la bactérie.

Comme toutes les pathologies infectieuses, le typhus exanthématique tue plus que la mitraille et les bombes au cours des conflits. Le typhus infeste toutes les concentrations humaines dès que l'hygiène est absente. En 1800, par exemple, la maladie dévaste les prisons anglaises, fauchant les détenus. Vengeance ! Les poux de corps ne font pas de différence sociale. Ils piquent et tuent les gardiens, les juges, leurs assesseurs, et le public qui assiste aux procès. Les Anglais baptisent le typhus « maladie des pouilleux ». C'est insultant, mais scientifiquement exact. Il faut des poux pour transmettre la maladie mortelle. Cette assertion se vérifie encore lors de la Deuxième Guerre Mondiale.

Après la piqûre par les parasites assoiffées de sang, la victime ressent un grand malaise, et la fièvre est élevée. On constate une éruption cutanée rubescente, et un état de torpeur, de stupeur (en grec, typhos, d'où le nom de typhus). Le coma signe l'arrêt de mort de la personne atteinte.

Le CHU de Rouen porte son nom : Charles Nicolle (1866/1936) prouve en 1909 la responsabilité du pou de corps dans la propagation morbide de la Rickettsie. Il ouvre la voie aux mesures de prévention du typhus. La seule vraie prévention est l'application des mesures d'hygiène les plus strictes. Des recommandations qui sont faciles à suivre dans une baignoire débordante de mousse parfumée. Inaccessible rêve pour les soldats pataugeant dans la boue sanglante et fécaloïde des tranchées. Pour les corps grouillants de vermine, il faut des douches au savon antiseptique. Pour les habits et les uniformes, un lavage porté à ébullition. Mieux encore, linges et paillasses peuvent être stérilisés dans des grands autoclaves mobiles, comme nous le verrons dans le chapitre sur l'Hygiène.

Mais sur les champs de bataille ou dans les camps de détention, il est impossible de se laver ou de faire bouillir de l'eau ! Pour éradiquer la vermine et le typhus, on recourt alors aux insecticides. Le plus célèbre est le DDT, image d'Épinal du soldat américain. Le DDT est pulvérisé massivement sur les troupes, les prisonniers, les baraquements. Hélas, il est aussi utilisé comme insecticide sur les champs cultivés et les vergers. On s'aperçoit qu'il a des effets secondaires graves sur la santé humaine, et les écosystèmes. À partir de 1980, son usage est progressivement interdit. D'autres molécules contre les poux lui ont succédé. Le typhus est loin d'être vaincu dans le monde entier. Il peut même servir d'arme bactériologique ! Le microbe coupable, comme toutes les bactéries de la famille des Rickettsies, est un bacille minuscule qui a la particularité de vivre caché à l'intérieur des cellules de ses hôtes. Pendant presque un siècle, on pense donc qu'il s'agit d'un virus. Belle transition vers le chapitre suivant.

CHAPITRE 11. À NOS ENNEMIS, LES VIRUS

Le premier virus détecté en 1898 est celui qui détruit les feuilles du Tabac. En revanche, l'attaque de l'organisme humain est une découverte récente, et même, au début, controversée. Les virus ont la particularité de ne pas vivre de manière autonome. Pour survivre, ils doivent s'introduire de force dans une cellule vivante, mêler leur génome à celui de leur hôte, et lui voler son métabolisme pour se recréer massivement. Chaque pathogène vise un organe cible, qui est entièrement nécrosé. Ce mécanisme est celui de toutes les maladies infectieuses d'origine virale.

Les masques de la petite vérole

Une pandémie virale atteint la population mondiale. Nous ne sommes pas en 2020, mais au dix-huitième siècle. La maladie est bien connue des officiers de santé, car sa description figure dans leurs manuels. Ils savent qu'elle a frappé tout le monde antique, et fait disparaître un Romain sur cinq au temps du grand Empire.

La variole tue, au temps de Louis XIV, quinze pour cent de la population, et surtout les enfants. Le Roi lui-même est atteint de la variole alors qu'il a neuf ans, sous une forme assez grave. En 1647, une forte fièvre, une grande éruption cutanée avec des pustules, font vite appeler le curé pour une extrême onction. Mais l'enfant est de solide constitution, puisqu'il se prépare au plus long règne de l'Histoire !

Cette maladie virale est caractérisée par l'apparition de très nombreuses et vastes pustules. À cause de ses lésions cutanées nécrosantes, la variole est appelée petite vérole par analogie à la grande vérole, qui est la syphilis.

https://www.biusante.parisdescartes.fr/histmed/image?05830

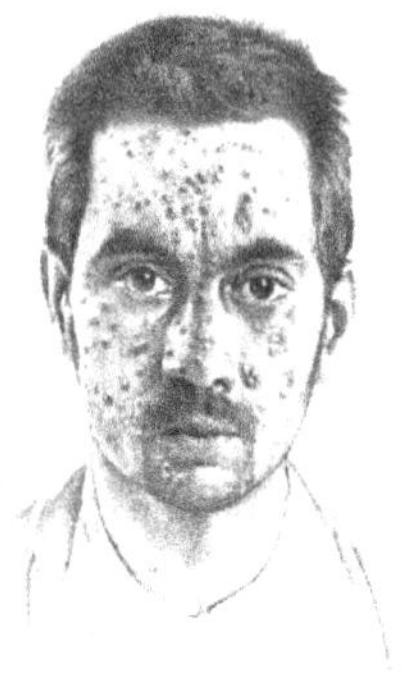

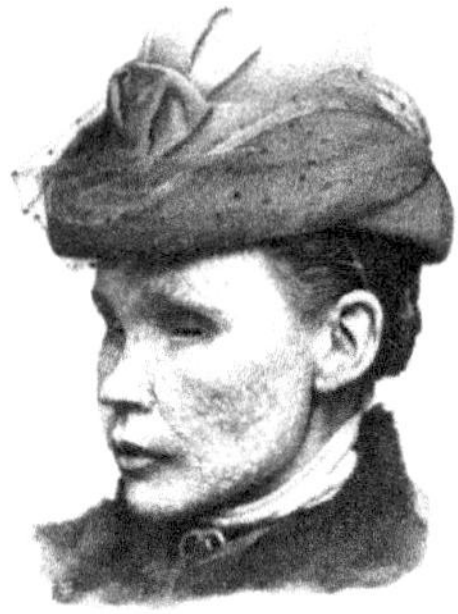

https://www.biusante.parisdescartes.fr/histmed/image?07677

Ceux qui n'en meurent pas restent marqués à vie. Vingt pour cent seulement des personnes échappent totalement à la petite vérole, et conservent une peau intacte. Les quatre cinquièmes des contemporains de Louis XIV ont donc le visage marqué par des cicatrices pustuleuses. C'est dire que sur la plupart des grands portraits d'époque, le pinceau et la peinture précèdent de loin nos logiciels de retouche.

Les pustules de la variole se rejoignent entre elles, confluent, puis deviennent nécrosantes. Elles creusent et détruisent la peau, avant de s'attaquer aux chairs musculaires.

En 1774, le successeur du Roi Soleil, Louis XV, est âgé de soixante-quatre ans. Un favori raconte son agonie : « Les croûtes l'empêchent de voir. Il a un masque comme de bronze, et enflé par les pustules. Par endroits, le corps tombe en lambeaux. L'odeur est telle qu'il faut garder les portes et les fenêtres ouvertes. ». Louis XV est mort de la variole en treize jours.

Un si joli minois épargné

Un portrait de cette époque n'est peut-être pas trop retouché, c'est celui de Lady Mary Montaigu. Elle est l'épouse de l'ambassadeur de Grande Bretagne à Istanbul en 1717. À son retour de Turquie, elle raconte ses aventures à toute la Cour de Londres. Elle décrit la beauté de cette mer du Bosphore, les mille minarets, les merveilles de la ville, et porte des robes orientales en tissus chatoyants. Plus intéressant que le dépliant touristique, elle raconte aussi comment les Turcs arrivent à se protéger de la terrible maladie par la méthode de la variolisation.

C'est une inoculation volontaire de la variole. Un prélèvement est fait sur les pustules d'un sujet qui parait faiblement malade. Le pus est déposé sur une scarification effectuée sur un sujet sain et indemne. Il faut noter la grande subtilité du verbe paraître. On ignore évidemment l'état de la personne « faiblement malade » quinze jours plus tard.

Le récit de Mary Montaigu est tellement passionnant, et la maladie si redoutable, que le Collège Royal des Médecins l'expérimente sur des criminels. Un marché leur est proposé : s'ils acceptent d'être variolisés et survivent, ils sont libérés. Cette expérience réussit, et la variolisation est introduite dans toute l'aristocratie d'Europe. Toute l'armée britannique est inoculée par scarification. Cette méthode de protection de masse est nouvelle, mais dangereuse : elle entraîne presque cinq pour cent de mortalité chez les soldats ainsi variolisés. Grief supplémentaire, elle transmet une autre maladie mortelle, la syphilis. En outre, le patient traité devient contagieux pour ceux qu'il approche. Les soldats britanniques contaminent donc leurs adversaires et leurs prisonniers, mais aussi leurs propres familles. En plus, les officiers de santé chargés des prélèvements meurent parfois après le contact avec du pus variolique. Nous sommes en 1720 : ils ne portent pas plainte, et la technique reste en vigueur pendant soixante-quinze ans.

Une brave vache

Edward Jenner (1749/1823) pratique lui-même tous les jours cette variolisation. Jenner est installé dans le sud de l'Angleterre, à Berkeley, comme médecin de campagne. Là, une légende prétend que les fermières qui contractent la variole des vaches sont préservées de celle des humains. La variole des vaches cause des croûtes sur leurs pis, le « cow-pox », qui se transmet à ceux qui entrent en contact. Tous ceux qui approchent des bovins portent sur leurs mains quelques lésions pustuleuses et crouteuses. Ce cow-pox pourrait donc éviter la maladie aux humains ? Jenner appelle les vésicules détachées des bovins vaccine, du latin « de la vache ». En 1796 Jenner prélève le pus de la main d'une fermière, contaminée par le travail de la traite. Il inocule ce pus par scarification chez un jeune garçon de huit ans, en bonne santé. Le petit James Philips déclare une forme heureusement bénigne de la maladie, et guérit très vite. Trois mois plus tard, le prélèvement d'un malade de la variole lui est inoculé, et l'enfant ne présente aucun signe d'infection.

Main de la laitière avec pustules de cow pox

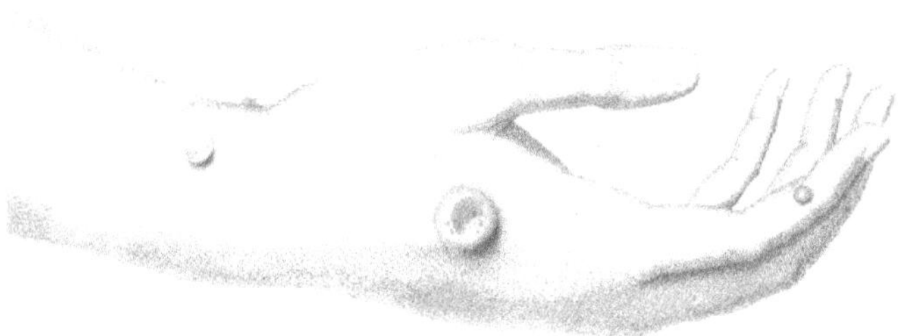

https://www.biusante.parisdescartes.fr/histmed/image?04137

Aujourd'hui, si Edward Jenner échappait au lynchage, il finirait ses jours en prison. Mais c'est ainsi que naît la vaccination, par cette expérience qui sauve des millions de personnes, évidemment dans une éthique très modeste.

Vaccinons à la queue leu-leu

Dès1800, Napoléon fait traiter ses régiments. La vaccination, prêchée dans les églises, est imposée dans tout le pays. En 1845, deux enfants sur trois sont vaccinés à la naissance, puis des campagnes sont organisées pour les adultes dans chaque département. C'est un splendide exemple de médecine préventive. La vaccination antivariolique se poursuit jusqu'en 1979, cent quatre-vingts années qui permettent l'éradication de la maladie en France. À propos d'un certain virus, nos dirigeants ont peut-être ressorti leurs poussiéreux livres d'Histoire du grenier !

La vaccination est jugée « inutile » après 1979, contre cette maladie qui n'existe plus dans notre pays. Donc, la quasi-totalité de la population n'est pas immunisée contre la variole. Hélas, ce gros virus à ADN reste considéré comme une arme biologique potentielle. Alerte en août 2024, à cause d'une épidémie africaine de Monkey-pox : c'est le même virus, celui de la variole.

Mais alors, que se passerait-il en cas d'attaque ? Précisons d'abord que le vaccin antivariolique n'a pas bonne réputation. L'éradication fut obtenue à l'aide d'un vaccin dit de première génération. Il est composé du virus vivant de la vaccine, recueilli sur la peau de moutons ou de veaux. Il en existe encore des stocks. Ils sont lyophilisés. Ils peuvent entrainer des effets indésirables très graves : encéphalite post-vaccinale mortelle ou lourdes séquelles, vaccine généralisée, et complications cardiaques !

Pour une fois, et c'est la seule fois dans l'histoire des maladies infectieuses, il y a réellement un risque vital à se faire vacciner.

Les vaccins de seconde génération sont produits par des souches de vaccine cultivées sur des embryons de poulet, mais sont associés aux mêmes risques. Cependant, leur fréquence est beaucoup plus faible.

En revanche, les vaccins de troisième génération ont été développés à partir d'une souche spontanément atténuée de la vaccine, dite Ankara. Ils sont quasiment dénués de tout effet secondaire. Seul le vaccin Imvanex, de la firme Bavarian Nordic, a une autorisation de mise sur le marché européen. Des stocks de vaccins de troisième génération existent, mais il y a beaucoup plus de réserves en produits de deuxième génération.

Donc, uniquement en cas de survenue de nombreux cas simultanés sur notre territoire, il faudrait discuter une revaccination de la population. La réflexion porte sur le nombre des accidents sévères qui surviendraient, par rapport à celui des personnes qui pourraient mourir de la maladie. Car les produits de troisième génération ne sont pas prévus en nombre suffisant, et bien justement réservés d'abord au personnel soignant et aux forces de Défense.

La paralysie de l'élite

En 1921, Franklin Delano Roosevelt dirige un cabinet d'avocats de New York. Il a trente-neuf ans, il est beau, il est riche, il est la star du parti démocrate. High society de la côte Est oblige, en août, il fait de la voile sur un grand lac. Une mauvaise manœuvre, et le malheureux plaisancier tombe à l'eau. Le surlendemain, il a de la fièvre et ne peut plus bouger. Ce n'est pas un coup de froid, ni une pneumonie : il est réellement paralysé des membres inférieurs. Franklin Delano Roosevelt ne récupère que partiellement la marche, après une extraordinaire rééducation, et l'usage de prothèses. Beaucoup de photographies le représentent en fauteuil roulant.

La suite s'inscrit dans le grand destin de notre planète. Deux hypothèses médicales se discutent : syndrome de Guillain-Barré, ou très probablement, poliomyélite. Dans les années 1920-1950, les États-Unis, la Scandinavie, l'Allemagne, subissent de très grandes épidémies de poliomyélite. C'est une maladie provoquée par un virus qui envahit le système nerveux et peut entraîner une paralysie totale en quelques heures seulement. Le virus est présent dans les excréments, les eaux usées, les aliments contaminés. On le trouve dans l'eau stagnante, où il réside indéfiniment. Il peut se propager d'une personne à une autre par contact rapproché en l'absence de protection.

Un chirurgien orthopédiste allemand, nommé Jakob Heine (1800/1879) rédige en 1840, les premières observations de cas de poliomyélite. Il nomme la maladie « état paralysant des extrémités inférieures ». À Stockholm, en 1890, un pédiatre suédois, Karl Oskar Medin (1847/1927) reconnait le caractère épidémique et contagieux de la maladie. Grâce à ce travail et à la classification de Heine, l'affection devient connue sous le nom de « maladie de Heine-Medin ». Elle est ensuite nommée paralysie spinale infantile, puis poliomyélite antérieure aiguë. Elle atteint les enfants, et aussi les adultes, et les séquelles sont encore plus graves.

Cette paralysie violente et irréversible touche d'abord les membres inférieurs. Elle se complique très souvent d'une paralysie des muscles respiratoires avec une asphyxie mortelle. La poliomyélite a grandement contribué au développement de la Réanimation. Comme le choléra oblige à concevoir la perfusion intraveineuse, la poliomyélite suscite l'invention de la respiration artificielle !

Inventer la Réanimation

Les malades meurent en grande insuffisance respiratoire, devant des équipes soignantes impuissantes.

Le premier poumon d'acier est utilisé le 12 octobre 1928 au Children's Hospital de Boston sur un enfant en asphyxie. Il est proche de la mort. L'amélioration spectaculaire de son état, en quelques secondes seulement, déclenche l'enthousiasme. L'appareil est imaginé par les Américains Philip Drinker et Louis Agassiz Shaw en 1927. Cet énorme tambour d'acier est étanche : il ne laisse dépasser que la tête du malade, qui est souvent jeune. Sur les côtés, des accès permettent aux soignants de donner les soins essentiels d'hygiène, sans se contaminer eux-mêmes. Le principe mécanique est simple : un moteur à piston crée dans le caisson une pression négative, aspirante, qui soulève le thorax du malade vingt fois par minute, puis le relâche. Son mécanisme remplace la respiration normale. Mais en plus des soins habituels de propreté corporelle, il faut nourrir les patients en position allongée, et sans fausse route ni vomissement, car une inhalation est fatale. Il n'y a pas de traitement à cette maladie virale, l'enfermement dans le caisson dure des mois, jusqu'à une guérison spontanée, ou la mort. Quelques cas historiques relatent l'usage du caisson pendant plusieurs décades !

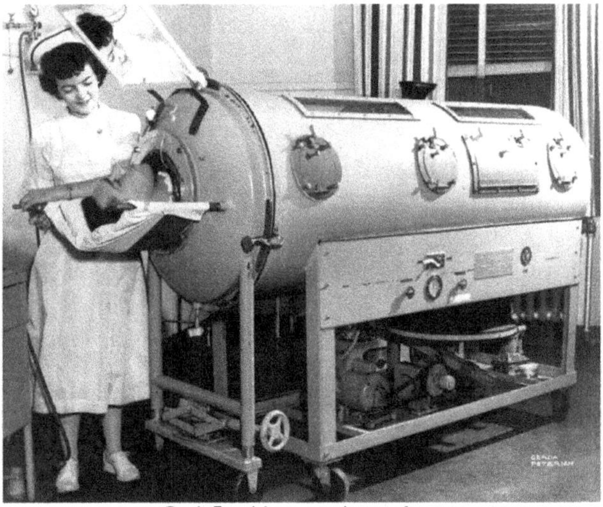

Gerda Peterich urmc.rochester.edu

En 1952, la pire épidémie de poliomyélite atteint Copenhague : six mille cas, dont la moitié est en asphyxie. Dès le premier afflux des malades, les systèmes de santé sont débordés : il n'y a que très peu de caissons, il faut en construire en urgence. Il y a tellement de malades que dans les pays scandinaves et aux États-Unis, d'immenses salles sont dédiées aux poumons d'acier. Elles peuvent en contenir quarante, ou plus. Un personnel soignant nombreux s'active autour d'eux. On imagine même des caissons multiplaces, pour plusieurs patients en même temps. La mortalité est énorme, elle dépasse les trois quarts des personnes ainsi prises en charge.

L'usage du poumon d'acier est très médiatisé. Tous les journaux en font leurs gros titres. L'espoir placé en cette technique est considérable, puisqu'elle est la seule alternative à la mort par asphyxie. Un modèle moins encombrant est même inventé en France pour tenter de soigner des malades à leur domicile, quitte à priver tout le quartier de courant électrique.

Si par miracle la maladie régresse, on peut utiliser une cuirasse fixée sur le thorax, qui permet enfin de revivre assis, dans un fauteuil. Porteur d'une immense espérance, censé faire vivre les morts, l'emploi du poumon d'acier sauve finalement assez peu de victimes, et sous réserve des séquelles paralytiques définitives.

À peine inventé, déjà surpassé

Quelques anesthésistes dans le monde, ceux qui travaillent en chirurgie thoracique, ont l'habitude de l'intubation trachéale et de la ventilation mécanique du patient opéré. C'est le cas du médecin anesthésiste danois Björn Ibsen (1915/2007). Effrayé par l'hécatombe, il a l'idée d'utiliser la ventilation artificielle comme il le fait au bloc opératoire plusieurs fois par semaine aux cours de la chirurgie du thorax. Une pression positive injectée dans les poumons, c'est le procédé inverse du poumon d'acier. Cette nouvelle technique implique l'intubation trachéale du patient, et pour une durée plus longue, la trachéotomie. Un flux d'air enrichi en oxygène est insufflé dans les poumons, à l'aide d'un ballon. Ibsen recrute des centaines d'étudiants pour venir ventiler ses patients avec une baudruche de caoutchouc, vingt-quatre heures sur vingt-quatre. Au Danemark, deux cents patients sont ainsi ventilés grâce à mille étudiants qui se relaient jour et nuit dans le service du Professeur Lassen en 1952.

La mortalité est divisée par deux, mais reste insupportable, à environ quarante pour cent. À cette date de 1952, Ibsen et Lassen nous offrent, comme d'autres promoteurs du progrès médical, une création fantastique : le premier service de Réanimation du monde. Au bout de la tragédie, trois bonnes nouvelles : des robots viennent remplacer la main qui comprime le ballon, les survivants sont immunisés contre la poliomyélite, et un vaccin arrive assez rapidement.

Encore la terreur

De 1945 à 1956, la polio s'étend à un point tel que la psychose s'installe partout. Les magasins ferment, les citadins fuient vers la campagne, on tente de désinfecter les immeubles. C'est une préparation à la pandémie par Covid 19 ! Ces années-là, en France, on dénombre deux mille cas chaque année, pour passer à plus de quatre mille en 1957.

En 1949, on isole aux États-Unis un virus de la polio. Le biologiste américain Jonas Salk (1914/1995) arrive à inactiver ce virus par le formol : c'est la transformation désormais classique vers un traitement préventif. Salk établit son laboratoire personnel à l'Université de Pittsburgh, en Pennsylvanie. Il met au point un vaccin contre la poliomyélite en 1953. Il le teste sur lui-même et sa famille. Il annonce sa découverte en mars de cette année-là. Mais il refuse de la breveter, afin que son vaccin soit pour toujours quasiment gratuit. Comme les temps ont changé !

Virologue de génie, il aime Paris, et les artistes peintres : Jonas Salk y finit sa vie, marié avec l'ancienne compagne de Pablo Picasso dans le quartier de Montparnasse. Mais il y a en fait plusieurs types de poliovirus : l'affaire se complique. Pierre Lépine, de l'Institut Pasteur, crée le vaccin multi-souches de virus en 1956. Albert Sabin invente un vaccin par virus atténué, que l'on peut prendre par voie orale en 1962. Le succès de ce dernier n'est pas au rendez-vous, du moins en Métropole.

Grâce à la vaccination obligatoire, la poliomyélite est éliminée dans les pays occidentaux. Le vaccin confère à l'enfant une protection pour toute sa vie. C'est un vaccin injectable de virus inactivé, de type Salk. En France, la polio est éradiquée. Le dernier cas déclaré date de 1992. La maladie est terrassée, mais pas le virus évidemment. Il est toujours là, occupe les mares souillées et les eaux dormantes des lacs. Un arrêt provisoire de la vaccination en Afrique en 2003-2004 s'est soldé par une flambée immédiate de la maladie. La surveillance systématique des eaux usées trouve le virus dans les égouts de New York en 2023. De plus, il faudrait une grande inconscience pour laisser notre population vulnérable face à une tentative de réintroduction malfaisante. Ce virus qui agit comme un curare définitif dépourvu d'antidote est évidemment utilisable comme arme biologique.

Alors, on éternue dans son coude ?

L'année 2020 reste gravée dans la mémoire collective de l'Humanité. La science-fiction a fait irruption dans notre vraie vie. Une attaque virologique planétaire cause des millions de morts sur la planète. Le séquençage de l'ARN du Covid 19, sa pièce d'identité, ne laisse aucun doute : il ne s'agit pas d'un virus modifié par une main maléfique, ou une visqueuse palme extra-terrestre. C'est une épidémie sans traitement immédiat, qui nous ramène aux grandes terreurs des maladies contagieuses.

Est-elle la préfiguration d'une guerre biologique ? Une évidence est aveuglante : une maladie qui ruine tous les pays en même temps ne peut pas servir un intérêt particulier. J'ai successivement cité plusieurs candidats à la fonction de bioterroriste. Parmi les maladies bactériennes : charbon, botulisme, et tuberculose. Les maladies virales nous font encore plus peur : variole, poliomyélite, grippes. Dans ce chapitre biologique, donc sans évoquer les armes chimiques de possible destruction massive, le Mal est sans limites, à cause des possibles manipulations génétiques.

CHAPITRE 12. LE BIOTERRORISME

Le concept de guerre biologique concerne les bactéries, les toxines qui en dérivent, et les virus. Ce bel ensemble diffère donc du concept de guerre chimique, qui utilise les poisons. Notons que les armes biologiques sont plus faciles et moins chères à fabriquer que les armes chimiques et nucléaires. On les appelle souvent les bombes atomiques du pauvre. Ce n'est pas une bonne définition. La surface de nuisance d'une attaque biologique est beaucoup plus vaste que celle qui serait due à l'atome.

La guerre des miasmes est ancienne.

Vérité ou légende, l'avocat Ferron se contamine volontairement par la syphilis auprès de prostituées. Il destine ce mortel cadeau à celui qui lui a volé sa femme pour en faire sa favorite, le roi François Premier. Certainement porteur de la maladie, le roi meurt en 1547, mais d'un abcès scrotal et périnéal qui n'a rien à voir avec la syphilis. Vous voyez, empoisonner ses adversaires par des miasmes destructeurs est une très vieille tentation.

La ville de Gênes possède une colonie portuaire en Crimée. En 1345, les Mongols organisent le siège de la ville. Une grande épidémie de peste atteint la horde des assiégeants. Ils ont la brillante idée de catapulter les cadavres de leurs soldats morts de la peste par-dessus les murailles. Un succès mortifère, mais quelques survivants se sauvent en Europe, emportant des puces sur leurs vêtements. Ils sont responsables des grandes épidémies de peste noire qui déciment le tiers de la population du continent au quatorzième siècle. Est-ce ainsi que vivent les Hommes ?

Le terme de guerre biologique implique la contamination intentionnelle par une maladie. Ainsi, la rencontre doublement mortifère entre les marins de Christophe Colomb et le peuple amérindien en 1492 n'est pas une guerre biologique. Les morts se comptent pourtant par dizaines de millions. Rappelez-vous : les Espagnols importent en Europe la terrible syphilis, et les Amérindiens sont absolument anéantis par la variole.

En été 1763, les Indiens américains se révoltent contre l'occupation de leurs terres par les Britanniques. Ils assiègent Fort Pitt, qui est maintenant Pittsburgh, en Pennsylvanie. Henri Bouquet (1719/1765), est un mercenaire suisse, entré au service de l'armée britannique. Le général Jeffery Amherst lui ordonne de répandre la variole parmi les assiégeants. Il le fait en offrant aux Indiens des couvertures contaminées provenant de l'hôpital du fort. Et ça fonctionne : une épidémie de variole décime les assiégeants de Fort Pitt, permettant la victoire anglaise. Ce n'est qu'en 2017 que la mairie de Montréal arrache les plaques identifiant la rue Amherst afin de choisir un nom plus respectable. Il n'est jamais trop tard pour restituer une vérité historique.

En 1931, l'armée japonaise crée trois centres spécialisés en guerre biologique. Dans l'unité secrète 731 du général Shiro Ishii, on teste sur des prisonniers toutes les bactéries pathogènes de la création, rappelle Patrick Berche, dans son « Histoire secrète des guerres biologiques ».

De 1940 à 1944, l'aviation japonaise répand la peste sur plusieurs villes de Chine en larguant des bombes à fragmentation ou en simple porcelaine, remplies de bacilles, de puces infectées, en même temps que du riz pour attirer les rongeurs. Le chiffre d'un demi-million de victimes est souvent proposé.

La Grande-Bretagne expérimente de 1941 à 1943, sur une petite île du nord de l'Ecosse, Gruinard Island, les effets de bombes chargées de la bactérie responsable de la maladie du charbon. Il est injurieux de penser que les microbiologistes de l'armée de Sa Majesté ne connaissent pas les travaux de Louis Pasteur, Charles Chamberland, et Émile Roux. Et pourtant, après cet essai, l'île de Gruinard reste infectée par le charbon pendant des décennies.

Comme la terre des champs maudits, où Pasteur et ses amis découvrent la forme sporulée du bacille en 1880 ! Quatre substances chimiques successives sont nécessaires pour décontaminer, et permettre un abordage sécurisé sur l'île en 1987, presque un demi-siècle après cette belle expérience.

Militaires contre terroristes

L'emploi guerrier des armes biologiques n'est pas d'actualité, sauf à imaginer un gigantesque conflit à l'échelle planétaire. En effet, par bonheur, nos horribles miasmes ne se laissent pas transporter et répandre sans problèmes. Ils sont fragiles, fantasques, rebelles. Au gré du vent et des rencontres, ils peuvent vite se retourner contre leurs créateurs et contre leurs alliés. La fameuse théorie du complot, évidemment évoquée en 2020 pour la Covid 19, en est une démonstration : même si la pandémie relève d'une supposée machiavélique manipulation, on voit bien que tous les pays du monde en sont martyrisés sans profit pour personne.

C'est pourquoi les usages récents d'armes bactériologiques ne relèvent que d'actes terroristes. En 1993, des adeptes de la secte japonaise Aum tentent de disséminer des bacilles du charbon du haut d'un immeuble. Mais ceux qu'ils avaient cultivés provenaient d'une souche vaccinale inoffensive.

En 2001, après les attentats du 11 septembre, des lettres adressées à de hautes personnalités contiennent de la poudre d'anthrax. Les spores ont été modifiées afin de mieux flotter dans l'air ! Les vingt-deux lettres piégées causent cette fois la mort de cinq personnes, et une nouvelle psychose. L'affaire se termine par le suicide en prison du coupable, Bruce Irvins. Un ingénieur en biotechnologie, comme lui, peut donc se procurer les spores du charbon, et les manipuler au gré de sa folie.

L'affaire du courrier piégé

À l'automne 2001, la frayeur des attentats biologiques n'est pas limitée aux États-Unis. Elle atteint aussi la France, avec les envois de lettres suspectes au Collège de France, au Trésor Public, et à la Caisse des Dépôts et Consignations. À Evry, six cents personnes sont évacuées du Centre National d'Etudes Spatiales après réception d'une lettre suspecte. Dans notre pays, en octobre 2001, cinq mille interventions des brigades de sapeurs-pompiers en tenue de protection biologique sont effectuées. Trois mille personnes reçoivent en urgence un traitement préventif contre la maladie du charbon. Heureusement, toutes les analyses restent négatives, la poudre grise est du talc mêlé de cendre.

Dis-moi avec quoi tuer

Un organisme de référence universel est une agence fédérale américaine. Le CDC d'Atlanta (Center for Disease Control and Prevention). Ce CDC considère qu'environ quatre cents agents pathogènes sont capables de servir d'armes de destruction massive. Ils sont même classifiés selon leur facilité d'accès, leur haute contagiosité, et leur pouvoir de mortalité. La classification inclut toutes les armes du bioterrorisme, quelle qu'en soit la nature, chimique, virale, bactérienne. La première classe, nommée A, suffit à nous faire frissonner. Il y a des malfaiteurs de l'Humanité. Au fil du récit de cette histoire des maladies infectieuses, j'évoque la maladie du charbon (anthrax), le botulisme, la peste pulmonaire, et la variole. Il y a beaucoup d'autres agents utilisables pour une action destructrice. Mais il semble que l'anthrax soit en premier cité, c'est celui qui apparait le plus inquiétant, à cause de la facilité de sa manipulation. Qui va s'en servir ?

En théorie, les recherches sur les armes biologiques sont arrêtées depuis la convention sur leur interdiction en 1972. Mais plusieurs pays sont suspects de perseverare diabolicum. Selon des sources fiables, une quinzaine de pays en possèdent. La Russie, entre autres, a conduit jusqu'en 1992, le programme secret Biopreparat, de fabrication industrielle d'armes bactériologiques. Et pas n'importe quelles armes. Les agents naturels déjà cités sont modifiés pour devenir encore plus performants. Aujourd'hui, une dizaine de pays possèdent toujours des programmes de recherche sur les bactéries hautement pathogènes. Ils sont officiellement orientés vers la défense et la protection contre ce bioterrorisme. Des états voyous ont sûrement des réserves d'armes sales, comme des spores d'anthrax, ou de la toxine botulique. Dans le contexte guerrier mondial qui resurgit depuis 2022, cette évocation peut donner le frisson.

Prévoir ce qui ne doit pas arriver

C'est le principe même de la Médecine, et encore plus des services d'Urgence et de Réanimation. À la suite des homicides à l'anthrax aux États-Unis en 2001, Bernard Kouchner, alors ministre de la Santé, organise le plan Biotox en cas de menace biologique certaine. Ce plan impose un organigramme à tous les acteurs de santé et de protection. Et depuis 2010, Biotox est complété par Piratox et Piratome. Des fiches sont destinées aux professionnels de santé qui doivent appliquer les instructions du plan, d'abord dans l'urgence, puis selon l'identification de la toxine ou de l'agent bactérien ou viral.

Tout peut basculer

Comme c'est agréable de se promener par beau temps dans une forêt, ou en bordure de mer, ou de se baigner dans un lac de montagne. Cela semble naturel, facile, et surtout, éternel. On oublie que les ennemis invisibles sont partout. Demandons à un enfant s'il connait le terme de poliomyélite : il est probable que la réponse soit négative. Pourtant, le virus de la poliomyélite n'a pas disparu : il attend dans son marigot qu'une faille de la vaccination protectrice lui permette de frapper et de mutiler de nouveau. Nous sommes tous des enfants de la vaccination généralisée. Nous avons vécu en bonne santé à partir de la deuxième moitié du vingtième siècle parce que nous sommes préservés de l'horreur des maladies infectieuses grâce aux vaccins.

Dans un de ses livres, Jacques Attali évoque, après l'alerte de la grippe H1N1 de 2003, la possibilité d'une pandémie incontrôlable, et l'énorme crise financière et sociale qui la suivrait. C'est un grand penseur, mais on espère qu'il imite les auteurs du Fleuve Noir dans les années cinquante, collection « Science-Fiction ». Pourtant, en 2008, le Conseil National du Renseignement, une agence américaine, anticipe également l'émergence d'une maladie respiratoire virulente, nouvelle et hautement contagieuse pour laquelle il n'y aurait pas de traitement, et qui pourrait entraîner une pandémie globale.

Chaque année se tient à Munich la plus importante des réunions en matière de sécurité dans le monde. Tous les responsables impliqués dans le Renseignement et la Défense sont là. En février 2017, Bill Gates alerte sur le risque d'une pandémie mondiale. Il appelle la communauté internationale à se préparer à cette hypothèse avec la même gravité que celle apportée à une attaque nucléaire. Selon lui, il faut augmenter notre capacité de tester rapidement, et réformer brutalement l'industrie pour produire très vite un traitement, puis des vaccins. Voilà des mots, des déclarations, des alertes, qui, trois ans après, ont une résonnance particulière. Ces mêmes phrases passent en boucle sur toutes les chaînes d'actualités à partir du printemps 2020. Le Covid 19 atteint toute la planète.

La crainte augmente

En février 2022, l'État russe envahit l'Ukraine. La guerre en Europe, le spectre morbide oublié depuis quatre-vingts ans, sort de l'ombre. L'inquiétude des services secrets de tous les pays vient du développement de nouvelles armes, grâce à l'avancée des biotechnologies, et celle de la génétique. On peut désormais augmenter la virulence et la résistance des germes déjà cités.

Pire encore, la nouvelle génétique permet de fabriquer des combinaisons machiavéliques. Le virus de la variole est inquiétant : un organigramme spécifique de vaccination lui est dédié en cas de réapparition. Pire, on peut incorporer dans ce virus de la variole, extrêmement contagieux, le gène d'une toxine hémolytique, ou bien le coupler à l'un des multiples virus des encéphalites. Au moment où ces lignes sont écrites, il semblerait que la Corée du Nord se prépare à une guerre bactériologique ou virologique, sale de toute façon.

C'est surtout la possible manipulation criminelle du virus de la grippe saisonnière qui préoccupe tous les organismes de sécurité. L'hypothèse la plus dramatique est la modification éventuelle de l'ARN à simple brin du virus de la grippe afin de transporter un ARN prélevé sur le virus Ebola, celui de la fièvre du Nil, ou n'importe quel organisme de type fièvre hémorragique. Des ravages colossaux sont évoqués : l'Humanité entière est en danger. Justement, la transformation du virus de la Covid 19 en de nombreux mutants à partir de 2021 nous donne un minime aperçu de cette potentielle catastrophe. Heureusement, la manipulation des génomes reste très complexe, pour le moment.

Ciseaux de vie, ciseaux de mort

Manipulation très complexe pour des criminels, pas pour des savants. L'acronyme CRISPR se prononce « crisper », et il signifie en anglais « Clustered Regular Interspaced Short Palindromic Repeats ». C'est simplement un fragment d'acide nucléique qui reconnait une séquence particulière d'un ADN et vient se coller sur lui. Il faut lui adjoindre une enzyme, appelée cas9, et plus récemment une nickase, pour couper le brin d'ADN choisi, et le supprimer du génome d'origine, le remplaçant par celui de notre choix.

En octobre 2020, notre compatriote Emmanuelle Charpentier est nommée co-lauréate du prix Nobel de Chimie. Avec l'Américaine Jennifer Doudna, elles accèdent à la maîtrise d'une modification « chirurgicale » des génomes. Le CRISPR-Cas9 est initialement un système de défense propre aux bactéries, destiné à survivre en cas d'agression virale. Une enzyme issue de la bactérie a pour rôle stratégique de couper l'acide nucléique du virus en un endroit ciblé, pour le neutraliser.

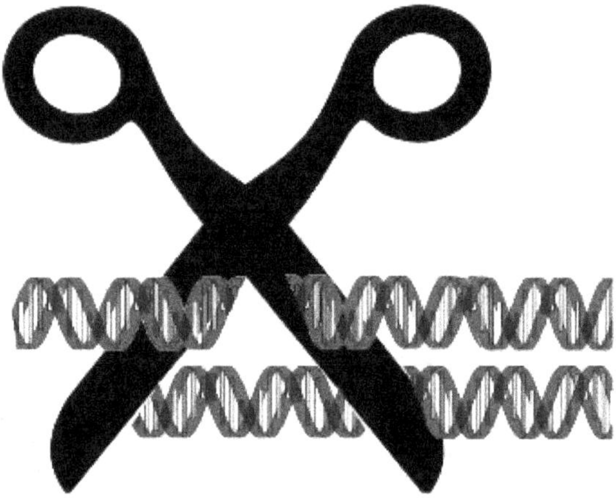

Grâce à ces ciseaux nucléaires, ou ciseaux génétiques, ou ciseaux moléculaires, on peut modifier avec précision le génome d'un être vivant, en coupant l'un de ses gènes. La partie enlevée peut être remplacée par une autre séquence. On les utilise en Botanique, pour rendre les organismes génétiquement modifiés résistant aux maladies et à la sécheresse. Voilà déjà un sujet polémique !

Nos médecins et biologistes cherchent aussi à réparer les erreurs de codage qui causent les maladies génétiques handicapantes. La liste est longue et le nombre d'enfants atteints est très important : mucoviscidose, myopathies, drépanocytose. Dans cette utilisation humaine, un minime problème peut survenir : l'enzyme peut se tromper de séquence et modifier un gène voisin de sa cible. C'est une technique nouvelle, toute récente. Il est certain que dans quelques années, le progrès médical apporté se révèlera immense pour les générations futures.

Une cellule surnaturelle

Une autre séquence d'un ADN choisi volontairement, vient remplacer le morceau d'acide nucléique qui a été éliminé. Vous avez créé un chef, un président, pour diriger la formation de milliards de cellules supranaturelles. En répétant des séquençages, il devient possible de fabriquer un acide nucléique totalement artificiel, une mosaïque, sans connaître avec une absolue certitude quels ordres il va donner au métabolisme des cellules ! La Direction devient indépendante, elle risque de se rebeller contre son créateur.

Cette transformation biologique avec des ciseaux génétiques, elle est très utile pour imaginer la destruction spécifique de bactéries totalement résistantes. Il faut en reparler dans le chapitre des nouveaux antibiotiques, qui vont certainement sauver des millions de malades. Mais dans ce contexte des armes biologiques, la manipulation est très inquiétante. Le mythe du savant fou, ou du bricoleur illuminé resurgit. La technique est considérée par les services américains comme un fort risque potentiel d'usage criminel.

Le directeur du renseignement national américain, James Clapper, ajoute la manipulation de gènes dans la liste des menaces posées par « des armes de destruction massive et leur prolifération ». CRISPR figure ainsi à côté d'autres alarmes identifiées, comme les essais balistiques nord-coréens, la guerre chimique en Syrie, les nouveaux missiles russes intercontinentaux, la guerre de l'espace, et la fabrication d'une bombe atomique par des états non démocratiques.

Et je conclus là, sur cette permanente dualité du bien et du mal qui marque toute l'histoire de notre Humanité depuis… son premier acide nucléique.

Références maladies infectieuses et bioterrorisme

Deville Patrick, Peste et choléra, Seuil, Paris, 2012. ISBN 978-2-02-107720-9

Mary Beth Keane, Françoise Pertat. La cuisinière. Collection 10/18. 2016.

Mollaret H, Brossollet J. Yersin, un pasteurien en Indochine, Belin format Poche, Paris, 2017. ISBN 978-2-410-00612-4

Moore Peter. Le petit livre des grandes épidémies. Belin, Paris, 2015. ISBN 978-2-7011-9364-9

Manchee RJ, Stewart WDP. The decontamination of Gruinard Island. Chemistry in Britain. July 1988, 690-691

Willy H, Freney J. Le tétanos : histoire d'une maladie redoutée et celle du bacille de Nicolaier. Lyon Pharmaceutique 2001

Perrot A, Schwartz M. Pasteur et Koch, un duel de géants dans le monde des microbes. Editions Odile Jacob,

Scherpereel Ph. Albert Calmette. « Jusqu'à ce que mes yeux se ferment ». L'Harmattan, 2016. ISBN 978-2-343-09377-2

Opinel A, Gachelin G. French 19th century contributions to the development of treatments for diphtheria. J R Soc Med. 2011 Apr ; 104(4) : 173-178

Trousseau A. De la trachéotomie dans la période extrême du croup, et des moyens propres à en assurer le succès. Archives générales de médecine 1855 ; 1 :257–68

Monod T. Notice sur la vie et l'œuvre de Gaston Ramon (1886/1963). Séance de l'Académie des Sciences, du 9 novembre 1964 par Théodore Monod.

Berche P. L'Histoire secrète des guerres biologiques. Robert Laffont, 2009 ISBN 978-2221112144

Berche P. Une histoire des microbes. John Libbey Eurotext, 2007. EAN 978-2742006748

Bazin H. L'Histoire des vaccinations. John Libbey Eurotexte, 2008. ISBN 978-2-7420-0705-9

Bocquet P-Y. Science et Vie n° 261 du 7 décembre 2012, pages 118 et suivantes

Attali J. La crise, et après ? Fayard, 2008 EAN 9782213643076

Louis Tania. La folle histoire des virus. Human Sciences. 2020 EAN 9782379311949

CHAPITRE 13. UNE FARCE CRUELLE, MAIS DRÔLE

Année 1968 : les deux premières greffes du cœur à Paris. La même année, à Houston, première greffe d'un bloc cœur poumon. La mort encéphalique est enfin bien définie, on commence à prélever des organes sur des patients en coma dépassé.

1974 : la première greffe de prostate. Non, ça n'existe même pas encore aujourd'hui ! C'est un gros canular sorti de l'imagination d'espiègles internes de l'Assistance Publique. La presse est convoquée devant les grilles d'un grand hôpital parisien un soir de tonus déguisé. Bien sûr, c'est un peu rude de faire déplacer des journalistes, et le lendemain, les commentaires sont forcément cinglants. Dites du bien ou du mal, mais surtout parlez de nous : certains ont sûrement gardé les coupures des journaux. La mode est au canular. Mais c'est un peu injuste qu'il soit ainsi réservé à une élite parisienne.

Dans le salon de l'internat d'un grand centre hospitalier de l'Eure, c'est le sujet des conversations d'après-dîner. La nuit est douce, la route est calme, les urgences en veilleuse. L'oisiveté, mère de tous les vices, c'est l'un des rares proverbes qui frôle la vérité. Par la fenêtre ouverte sur cette chaude nuit d'été, on peut contempler un grand mur blanc qui marque l'extrémité d'une aile du bâtiment hospitalier. Fascinante, cette surface éclairée haute de six étages. Mais quel parti en tirer ? Café et calva normand aidant, l'un de nous trouve l'idée d'une galéjade. Ce n'est pas aussi brillant qu'à l'Assistance Publique, mais enfin nous sommes en province.

Il nous faut un pyjama bleu de malade : c'est facile, la lingerie est ouverte en permanence. Mais comment lui donner du volume ? Deux traversins, deux oreillers et quelques draps sont réquisitionnés. La tête, voilà le problème principal. Il faut des cartons, la pharmacie en regorge. On les humidifie pour en faire une boule un peu ovale. Enfin, les fameuses bandes plâtrées empruntées aux urgences permettent de modeler une tête au moins aussi réussie que celles du carnaval de Nice. Il est trop blanc, ce visage plâtreux, il a l'aspect d'un Pierrot grandeur nature. Le désinfectant en vogue, c'est l'éosine, un liquide rouge vif dont les dermatologues inondent leurs patients. Retour en salle d'urgence. Déjà, le personnel est en alerte, et sait bien qu'une grosse bêtise se prépare. Très diluée, puis coupée avec du bleu de méthylène, la lotion offre un bel aspect mauve à l'extrémité céphalique du mannequin. Un zest de rimmel pour les paupières, Quelques coups de cirage pour les cheveux, et l'on peut sans réserve lui signer un certificat de décès.

La farce bête est évidemment de suspendre le mannequin tout en haut du mur blanc pour simuler un suicide. Un sacrifice de plus, le cordon des rideaux sert pour attacher le pantin par le cou. L'escalier de secours mène à une trappe, que presque tout le monde sait ouvrir pour monter sur le toit. Il ne reste plus qu'à regagner le salon de l'Internat pour évaluer le spectacle, très réaliste d'ailleurs. Cela peut paraître incroyable, mais le téléphone portable n'est pas encore inventé ! Ni les photos drolatiques qu'il permet de diffuser, dommage.

Par contre, à cette époque, il n'y a rien de plus facile que de passer un coup de téléphone anonyme. C'est le fameux appel d'un ami qui vous veut du bien, ou les innombrables farces faites aux pauvres gens qui portent un nom de gibier, le jour de l'ouverture de la chasse. C'est donc un appel non identifié que reçoit dans son sommeil le directeur de l'hôpital. Un imperméable passé sur son pyjama, il rameute le personnel des urgences, fait le tour des services pour chercher le patient manquant. Pas très clairvoyant, il aperçoit le suicidé, et se résout à prévenir la Gendarmerie. Fort tard dans la nuit, une estafette bleue, avec son gyrophare, se gare juste devant la salle de garde, plongée dans l'obscurité. Dans le salon, à travers les fentes des rideaux, plusieurs paires d'yeux sont attentives. Les policiers commencent par le début, c'est à dire par observer « le pendu » avec des jumelles. Ils peuvent donc repartir aussitôt, laissant le misérable directeur pantois, parmi les aides-soignants et tout le personnel de nuit qui s'empêchent difficilement de pouffer de rire.

En cette fin du mois de juillet, c'est le moment de l'un des concours de pêche régionaux dans la rivière Iton. Le journal local lui consacre une page presque entière, avec la photo du vainqueur. Un tout petit encart seulement est réservé à la blague sordide fomentée par de trop facétieux internes de l'hôpital.

Alors quoi ? Juste dix lignes pour avertir le pays tout entier que l'esprit carabin règne aussi en province, c'est mince, mais mieux que rien !

Pas très futé quand même, ce directeur au visage rond et rubicond. Deux mois auparavant, au cours d'une rénovation d'un service, nous avions récupéré une vieille cuvette de WC. Un système complet à l'ancienne, avec son réservoir en hauteur, le long tuyau de plomb, et sa tirette à manche de bois. L'effet est saisissant lorsqu'on le dresse pendant la nuit, solidement fixé au centre du rond-point fleuri, devant l'entrée principale du Centre Hospitalier !

CHAPITRE 14. LE GRAND LIVRE DES POISONS

Dis-moi qui tuer... pour vite en hériter !

Encore enfant, Henriette d'Angleterre, qui est la petite-fille d'Henri IV, se réfugie à Paris lorsque son père, Charles Premier, est exécuté sur l'ordre de Cromwell. À la Cour de Louis XIV, elle devient une belle jeune femme, puis brusquement un excellent parti avec le retour de la royauté à Londres : son frère retrouve le pouvoir et rétablit la monarchie. Il règne sous le nom de Charles II, Roi d'Angleterre.

Durant le Grand Siècle, il y a deux Cours de France. Philippe, le frère de Louis, est gay, mais une alliance fructueuse et stratégique est de lui faire épouser la charmante Henriette. Anne d'Autriche et Louis XIV s'y emploient. Chacun des deux frères a sa garde rapprochée, ses amis, ses courtisans, et ses ennemis impitoyables. Les courtisans sont souvent rivaux entre eux : catholiques et protestants, partisans des barons provinciaux, émissaires complices des Anglais ou des Prussiens. N'oublions pas que la Fronde vient tout juste de s'apaiser. Ce n'est pas un petit groupe de députés agitant des pancartes comme à notre Assemblée Nationale. Ce n'est pas non plus un passage anecdotique de notre Histoire : c'est une terrible guerre civile qui a ravagé tout le pays, et laissé des haines ineffaçables.

Un aristocrate n'a pas le droit de commercer. Il ne peut que recevoir une rente, un impôt, les produits de l'exploitation de ses terres. Une mauvaise récolte, une dette de jeu, ou une insatiable cupidité incitent à accélérer le trépas d'un proche encombrant. Riche mariage, ou héritage sont les deux seuls remèdes à la menace de la ruine honteuse. Les nantis le savent bien, et la frayeur de l'empoisonnement est une perpétuelle préoccupation pendant des siècles.

Le poison le plus facile à se procurer s'appelle vitriol de lune, bouillon de onze heures, mort aux rats, ou poudre de succession. C'est l'arsenic, cette substance indispensable pour protéger les récoltes de tous les nuisibles rongeurs et insectes, et éviter les morts par famines.

Madame se meurt, Madame est morte

On ne sait pas précisément la nature des rapports entre Louis XIV et sa belle-sœur : grande estime, tendre amitié, ou véritable love story. Le Roi l'aime, l'apprécie : ils sont inséparables. Louis lui confie une négociation secrète à mener auprès de son frère Charles II à Londres. À la fin du mois de juin 1670, au soir de son retour de cette mission, Henriette-Anne, épouse de Philippe, boit une grande tasse de chicorée chaude. Presqu'aussitôt, elle s'effondre, se plaint de maux du ventre, entre dans une agonie atrocement douloureuse. La mort de Madame, à seulement vingt-six ans, est un énorme scandale, même si elle permet à Bossuet de déclamer la plus célèbre de ses homélies.

L'autopsie, et la reconstitution historique, posent le diagnostic de péritonite biliaire ! Douleurs du côté droit depuis quelques semaines, abdomen rempli de bile, foie très abîmé, pleurésie droite. Cette explosion d'une vésicule pleine de calculs n'a rien à voir avec un empoisonnement. Trois cent cinquante ans plus tard, c'est encore une grande urgence chirurgicale.

Mais toute la Cour hurle au poison, accusant l'entourage de Philippe d'Orléans, et son âme damnée, le Chevalier de Lorraine. Ainsi commence « l'affaire des poisons », par une rumeur incontrôlable. Deux femmes en subissent les conséquences.

Une splendide névrosée

Marie Madeleine d'Aubray est une très jolie blonde aux yeux bleus de vingt-sept ans. Elle vient d'une famille riche et noble. Son enfance est à vomir. Elle est abusée à sept ans par un domestique, puis elle est régulièrement violée par ses deux frères. Mentalement perturbée par cette jeunesse, sa vie sexuelle est très débridée. Elle rencontre puis épouse le Marquis de Brinvilliers en décembre 1651.

Un officier de cavalerie, en cavalcade dans le lit de la Marquise, un playboy en uniforme, portant le joli nom de Jean Baptiste Godin de Sainte Croix la rend folle d'amour. Le père de Marie Madeleine tente de briser cet adultère scandaleux en faisant interner l'amant à la Bastille, pendant deux mois. Le destin est là : le codétenu de l'officier est un empoisonneur notoire. Sainte Croix est un excellent élève, il apprend vite l'art des substances toxiques. À sa sortie de prison, la liaison reprend, attisée par la haine du père tourmenteur. La belle Marquise de Brinvilliers comprend aussitôt comment utiliser au mieux les poisons.

Psychopathe, elle s'amuse à apporter aux malades de l'Hôtel-Dieu des gâteaux chargés d'arsenic. Son père détesté, ses deux frères qui l'ont abusée, sa stupide fille aînée, et enfin le mari trop gênant, meurent ainsi empoisonnés. Mais cette fureur meurtrière effraye Godin de Sainte Croix, qui prend peur pour sa santé personnelle, et dénonce sa belle amante. Elle s'enfuit, au cours d'une grande cavale qui la mène en Angleterre puis dans un couvent de Liège. C'est le célèbre Louvois en personne qui l'arrête en 1676.

Torturée par la Question Extraordinaire, et forcément repentie, elle est conduite en Place de Grève. Devant une foule immense, Marie-Madeleine d'Aubray, marquise de Brinvilliers, est décapitée à l'épée, noblesse oblige. Son corps est brulé, et les cendres sont dispersées. Une autrement célèbre marquise, de Sévigné, écrit : « son pauvre corps a été jeté dans un grand feu, et ses cendres au vent dispersées. Donc, nous la respirons, et par la communication des esprits, il nous prendra un jour quelque humeur empoisonnante qui nous étonnera ! ».

La sorcière de la Cour

Quatre ans plus tard, en 1680, une autre vedette lui succède, dans un scandale bien plus immense.

Catherine Deshayes-Monvoisin, dite « La Voisin », est moins sexy que la précédente. Elle ressemble plus à la sorcière des contes anciens qu'à une rock star. Elle est spécialiste du retour d'affection par des philtres d'amour. Elle vend des baumes et des potions qui guérissent tout. Elle délivre aussi les jeunes femmes grosses d'un fardeau indésirable, et leur fournit au besoin de la poudre de succession. Lorsqu'elle est d'humeur joyeuse, elle organise des soirées sataniques, avec sacrifices, au moins d'animaux. Mais des petits squelettes d'enfants sont trouvés, enterrés dans l'arrière-cour de sa maison, lors de son arrestation. Des preuves d'avortements tardifs ou de sacrifices humains ? Sa notoriété attire de très célèbres clients. Dans cette petite ville du Paris du dix-huitième siècle, un secret ne dure pas longtemps. Une rumeur, bien entretenue, accuse la favorite, Madame de Montespan de participer à ces satanismes, puis carrément de fomenter l'assassinat du Roi à l'aide d'une chemise imprégnée d'arsenic, fournie par La Voisin. Il faut préciser que beaucoup de poisons sont toxiques par simple contact. Nous en reparlerons.

Complices, la sorcière et la plus belle femme du Royaume, qui donne au Roi une demi-douzaine d'enfants, tous légitimés ? Absolument impossible !!

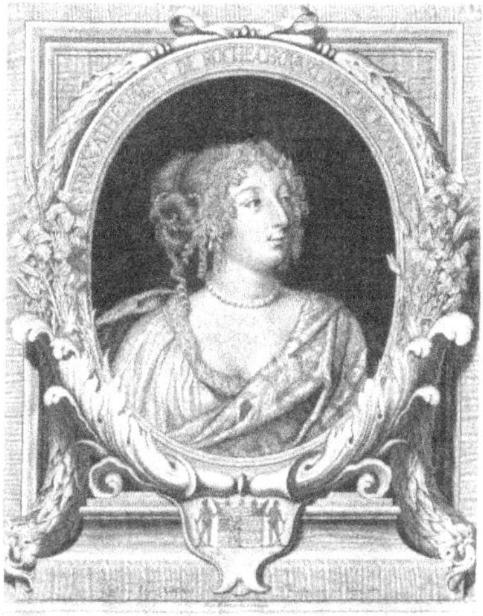

Quasi première Dame de France, maîtresse en titre du Roi Soleil, Françoise Athénaïs de Montespan ne sort pas sans gardes du corps, et toujours accompagnée d'un bataillon de chambrières. Tous ses déplacements sont prévus et approuvés par le Roi. Ils sont préparés et commentés.

En revanche, l'une de ses dames de compagnie, Mademoiselle de Vin des Œillets, a une fonction supplémentaire bien délicate, celle de servir de cuisse de secours pour l'insatiable Louis !

C'est elle qui réchauffe le lit du Roi lorsque la favorite est indisponible. Une fois par mois, certes, mais aussi au cours des nombreuses grossesses d'Athénaïs, qui trop souvent oublie de prendre sa pilule.

Cette liaison tourne à la rivalité, puis à la rancœur lorsque Louis refuse de légitimer leur propre fille. Alors, quand Françoise Athénaïs, dont les charmes s'estompent, veut se procurer des philtres d'amour, c'est Mademoiselle des Œillets qui se rend dans l'antre de La Voisin. Par jalousie, par vengeance, il est hautement probable qu'elle remplace les pseudo-aphrodisiaques par de vraies substances vénéneuses.

Le scandale fait organiser un Tribunal d'exception, la Chambre Ardente. On la nomme ainsi car elle siège jour et nuit, éclairée par de nombreux chandeliers. Des dizaines de courtisans soupçonnés d'avoir recours aux services de la sorcière sont arrêtés à Versailles, et jugés. Le tribunal prononce trente-six condamnations à mort, et de nombreuses mesures d'exil. La volonté de Louis est d'épargner sa favorite : il ne faut pas que cette affaire atteigne le pouvoir suprême.

Le 22 février 1680, La Voisin est elle aussi brûlée, vive et bardée de chaînes, en place de Grève, face à l'Hôtel de ville. Que de pollution avec toute cette fumée : l'écologie n'est pas encore au programme du prévôt de Paris ! Les cendres sont jetées dans la Seine. Des débris osseux sont recueillis par des fanatiques de la sorcière qui a fait vaciller le trône de France.

Un édit royal de juillet 1682 réserve la vente des toxiques aux apothicaires. Il n'est pas vraiment appliqué dans tout le pays. On trouve toujours de la mort aux rats dans les drogueries et les foires. Des colporteurs en vendent. En tous cas, le décret royal a le mérite de donner le coup de sifflet final de « l'affaire des poisons ».

Des héritiers du siècle des poisons

Une héritière de grand talent s'appelle Hélène Jégado (1803/1852). Un livre, un film, et une bande dessinée, tous intitulés « Fleur de tonnerre » racontent son histoire. Cette fois, ce n'est ni une beauté fatale, ni une sorcière. C'est une petite fille simplette, emmurée dans une enfance paysanne. Hélène Jégado est née à Plouhinec dans le Morbihan. Dans sa masure, on ne lui raconte que d'horribles histoires de démons bretons. Elle s'exprime peu, et en patois. Elle est qualifiée de plus grande tueuse en série de l'Histoire de France. Le nombre de ses victimes est estimé entre soixante et quatre-vingt-dix, mais il reste approximatif. En ce début du dix-neuvième siècle, la cause de la mort est rarement scientifiquement prouvée. Les autopsies sont réservées aux personnages de haut rang.

Dès l'âge de sept ans, à partir de 1810, dans différentes villes de Bretagne, Hélène exerce comme bonne, puis cuisinière dans les presbytères et les maisons bourgeoises. Elle parcourt la Bretagne du sud au nord, au hasard de ses embauches. À la moindre contrariété, ou par lubie passagère, elle ajoute de l'arsenic dans la soupe ou les gâteaux de ses victimes. Dans les campagnes, l'arsenic est en vente libre sur les marchés et chez les quincailliers. Malgré l'édit de 1682, il est facile de s'en procurer, tout simplement auprès des colporteurs. Partout, des publicités font la réclame des produits raticides.

De plus, des épidémies de choléra sévissent à cette époque. Les symptômes de la maladie et ceux dus au poison sont très proches, la différence de diagnostic est difficile. Le nombre exact des victimes est donc impossible à préciser. Hélène Jégado est la dernière femme exécutée à Rennes en 1852.

Trois femmes : et la parité alors ?

L'arsenic est aussi un poison au masculin. En 1770, François Desrues tient une épicerie de luxe, son nom et la qualité de ses produits sont connus dans tout Paris. Parmi ses clients et amis les plus proches, la famille Lamotte. Ils l'apprécient tellement qu'ils en font leur héritier testamentaire. L'argent et l'impatience gâchent parfois les meilleurs sentiments. Desrues, pourtant à l'abri du besoin, empoisonne toute la famille avec de la mort aux rats. Pour ce crime, il a le privilège de devenir l'un des derniers condamnés à subir le supplice de la roue en place de Grève.

Pas dans l'Église, quand même !

Même les curés de campagne se perdent dans le malin plaisir de jouer avec la poudre. C'est le Diable sûrement qui vient les visiter. À partir de 1849, en Charente, le curé Laurent Gothland couche avec sa voisine. C'est la femme du médecin du village, Marie-Laure du Sablon. La servante du curé, Fanny, en sait trop sur cette scandaleuse liaison : on l'élimine avec de l'arsenic. Le poison est fourni par Madame du Sablon, peut-être avec l'aide de son Docteur de mari. Forcément animé d'une grande miséricorde, Gothland protège sa maîtresse, et innocente le mari. Il est condamné au bagne en 1852, et meurt à Cayenne en 1854.

Piège amoureux en montagne

En septembre 1881, un autre abbé, nommé Joseph Auriol, a la charge des âmes de la commune de Nohèdes, dans les Pyrénées. C'est un jeune curé de vingt-huit ans. Le Diable et le Bon Dieu l'ont doté d'une superbe vitalité : il assume un ménage à trois, avec deux sœurs, Marie et Rose Funda qui sont ses gouvernantes. Voilà un ecclésiastique bien dorloté et cajolé, depuis les Laudes, premier office du matin, aux Vêpres du soir, puis des Compiles du coucher jusqu'aux Laudes de l'aube ! Il est tant aimé et choyé que les deux sœurs en font leur légataire universel, et c'est une très mauvaise idée : le Malin sûrement leur a soufflée.

Car le curé est décidément détenteur d'une force rare, ou d'une potion magique à base d'herbes des Pyrénées. On voudrait volontiers connaître sa formule. Il met en péril la belle harmonie qui règne en son enviable presbytère, en prenant pour maîtresse l'institutrice communale, Alexandrine Vernet. C'est la femme du pharmacien, autre sommité du village. Cette alliance de l'Église et de l'État ne peut que mal finir. Les nouveaux amants envisagent de fuir loin de Nohèdes. Mais un petit héritage tomberait à pic pour compléter ce récent bonheur : Marie et Rose meurent à deux mois d'intervalle, dans un même tableau de gastro-entérite sévère. Dénoncé par l'une des sœurs à l'agonie, accusé par le tribunal médiatique, le curé se confesse, et avoue les empoisonnements. Il refuse de dire comment il s'est procuré l'arme fatale. Malgré l'absence des traces du poison dans les corps, autopsiés tardivement, l'abbé est reconnu coupable et envoyé au bagne. Il meurt en Nouvelle Calédonie.

Le recours aux éprouvettes

Rumeurs et soupçons suffisent pour faire dresser les bois de justice. En matière criminelle, les aveux spontanés sont rares. Malgré des interrogatoires impressionnants, l'affaire reste parfois incertaine, pas claire, et les juges demandent l'autopsie de la victime. Cet examen ultime doit être fait assez rapidement, c'est une évidence. S'il montre une filière digestive pathologique, de la gorge aux intestins, avec une muqueuse boursouflée ou noirâtre, c'est la preuve de l'empoisonnement.

En cette fin du dix-neuvième siècle, nous sommes en pleine révolution médicale, chirurgicale, et scientifique. 1870-1920, un demi-siècle de découvertes en cascade, dans tous les domaines imaginables. La Chimie ne déroge pas à la règle : elle s'acharne particulièrement à prouver la présence de l'arsenic dans les fluides corporels et les organes des victimes. Rappelez-vous, l'empoisonnement est l'inquiétude permanente des nantis, et leurs assassins utilisent surtout l'arsenic.

Le génie de la Toxicologie

Matthieu Orfila (1787/1853) est né sur l'île de Minorque aux Baléares. Voici encore un destin hors du commun. Il est passionné par les Sciences, la Médecine, et la musique. Il quitte son île natale en s'engageant comme marin. Il débarque à Paris, finance ses études en se faisant chanteur de rue et de cabaret. C'est un homme de grande carrure, et doué d'une rare puissance de travail. Il mène de front ses études de Chimie et de Médecine. Il a pour maîtres les chimistes les plus réputés. Charme, prestance, jeunesse aventureuse, léger accent espagnol, c'est la coqueluche des jolies bourgeoises, qui organisent des salons littéraires et musicaux. Sa belle voix fait des ravages.

Dès l'âge de vingt-sept ans, en 1814, il rédige un Traité des poisons, qui le fait entrer à l'Académie des Sciences ! Sa classification par l'origine minérale, végétale, et animale des substances toxiques est toujours d'actualité. Matthieu Orfila est le fondateur d'une nouvelle discipline, la Toxicologie.

En quelques années, il devient professeur de Chimie, de Physique, et de Médecine Légale. Au sommet de sa carrière, il est Doyen de la Faculté de Médecine, et fonde le musée d'Anatomie. Dans ce musée, il réunit surtout des pièces anatomiques d'organes malades, ou de fœtus malformés. C'est l'expert légiste le plus réputé de Paris. Il écrit un manuel de Médecine Légale, et sa réputation devient internationale. Sa grande spécialité est de détecter dans les viscères des cadavres la présence de toxiques. Le poison le plus répandu de l'époque est l'arsenic. Orfila l'analyse par des réactions chimiques multiples.

L'expérience anglaise

Pourtant, c'est de Londres que vient le progrès le plus passionnant. James Marsh (1794/1846) est un chimiste de grand talent, lui aussi spécialiste de la recherche de l'arsenic. Il met au point une réaction chimique assez simple.

Un prélèvement médico-légal est déposé dans de l'acide sulfurique. On connait tous sa formule, SO4H2. Marsh ajoute du zinc, qui capte les sulfates, et libère donc de l'hydrogène en quantité. Si l'échantillon contient de l'arsenic, celui-ci se combine à l'hydrogène, pour former un gaz nommé arsine. C'est le tristement célèbre gaz des combats de la Première Guerre Mondiale. En le chauffant, le gaz libère sur la surface froide d'un miroir une trace noire : c'est de l'arsenic ! En 1836, le test de Marsh est extrêmement sensible, il peut révéler une trace de seulement dix microgrammes d'arsenic.

C'est le procédé qu'Orfila adopte dès qu'il en a connaissance. Par la suite, le montage de Marsh est perfectionné pour une précision encore plus grande : il devient même peut-être trop sensible. Au moins deux affaires célèbres viennent illustrer cette faille : détecter du poison même s'il est absent du prélèvement.

Matthieu Orfila introduit donc cet appareil anglais dans son laboratoire, et se fait fort de résoudre toutes les affaires d'empoisonnements à l'arsenic. Une aussi brillante personnalité attise les jalousies et les haines. D'ailleurs, l'époque s'y prête bien : Orfila est médecin du roi Louis-Philippe, au moment où les partisans de la Royauté, de la République, et ceux de l'Empire, se déchirent. Et justement, une formidable querelle d'experts divise le pays tout entier, et vient assombrir le firmament de notre trop brillant catalan. Les experts s'aperçoivent désormais qu'ils peuvent découvrir des molécules d'arsenic un peu partout dans la nature.

Trois procès pour des carrés de salades ?

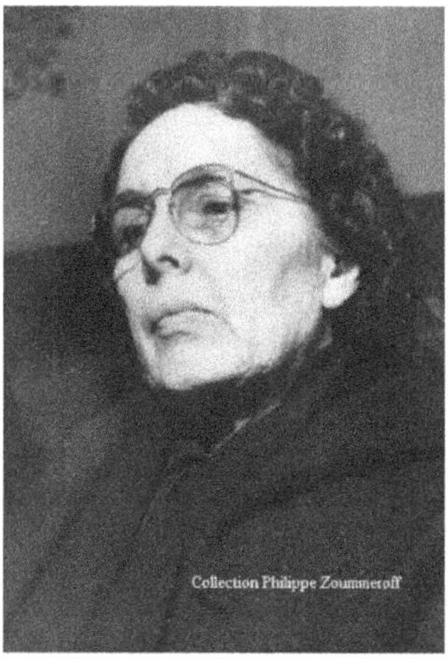

C'est une grande et longue bataille de juristes, chimistes, toxicologues, et médecins légistes qui surgit dans une ville de la Vienne. Le nom de l'accusée résonne durant toute notre jeunesse, et permet à la presse d'impressionnants tirages : Marie Besnard (1896/1980) dite « L'Empoisonneuse de Loudun »,

Elle est inculpée pour le meurtre par l'arsenic de douze personnes, dont son père, sa mère, et son mari, de 1940 à 1949. La presse se déchaîne contre un monstre, une tigresse avide de richesse et de luxure. Pourtant les mêmes journaux la décrivent comme une petite bonne femme au teint cireux et aux jambes variqueuses. Certes, on meurt souvent dans l'entourage des époux Marie et Léon Besnard, et les héritages s'accumulent. Le 16 octobre 1947, après le déjeuner, son second mari, Léon, est malade, vomit : il est obligé de s'aliter. Malgré les soins de deux médecins, il meurt neuf jours plus tard. C'est l'une de ses amies, une postière de la ville, qui recueille sa crainte d'un empoisonnement, et distille ensuite rumeurs et accusations. Son métier l'aide beaucoup dans les relations publiques !

Le cas paraît limpide : Marie empoisonne avec de la mort aux rats ses parents, ses amis, et son mari afin d'en hériter. Elle tue sa mère, qui s'oppose à un troisième mariage, qu'elle juge scandaleux. En effet, il semble presque certain qu'une idylle se soit installée entre Marie et Ady, un beau et jeune prisonnier allemand resté dans le Poitou à la fin de la guerre, et qui travaille chez les Besnard. Voilà la plus classique des causes de meurtre, l'amour illégitime. Dès les premières autopsies, nos experts trouvent une quantité importante d'arsenic dans toutes les dépouilles exhumées. Ils utilisent les méthodes de Marsh et Orfila pour le certifier.

L'affaire passe de l'évidence aux ténèbres

Une belle preuve d'empoisonnement ? Au contraire, les savants s'affrontent dès le premier procès. Le doute surgit lorsque l'un d'eux découvre une forte quantité du poison dans la terre même du cimetière. Un cimetière avec des surfaces encore libres, sur lesquelles le gardien cultive ses salades et ses pommes de terre. Il utilise bien sûr des désherbants, des engrais, et des raticides !

De plus, la quantité d'arsenic décelée dans les cadavres varie fortement selon les procédés utilisés pour son dosage. La Science se révèle moins fiable qu'on ne l'estime. C'est une énigme judiciaire. Marie Besnard reste en détention de 1949 à 1954. Deux autres procès sont organisés à Bordeaux, et Marie Besnard est finalement acquittée en décembre 1961. De nombreux ouvrages, d'innombrables articles, et deux films lui sont consacrés. Qui a tué tous ces gens ? Le mystère demeure.

Mais d'où vient-il, ce poison ?

L'arsenic sert pour tuer les parasites du bois, utilisé pour le mobilier, et les navires. L'arséniate de plomb est un insecticide, raticide et taupicide. Il détruit les doryphores qui anéantissent les champs de pommes de terre. Il évite que la récolte de blé ou de maïs ne soit dévorée et souillée par les rats. C'est un produit absolument indispensable dans les villes et encore plus dans les campagnes. N'oublions pas que la perte d'une récolte est une mortelle catastrophe pour toute une région. Même actuellement, il garde encore de multiples utilisations industrielles.

L'arsenic se présente sous la forme d'un solide gris, ou noirâtre. Il dégage une forte odeur d'ail, typique du minerai. Si l'odeur de l'ail chasse les vampires, il faut au contraire la dissimuler dans le vitriol de lune. Il est réduit en poudre, et sa forme oxydée par chauffage est blanche et devient, de plus, inodore, et sans saveur ! On l'appelle alors arsenic blanc. Ce poison est d'une toxicité mortelle à dose infinitésimale. Un enfant qui porte à sa bouche un échantillon minéral de collection peut être intoxiqué. Même des vêtements imprégnés d'arsenic sont très toxiques, ce qui nous rappelle cette affaire de la chemise de nuit du Roi.

Pendant plusieurs siècles, la plus grande mine d'or en France est celle de Salsigne dans l'Aude, près de Carcassonne. L'extraction de l'or s'accompagne de celle des arsénopyrites de fer, ou de soufre, et donc de notre arsenic. La mine est fermée depuis 2004, et le minerai arsénopyrite de fer, ou mispickel, a maintenant pour origine les carrières du Kosovo.

Arsenic, arsenic, pourquoi pas du cuivre ?

Au cours d'une carrière hospitalière, c'est une grande émotion de rédiger un article médical. Brouillons, manuscrit vingt fois corrigé, texte tapé et retapé au clavier, et voici les feuilles qui sortent de l'imprimante. Ce sont des étapes qui restent gravées dans les méninges de l'auteur. Ainsi, la thèse du futur Docteur Georges Benoit : « De l'empoisonnement criminel en général », qu'il soutient en 1888 à Lyon, me paraît très enviable. Sur une compilation de cinquante ans, il regroupe presque deux mille cas d'empoisonnements criminels. L'arsenic est utilisé dans cinquante pour cent des cas, les sels de cuivre dans vingt pour cent, et les phosphates dans vingt pour cent également. Le cuivre et le phosphore sont aussi deux poisons faciles à se procurer.

Le botaniste Alexis Millardet sauve tout le vignoble français atteint par le mildiou, un champignon corrosif. Il généralise l'usage de la bouillie bordelaise, un mélange de sulfate de cuivre et de chaux. Les vignerons lui doivent beaucoup, et les amateurs de vin également. De nombreuses rues portent son nom, une postérité méritée. En revanche, le produit, vendu en grande quantité chez les droguistes, est d'un accès aisé. La poudre de sulfate de cuivre est toxique par inhalation, par contact cutané, et par ingestion. Elle peut entraîner des dégâts organiques létaux sur le foie, les reins, le sang.

Pourquoi pas du cuivre ? Le sulfate de cuivre fut jadis appelé vitriol bleu, ce n'est pas pour rien. Il rend malades tous ceux qui le manipulent ou le respirent sans respecter de grandes précautions. La poudre pour bouillie bordelaise est d'une vive couleur bleue, plutôt difficile à dissimuler. La toxicité aiguë nécessaire à un acte criminel demande une dose massive de ce poison, ou plusieurs empoisonnements successifs : pas facile !

Et l'or alors ?

En 1559, Ambroise Paré, aidé par André Vésale, tente de sauver Henri II de France. Le débris de lance qui transperce l'œil et le crâne du Roi ne peut être enlevé. Un souverain intelligent et constructif au destin brisé stupidement, alors qu'il insiste pour batailler une dernière joute. Veut-il impressionner son éternelle favorite dont il porte les couleurs, blanc et noir ?

Elle a pourtant vingt ans de plus que lui. Aujourd'hui, Diane de Poitiers serait une cliente assidue des clubs de fitness, et inscrite dans toutes les épreuves sportives imaginables. Elle galope à cheval, c'est l'une des rares contemporaines à savoir nager. Elle peut se promener à marche forcée des heures dans la nature. C'est une grande sportive, une marathonienne ! Au moment du tragique tournoi, Diane est une très belle femme, âgée de presque soixante ans. Pour garder son pouvoir de séduction, elle utilise de nombreuses recettes cosmétiques.

C'est une excellente cliente des apothicaires et des marchands de salades, comme de nos jours. Mais l'un de ses secrets de beauté éternelle lui est fatal. L'or, métal inaltérable, est réputé comme parfait élixir de jeunesse. Alors, chaque jour, elle en ingère une petite quantité, sous forme de poudre d'or, ou d'huile aurifère. Mais en 1559, l'industrie pharmaceutique est légèrement imprécise sur les posologies journalières. L'or n'est pas encore le complément alimentaire bien dosé pour le décor des pâtisseries et des cocktails que nous connaissons.

Diane ignore qu'à forte dose, le métal devient toxique pour de nombreux organes, en particulier le foie et le rein. Plus le temps qui passe abime ses traits, plus elle augmente les doses d'élixir, et plus le corps s'altère.

La paléopathologie, popularisée par les travaux d'Yves Coppens, est une science récente, une branche de la médecine légale. Philippe Charlier et son équipe exhument les restes de Diane au cimetière du château d'Anet. Les analyses des matières de décomposition, et celles des cheveux de la belle favorite montrent des concentrations en or jusqu'à cinq cent fois le seuil toxique. Beauté fatale. Beauté fatale, en voilà un chouette titre pour un roman policier.

Enfin des polars

Au début du vingtième siècle, la littérature populaire abonde en petits opuscules, puis en romans au titre accrocheur et à couverture aguichante. Les prolifiques auteurs de romans policiers s'inspirent de faits réels, publiés dans les journaux locaux, et glanés dans les couloirs des commissariats. Un assassinat bien sanglant est une bonne entrée en matière. Mais la perfidie du meurtre par le poison fascine également. Le choix du poison dans les romans est un grand classique. La reine du genre est sans conteste Agatha Christie (1890/1976). Lorsque son premier mari part en 1914 se battre avec les troupes françaises, Agatha est une jeune femme de vingt-quatre ans. Elle veut tromper l'angoisse de la guerre, et la monotonie de sa campagne anglaise de Torquay. Elle se fait engager à la pharmacie de l'hôpital, et la découverte des médicaments se révèle passionnante. Ses connaissances scientifiques et toxicologiques deviennent extrêmement grandes. Elle les emploie dès son premier livre, écrit à l'initiative de sa sœur. Par la suite, presque toute son œuvre repose sur des empoisonnements, grâce à la manipulation tortueuse d'une soixantaine de toxiques différents. Cette relation entre la romancière et les poisons inspire même le sujet d'une thèse très bien structurée pour le Doctorat en Pharmacie de la Faculté de Bordeaux.

Bien sûr, cette approche scientifique utilise une classification. C'est dans une ancienne thèse que cette classification est décrite, celle du prince de la toxicologie, Matthieu Orfila. Elle se rapporte à l'origine du poison : minérale, végétale, animale. À notre époque moderne, il faut y ajouter les médicaments détournés de leur vertu thérapeutique.

Le phosphore ne sublime pas la mémoire

Dans la thèse lyonnaise sur les empoisonnements, celle de Georges Benoit en 1888, le phosphore vient à égale position avec le sulfate de cuivre. Dans le roman « Témoin muet » de 1937, l'assassin insère du phosphore dans une gélule de médicament, afin de provoquer une hépatite aiguë. Mais son ingestion entraîne dans la soirée des exhalaisons de buée phosphorescente aperçues par les témoins ! Incroyable, mais parfaitement décrit dans le roman.

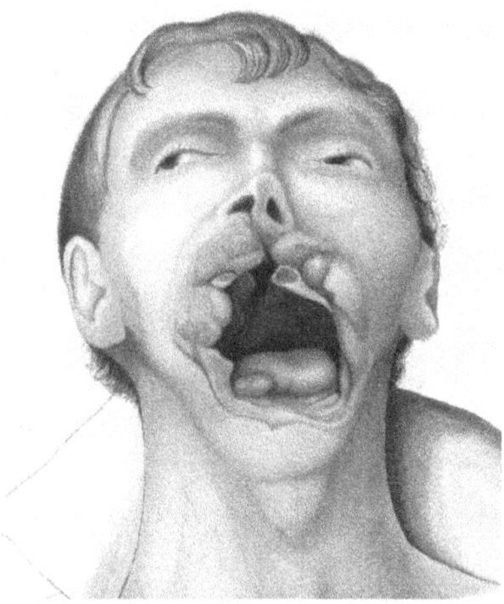

biusante.parisdescartes.fr/histmed/image?CISC0216x08

Ajouter du phosphore blanc dans la tête des allumettes permet un embrasement plus facile. De 1830 à 1900, date de l'interdiction de son usage, les ouvriers et les ouvrières respirent soixante-douze heures par semaine de la poussière de phosphore. Des dérivés phosphorés circulent dans leur sang, et sont absorbés par les cellules osseuses.

Ces molécules phosphorées détruisent certaines de ces cellules. C'est en particulier l'os de la mâchoire qui subit cette dégradation. La nécrose de la mâchoire de ces pauvres employés, femmes et hommes, entraîne leur mort à brève échéance.

L'effroyable « mal des allumetières », les emporte après des interventions chirurgicales nombreuses et mutilantes.

En 2003, on observe une nécrose historique de la mâchoire chez une femme, suite à l'utilisation d'un médicament, contenant du biphosphonate, prescrit en traitement de l'ostéoporose. Cette complication fait l'objet de nombreuses observations internationales. En cas d'utilisation de ce médicament, la surveillance doit être rigoureuse.

Le célèbre cyanure

C'est aussi un poison minéral. Agatha imagine des meurtres au cyanure dans plusieurs de ses romans. Elle le verse dans du champagne, et dans un long drink, dans « meurtre au champagne ». Elle le cache dans un vaporisateur nasal, dont la victime se sert pour son rhume des foins : « Le miroir se brisa ». Le toxique est tout simplement substitué au médicament dans des cachets contre la migraine : « La plume empoisonnée ».

Connue depuis l'Antiquité, les célèbres bagues contenant du poison sont l'apanage des rois et des dignitaires de la Cour.

De sinistre mémoire, la capsule de cyanure est cachée dans la doublure de veste des belligérants de la Seconde Guerre Mondiale. Elle est la méthode de suicide des combattants des deux bords, innombrables résistants anonymes, ou responsables du Troisième Reich. Résistants et nazis dissimulent du cyanure dans des bagues, des médaillons, des fausses dents, et tous les objets transportables. Au milieu du drame, peut-on distinguer des degrés dans l'horreur ? C'est avec des capsules de cyanure que Madame Goebbels empoisonne ses enfants, et c'est une forme en granulés du cyanure qui est utilisée dans les camps d'extermination.

L'acide prussique, ou cyanhydrique, ou cyanure, entraîne la mort par anoxie en se fixant sur l'hémoglobine. Le sang ne peut plus assurer sa fonction d'oxygénation. Du cyanure est présent dans les noyaux des fruits : pêches, abricots, prunes. Il a une odeur très forte d'amande amère, caractéristique. On prévient sans cesse nos enfants du danger des noyaux de pêche. L'ingestion accidentelle, ou par bêtise, d'un grand nombre d'amandes de ces fruits peut causer une grave intoxication. Produit par l'industrie, le cyanure permet de fabriquer des pesticides, des résines, et des isolants de construction. C'est pourquoi il s'en dégage en grande quantité dans la fumée des incendies de bâtiments. Le kit d'antidote est présent dans toutes les ambulances de premier secours. C'est de l'hydroxy cobalamine, la vitamine B12.

Petit tour dans la forêt

Le premier poison végétal que l'on imagine, ce sont les champignons. En 1918, l'assureur parisien Henri Girard, escroc malin, réussit à faire signer des contrats qui le font hériter en cas de décès d'un assuré ! C'est assez retors.

Il invite à déjeuner et tue plusieurs de ses clients avec des champignons. Mais certains autres survivent, le dénoncent, et la police découvre à son domicile un vieux livre de Mycologie plein d'erreurs, dans lequel l'amanite citrine (Amanita citrina) est décrite comme aussi mortelle que sa cousine phalloïde, ce qui n'est pas le cas. À vieux grimoire, vieux châtiment. Le "Landru des champignons" termine sa carrière sous le couperet de la guillotine.

Peu de criminels utilisent les champignons dans les romans policiers. Les auteurs savent bien que l'efficacité est loin d'être garantie. Même l'amanite phalloïde ne tue pas à tous les coups, et la victime en guérit après une forte gastro-entérite. Il faut aussi cuisiner un plat qui sera consommé uniquement par la cible. On ne fait pas manger des champignons à n'importe qui : beaucoup de gens se méfient. Enfin, l'assassin doit être capable de distinguer parmi une multitude d'espèces, s'il ne veut pas finir comme Girard. C'est bien aléatoire cette mauvaise idée...

Poison sur les rails

La trop fameuse cocaïne est aussi d'origine végétale. Notre fil rouge, utilise la cocaïne dès 1932 dans « La maison du péril ». Après plusieurs tentatives de meurtres, la jolie jeune femme qui se repose à l'hôpital reçoit une boîte de chocolats, farcis avec de la cocaïne. Pour savoir si elle survit, lisez le roman d'Agatha Christie.

C'est un psychostimulant, issu des feuilles de cocaïer. Au dix-neuvième siècle, on l'incorpore dans des boissons, des pastilles, des infusions, des élixirs. En 1871, un pharmacien corse, Angelo Mariani, fait macérer des feuilles de coca dans un vin sucré. Son Vin Tonique Mariani à la Coca du Pérou est breveté comme apéritif, reconstituant, et fortifiant. C'est le fameux vin Mariani, qui confère force et santé dans tous les domaines, et fait la fortune de l'inventeur.

Le cocaïer est surtout cultivé en Colombie. Il est très compliqué, depuis ses feuilles, d'obtenir la drogue cocaïne. Quarante transformations chimiques sont nécessaires. La première est le broyage à pieds nus dans du kérosène. Pas très bio, cette affaire de toxicos.

Au fil du temps, et de l'habileté des chimistes, la drogue est fournie de plus en plus épurée, extrêmement concentrée. En 2017, dans notre pays, cinq cents overdoses ont conduit les victimes en Réanimation, causant cinquante décès par troubles du rythme cardiaque et infarctus.

Ne craquez jamais

Les cailloux de crack, chauffés, dont on inhale la vapeur, représentent une des plus dangereuses drogues du monde. Il s'agit de cocaïne pure. L'effet est exacerbé, mais très court, obligeant à des prises de plus en plus rapprochées. L'addiction est presque immédiate, irrémédiable. La déchéance physique est rapide. Les pauvres hères dépendants du crack sont obligés de vivre à proximité de leur dealer. Ils ne s'éloignent que pour commettre un larcin leur permettant de racheter très vite des cailloux.

Petit tour dans la campagne

« Les cinq petits cochons », 1942. Un peintre célèbre meurt brutalement. Cinq témoignages accablants font condamner sa femme pour meurtre, et elle meurt en prison. Quinze ans plus tard, leur fille veut réhabiliter la mémoire de sa mère. Hercule Poirot rouvre cette affaire classée, et fait avouer l'un des petits cochons, qui a empoisonné le peintre avec de la conine. Qu'est-ce que la conine ? C'est un neurotoxique qui provoque une paralysie respiratoire. Elle est l'alcaloïde toxique d'une plante ombellifère très répandue. Elle peut empoisonner certains petits animaux, et même le bétail, ou alors un promeneur ! Heureusement, cette plante, haute parfois de deux mètres, dégage une forte odeur d'urine de chat, qui doit nous alerter : c'est de la ciguë. La grande ciguë, ou ciguë de Socrate, Conium maculatum, pousse parfois en bordure de nos chemins de promenade. On peut la confondre avec du faux cerfeuil ou de la carotte sauvage. Ne la ramassez pas, ne la touchez même pas, elle peut causer de l'urticaire localisé.

En 1936, aucune confusion possible : une jeune femme de vingt-deux ans est envoyée au bagne pour l'empoisonnement de son mari. Celui-ci meurt d'une tisane que sa femme lui sert un soir, amoureusement préparée avec une décoction de racines de grande ciguë, et un peu d'alcool sucré pour en dissimuler l'odeur.

Aimez-vous l'exotisme ?

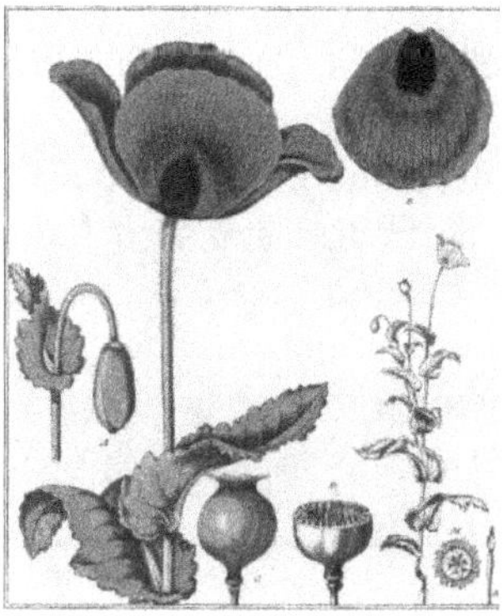

www.biusante.parisdescartes.fr/histmed/image?med08338x01x0058

Vieille star des alcaloïdes, l'opium est une substance issue du latex de pavot, de type Papaver somniferum, cousin éloigné du coquelicot. La capsule doit être incisée pour faire s'écouler le suc végétal, qui s'appelle opium. L'opium brut est traité pour obtenir la drogue qui s'appelle chandoo : elle est de couleur brune, et de consistance pâteuse.

Cette pâte doit fermenter et sécher avant de la fumer dans la longue pipe du folklore asiatique.

La dissolution de l'opium dans de l'alcool, donne le laudanum, appelé aussi élixir parégorique, ancien traitement de la diarrhée, et de la douleur. Au début du vingtième siècle, le laudanum représente un grand marché, et acquiert une grande popularité, souvent sous forme festive. Maintenant disparu, il est remplacé par la codéine !

Il faut encore une succession de réactions chimiques très complexes depuis le chandoo pour obtenir de la morphine de base. Celle-là même que nous utilisons en Médecine.

Antisociale, la morphine

La morphine peut être consommée par n'importe quelle voie (inhalée, injectée, fumée, avalée). Son surdosage provoque une dépression des centres respiratoires cérébraux qui peut être mortelle. L'un de ses effets secondaires est la survenue d'hallucinations, souvent des silhouettes colorées. Au cours d'un traitement médical, celles-ci sont assez faciles à éviter. En revanche, elles sont justement l'effet recherché par les morphinomanes.

Entre 1880 et 1900, la morphinomanie inquiète le corps médical, et les parlementaires. Pourtant, elle est un phénomène très marginal parmi les autres fléaux de l'époque. La presse stigmatise ceux qui s'adonnent à la morphine pour leur plaisir. Les articles de journaux dénoncent en particulier son association avec la flamboyante prostitution et le délétère intellectualisme. La seringue devient un objet précieux et érotique, à bannir de la société honnête. Dans un aussi sulfureux contexte, la morphine est le sujet de très nombreux romans et de films.

Merveilleux remède

Prescrite à doses adaptées, la morphine est le traitement le plus efficace contre la douleur, celui qui a fait défaut pendant des siècles. Son action bénéfique en fait le principal médicament du corps médical militaire engagé dans toutes les batailles.

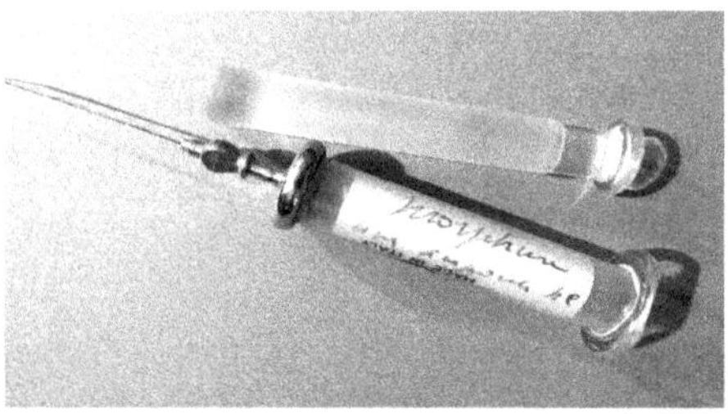

Son usage est généralisé pendant la Seconde Guerre Mondiale. Afin d'éviter la préparation d'une seringue en verre sur les lieux même du combat, l'armée américaine met au point une forme très facile à injecter. Il s'agit du tartrate de morphine, contenu dans un petit tube d'aluminium, prolongé par une aiguille, protégée par un capuchon. Ce dispositif est appelé syrette. Il suffit de piquer son camarade blessé avec la syrette, et d'appuyer sur le tube pour soulager sa douleur.

L'antidote de la morphine, la Naloxone, n'est synthétisée qu'en 1960. Avant cette découverte, c'est donc un bon choix pour être certain de réussir son assassinat. Dans quatre romans d'Agatha Christie, la morphine est cachée dans du whisky, un sandwich, du café, et de la bière.

La morphine médicale est encore obtenue grâce à la culture du Papaver somniferum en France, dans la Région Champagne Ardennes. En effet, sa synthèse reste très difficile, et serait plus onéreuse que celle obtenue par la culture.

Une autre drogue bien connue, l'héroïne, en est un dérivé, c'est la diacétyl morphine. Rappelons-nous bien que le crack, est de la cocaïne pure, alors que l'héroïne est un dérivé concentré de la morphine. Il est important pour les médecins de connaître la nature de la toxicomanie. Le traitement d'un patient diffère si la drogue est un morphinique, ou bien de la cocaïne. La naloxone est indiquée seulement si un opioïde est responsable de l'overdose.

Un joli bouquet de fleurs

Notre fil rouge utilise la digitaline dans cinq de ses ouvrages. À l'époque du roman noir, la digitaline est facile à se procurer, et le surdosage est toujours, et encore, mortel sans Réanimation.

La digitaline est utilisée par Marie Becker, célèbre tueuse en série belge en 1938. Marie Becker est interpellée au moment de son douzième crime. La « Veuve Noire » est couturière pour des clientes riches. Elle leur emprunte de l'argent, qu'elle ne peut rembourser. Si l'une d'elles menace de porter plainte, le café, le thé ou la soupe deviennent des armes par destination, chargées à la digitaline ! Puis elle les dépouille de leurs titres et de leurs bijoux. Elle est morte en prison.

Les belles fleurs en corolles de la Digitale ornent de très nombreux jardins. Mais attention, c'est une plante toxique qui provoque un extrême ralentissement du cœur, puis son arrêt définitif. La digitoxine ou digitaline est un cardiotonique extrait de la digitale pourpre. La variété jaune est très efficace également. L'effet cardiaque est découvert par hasard par William Withering, un botaniste britannique. Son utilisation thérapeutique se répand grâce au chimiste Claude-Adolphe Nativelle (1812/1889), fondateur du prospère laboratoire du même nom.

La digitaline est très largement prescrite pendant un siècle, de 1880 à 1980. Le compte-gouttes est traitement habituel pour les fameuses « palpitations », l'insuffisance cardiaque, et toutes les arythmies. Désormais disparue, la digitaline est un médicament dont le surdosage est très dangereux, mais il était assez facile de s'en procurer jusqu'à une période récente. Ce n'est plus le cas.

Un arbre rose poison

La digitaline ralentit le rythme cardiaque. Un extrait d'une autre plante a la même propriété. Graham Young est un génie pervers du poison. De 1960 à 1970, il commet de nombreux meurtres avec des produits chimiques à Londres. Alors qu'il est incarcéré, il réussit à attraper des feuilles de laurier à travers les barreaux de sa cellule. Il s'en sert pour gravement intoxiquer son codétenu. En effet, hormis le laurier-sauce, toutes les parties de tous les lauriers sont toxiques par un poison qui agit exactement comme la digitaline. Les jardiniers savent que les composants des lauriers sont dangereux, et qu'il est recommandé de brûler les parties élaguées.

Un grand jardin

Comme c'est beau un grand jardin fleuri de toutes les couleurs. Un panoramique complet permet de composer tant de bouquets, de développer des photos, et de peindre de très jolis tableaux. Mais de la fière pivoine au timide muguet, que d'extraits mortels, que d'intoxications potentielles ! Cette année, en avril 2024, une intoxication collective a mis en danger cinquante personnes dont cinq enfants. Ils ont consommé des produits fabriqués avec de la farine de blé noir. La récolte est contaminée par une très belle plante à fleurs dont la longue corolle est blanche ou rose : la Datura. Elle entraîne de dangereux troubles du comportement.

www.biusante.parisdescartes.fr/histmed/medica/page?37591x06&p=32

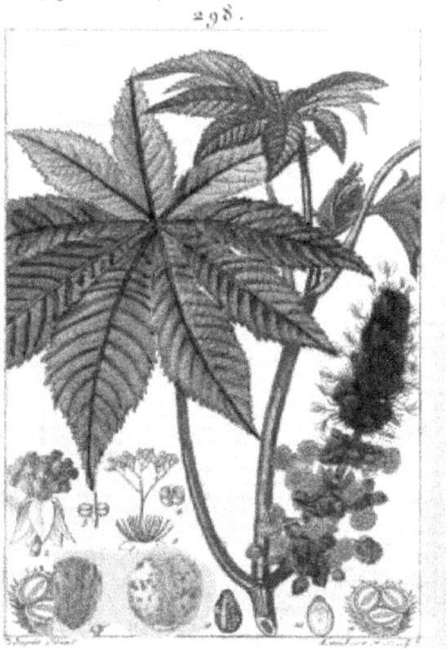

Un beau terrain, il faut l'agrémenter de quelques arbustes. Un des plus ornementaux, avec ses grandes feuilles dentelées et ses bogues rouges, c'est le Ricin. Ses bogues contiennent des graines mouchetées. Il ne viendrait sûrement à l'idée de personne de les croquer. Heureusement, car le suc que l'on appelle la ricine est six mille fois plus toxique que le cyanure.

Les graines sont les plus concentrées en ricine, mais toute la plante est nuisible. Des accidents peuvent arriver au jardin, et dans les villes qui agrémentent les ronds-points avec ce bel arbuste, vert et rouge vif. Attention, le Ricin est le premier poison cité comme arme possible du bioterrorisme. Je vous parle de sa violente toxine, la ricine, en fin de chapitre.

Des livres, des dictionnaires complets, et de nombreux sites internet sont consacrés à toutes ces plantes vénéneuses de nos jardins. Environ trois cents cas par an d'intoxication aiguë, par confusion entre des plantes comestibles et des plantes toxiques sont recensés chaque année. En mai 2020, à Nantes, un retraité et sa femme ramassent dans leur jardin ce qu'ils pensent être des carottes sauvages. Les racines de cette œnante safranée sont aussitôt lavées, et cuisinées pour le dîner. Les tubercules imitant la carotte sont aussi appelés navets du Diable ! Le dîner tourne au drame. Le mari meurt à table, la femme est sauvée par les secours qu'elle a eu le temps d'appeler.

Trois plantes ont l'aspect d'un persil de grande hauteur : la ciguë vireuse, la grande ciguë de Socrate, déjà citée, et cette œnante safranée. Elles sont régulièrement responsables de plusieurs morts chaque année. En prévision de la promenade en campagne, emmenez donc un gros ouvrage de Botanique, ou bien une application sur téléphone pour la reconnaissance des plantes. On peut aussi, c'est plus prudent, laisser les plantes sur le bord des champs, et en fin de randonnée, faire ses courses chez le fruitier. C'est mon conseil personnel. Mais sur le chemin qui mène au magasin, on observe parfois en bordure de terrasse de pimpants arbustes bicolores. Attention, c'est du ricin.

En mémoire des Jivaros

Les lianes de Strychnos toxifera s'enroulent autour des arbres tropicaux. Les premiers curares sont extraits de plusieurs plantes d'Amérique Latine. Les Indiens en enduisent leurs flèches. Ils agissent sur les muscles, provoquant une paralysie, puis un étouffement. En 1942, un extrait de l'arbuste Chondodendron tomentosum, est utilisé pour la première fois afin d'induire un relâchement musculaire lors d'une anesthésie à Montréal. Avec la narcose et les antalgiques majeurs, les curares sont la troisième composante de beaucoup d'actes d'anesthésie générale. Ils sont indispensables à la Réanimation des patients ventilés. En revanche, l'atteinte des muscles respiratoires par une maladie, ou par un toxique est constamment mortelle en dehors du bloc opératoire.

Un poison animal qui guérit ?

C'est la troisième classe des poisons, ceux qui proviennent du règne animal. Un seul exemple est magnifique. L'insuline est une hormone secrétée par le pancréas. Elle régule les sucres, donc elle empêche le diabète.

En 1922, Leonard Thompson, âgé de quatorze ans est sur le point de mourir à l'hôpital de Toronto. Il a une maladie incontrôlable, le diabète, qui le plonge dans le coma. En effet, un surdosage en sucre transforme celui-ci en molécules acides. Frederick Banting (1891/1941) est un physiologiste canadien. Sa découverte de l'insuline dans le pancréas des animaux en fait un lauréat du prix Nobel. Mobilisé pour la guerre en Europe, le chasseur bombardier qui l'emporte vers l'Angleterre s'écrase en route.

Charles Best (1899/1978) est son collaborateur principal. En 1922, la purification de l'hormone n'est pas encore finalisée dans leur laboratoire : ils injectent au jeune Leonard un simple broyat de pancréas de Chien. Les effets sont immédiats sur la glycémie et ses symptômes : l'efficacité de l'hormone est prouvée pour la première fois. Le jeune Thompson s'en tire avec quelques abcès aux points d'injection.

Imaginons une cellule humaine grande comme un salon avec plusieurs portes. L'insuline est une clé qui se glisse dans un récepteur : elle tourne, et ouvre une porte pour y faire entrer le glucose. Ce sucre est absolument indispensable au fonctionnement de toutes nos cellules.

En l'absence de clé, le sucre s'accumule dans la circulation, et devient un acide toxique. Au contraire, si des clés en surnombre ouvrent brutalement toutes les portes, le glucose s'invite tellement dans notre salon qu'il disparaît totalement de la circulation. Cette hypoglycémie provoque la mort d'un organe qui nous est cher, et plus ou moins utile, le cerveau.

Un poison animal qui tue ?

En 1980, Claus, époux d'une richissime américaine, Martha Von Bulow, est accusé d'homicide sur sa femme diabétique, par l'injection d'une forte dose d'insuline, voulant provoquer une hypoglycémie mortelle. Martha survit, puisqu'elle n'est décédée qu'en 2008, âgée de soixante-seize ans, après vingt-huit ans de coma en vie artificielle. Son cerveau n'a pas supporté le manque prolongé de sucre. Claus est innocenté après deux procès médiatiques retentissants, mais seulement par manque de preuves. Le cinéaste Barbet Schroeder en fait un film, le mystère Von Bulow, avec Glenn Close et Jeremy Irons en 1990.

Trois classes pour Orfila

Caricature de Mathieu Orfila par Honoré Daumier

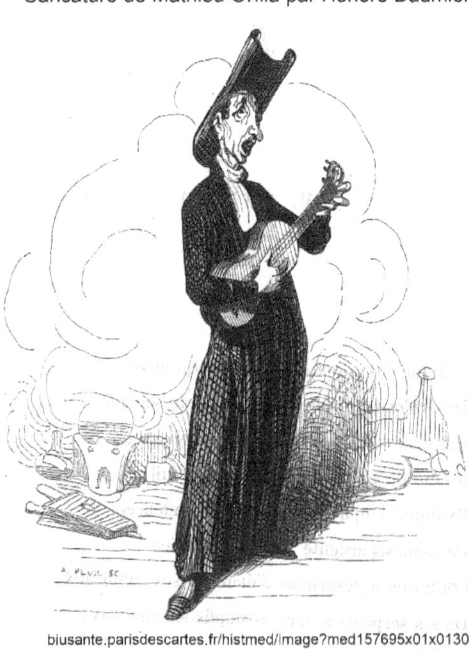

biusante.parisdescartes.fr/histmed/image?med157695x01x0130

Trois classes de poisons pour le fondateur de la Toxicologie : minérale, végétale, animale. Et une de plus dans notre monde actuel, celui des médicaments détournés de leur usage de soin.

Un numéro de téléphone baptisé ORFILA est dédié aux centres anti-poisons.

Pour ces substances, il existe un énorme dictionnaire rouge à lettres dorées, le Vidal. Bien sûr, il est maintenant électronique, moins chargé en émotion, car ce n'est plus le lourd grimoire d'antan à feuilleter religieusement. Il n'en reste pas moins, hors nostalgie, que tout médicament, à mauvaise dose, est toxique.

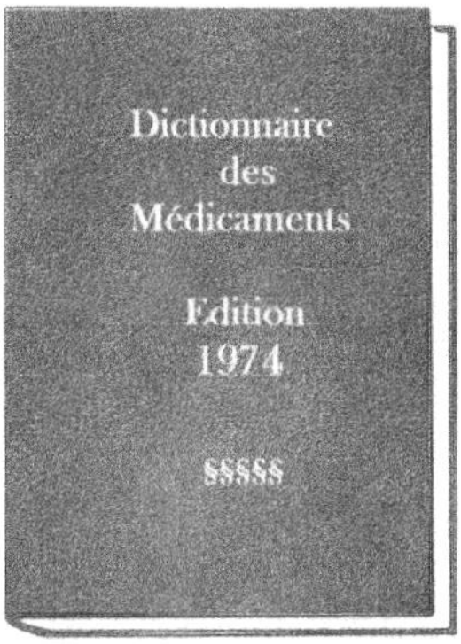

Donc notre fidèle guide, le Vidal, l'équivalent du Dalloz de nos amis du Barreau, serait un catalogue des poisons ? Avertissement : tous les toxiques potentiels sont maintenant repérables par analyse des cheveux, et dosables dans le sang ou l'urine. Ce qui rend la malfaisance plus difficile, et les empoisonnements bien plus rares qu'autrefois.

En fait, les affaires judiciaires « individuelles » pour empoisonnement volontaire sont désormais exceptionnelles sur notre territoire. Hormis des criminels qui s'inspirent d'Agatha Christie, et des feuilletons télévisés, utilisant des toxiques, cette accusation s'applique également à la transmission volontaire de maladies potentiellement mortelles. Un bilan toxicologique est intégré à la moindre suspicion dès l'arrivée aux Urgences. En cas d'issue fatale, le diagnostic est confirmé lors de l'autopsie.

L'assassinat par empoisonnement disparait donc, sauf pour les horribles personnages que je vous décris maintenant. Ce sont les « anges de la mort ». On les découvre brutalement, quand éclate le scandale d'une série de décès inexpliqués dans un établissement de soins, ou dans la patientèle d'un médecin ou d'une infirmière. Leurs agissements sont toujours reconnus, et ne restent jamais impunis.

Les anges de la mort

Il est souvent raconté que le poison est une arme de femme, c'est une légende. Les travailleurs de la santé qui tuent des patients en état de faiblesse sont en forte majorité de sexe masculin. Hommes ou femmes, on connait trois profils psychologiques différents :

- miséricordieux : il déclare n'agir que par compassion, réelle ou simulée. Implorée par les patients, ou pas ?

- pervers narcissique : il identifie son pouvoir mortel à celui de Dieu. Sa mégalomanie lui fait mépriser les autres.

- héros malveillant : il cherche à réanimer ses victimes pour se valoriser lui-même.

Premier profil. Le 12 août 2011 à Bayonne, le Docteur Bonnemaison est mis en examen pour dix-neuf morts par empoisonnement sur personnes vulnérables. Ce sont des personnes âgées hospitalisées, non demandeuses d'une aide à mourir. Après deux procès, la justice conclut à la compassion. Nicolas Bonnemaison réintègre l'hôpital de Bayonne en janvier 2017, pour un travail administratif, sans contact avec des patients, et reste radié de l'Ordre. Un peu plus tard, il fait valoir son droit à la retraite. La route des vacances au Pays basque est rouverte.

Deuxième profil, le « Docteur La Mort ». Harold Shipman est un médecin installé à Manchester. En 1998, il est accusé d'au moins deux cents meurtres. Le double de notre Hélène Jégado nationale, c'est trop fort ! En pratique, satisfaire sa pulsion psychiatrique lui est très facile. De belle prestance, il prend l'ascendant sur des vieilles dames, dont il est adulé pour ses bons soins. Il les tue par injection de morphine, puis signe lui-même leur certificat de décès, en revenant voir, quelques heures plus tard, si tout va bien ! Lors de son interrogatoire, le profil pervers narcissique est évident : il n'exprime aucun regret ni remord, et se prétend un « être supérieur », un Dieu. Il est condamné à perpétuité. Finalement, il n'effectue pas sa peine, préférant partir s'expliquer en direct avec ses victimes, en se pendant dans sa cellule.

Troisième profil, celui du héros malveillant. Cette affaire est toujours en cours, et la personne mise en cause n'est pas encore jugée. Les faits se passent dans plusieurs cliniques de la région de Besançon. Un médecin anesthésiste, le Docteur Frédéric Péchier, est accusé d'au moins vingt-quatre empoisonnements, causant neuf morts. Il aurait injecté des doses létales de produits toxiques dans les poches de perfusions destinées aux salles d'opération voisines. Il peut ainsi, devant tout le personnel venu en secours, et sous les yeux d'un collègue détesté, poser lui-même le bon diagnostic au moment du drame. Il est plus facile de réanimer les patients en connaissant la cause d'une aggravation subite. Les soupçons sont avérés, car les poches de perfusion vides contiennent de fortes concentrations de potassium et de produits anesthésiants. Actuellement, la preuve absolue de la malveillance n'est pas acquise. Frédéric Péchier est interdit d'exercice, et plusieurs actions judiciaires sont engagées.

Leur râtelier d'armes

Ces trois exemples illustrent bien la façon dont les anges de la mort passent à l'acte. La méthode criminelle dépend grandement de leur facilité d'accès aux toxiques, et de l'état de leur future victime. Si le patient est porteur d'une perfusion veineuse, le choix des armes est vaste : drogues d'anesthésie, anions nocifs comme le potassium, médicaments cardiaques. Si le patient n'est pas perfusé, ils sélectionnent un poison injectable en intramusculaire, comme une forte dose de morphine.

Le pire des gestes est l'emploi éventuel d'un curare, injecté chez une personne consciente. L'agonie est longue et atroce, par paralysie respiratoire progressive.

Heureusement, les règlements successifs restreignent presque partout l'accès aux toxiques. Grâce à de nouvelles technologies, l'ouverture des armoires à médicaments comporte plusieurs étapes de sécurité. Le soignant doit apposer son empreinte digitale, composer son code personnel renouvelé chaque mois, indiquer le nom du patient, puis sélectionner les médicaments. Toute la manœuvre est bien sûr enregistrée. Il est donc devenu impossible d'entrer dans le local de pharmacie et de glisser un produit dangereux dans sa poche.

Il en va de même pour une éventuelle tentative de meurtre par un poison ou un médicament. Cette accusation est devenue rarissime. Matthieu Orfila a montré le chemin. Difficile de recenser l'énorme nombre des séries télévisuelles qui décrivent le travail de la police scientifique, et les analyses des experts en Toxicologie. Voilà un enseignement grand public bien utile, et très proche de la réalité. Dans notre premier quart du vingt et unième siècle, il fait quasiment disparaitre de la société cette frayeur ancestrale du poison.

Hélas, les agents toxiques ont un dernier sursaut, particulièrement ignoble, puisqu'ils peuvent servir, soit à éliminer une cible politique, soit à des tueries de masse.

Le coup de pompe

En pleine guerre d'Algérie, en 1957, Marcel Léopold, un trafiquant suisse vend des armes au FLN. Une mystérieuse organisation, « la Main Rouge » élimine les soutiens du futur gouvernement algérien. Au centre de Genève, Léopold se prend une fléchette empoisonnée dans le cœur. Un agent non identifié vient de lui faire le coup de la « pompe à vélo », une sarbacane en forme de pompe qui lance une fléchette pleine de curare.

Le coup du parapluie

En septembre 1978, réfugié à Londres, l'écrivain bulgare Georgi Markov attend son bus à Waterloo, quand il est piqué à la cuisse par un passant. Dans la soirée, il meurt, victime de la ricine, un poison six mille fois plus toxique que le cyanure, contenu dans une capsule de la taille d'un petit plomb de chasse, une microbille multi-perforée, injectée par le fameux parapluie bulgare. Le cinéaste Gérard Oury en fait un célèbre film avec Pierre Richard.

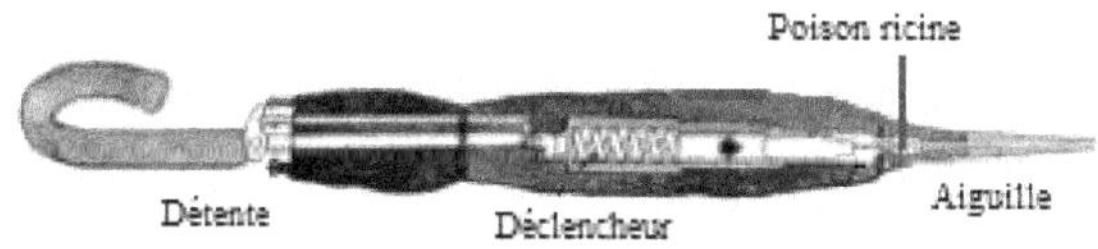

Un autre journaliste dissident, Vladimir Kostov, est réfugié à Paris. Quinze jours avant Markov, dans le métro parisien, il ressent une douleur brutale dans son dos. Un premier médecin l'examine : il fait le diagnostic de piqûre de guêpe, sans prescrire de traitement particulier. Mais le journaliste est aussi un ancien agent des services secrets bulgares. Il se méfie en apprenant la mort de Markov, et se fait de nouveau examiner : cette fois, un large carré de tissu inflammatoire est enlevé par un chirurgien. L'analyse montre la présence d'une étrange petite bille multi-perforée, et notre victime demande une contre-enquête pour son compatriote. L'affaire est alors relancée à Londres, le corps de Markov est exhumé, et le même minuscule projectile est trouvé, contenant encore des traces de ricine. Quelle incroyable histoire d'espionnage ! Voilà un épisode dont la cruauté aurait inspiré un roman supplémentaire à Agatha Christie…

La grande frayeur dans le métro

En mars 1995, dans le métro de Tokyo, un attentat au gaz sarin est perpétré par la secte Aum. Les terroristes jettent leur sac rempli de sarin liquide dans un wagon, et s'échappent. Le gaz libéré cause la mort de douze personnes, et des centaines d'autres sont blessées dans la panique. La police japonaise retrouve tous les membres du commando, et leur gourou. Condamnés à mort, ils sont exécutés en 2019, vingt-quatre ans après l'attentat.

Dîner avec le Diable

En Ukraine encore sous contrôle soviétique en 2004, Victor Iouchtchenko est candidat à la conduite du pays, mais favorable à l'union européenne. Il dîne avec le chef des services secrets. Il ne connait pas le proverbe « pour souper avec le Démon, il faut prendre une très longue cuillère », que je n'écris pas en cyrillique. Quelques heures après, il est gravement malade. Les symptômes sont ceux d'un empoisonnement. Une large atteinte dermatologique fait soupçonner la dioxine. Ce produit est la cause d'une boursouflure du visage et du corps, un œdème parsemé de bubons, appelé chloracné.

Il est transféré et soigné en Suisse. On trouve dans ses analyses des concentrations de dioxine mille fois supérieures à celles jamais dosées. Victor Iouchtchenko survit à son empoisonnement. Le 20 janvier 2005, défiguré comme on peut le voir sur ses photos officielles, il est déclaré vainqueur de l'élection présidentielle. Sa mandature est difficile et décevante. La tentative pour un second mandat est un échec cuisant, et il se met en retrait de la vie politique.

Même le thé est dangereux

Alexandre Litvinenko n'a pas eu la même chance. Du polonium radioactif est versé dans le thé vert qu'il déguste au bar du Millenium, à Londres, le 1er novembre 2006, en compagnie de deux anciens collègues.

Le simple contact avec une trace de polonium-210 est fatal : il entraine une leucémie aiguë. Sa toxicité est si grande qu'il suffit d'en ingérer un millionième de gramme pour que la dose soit mortelle. Ce poison, découvert en 1898 par Marie Curie, est un sous-produit de l'uranium. Le polonium-210 est obtenu par un bombardement de neutrons sur de l'uranium, ou par transmutation du noyau atomique du bismuth. C'est un poison radioactif cent milliards de fois plus toxique que le cyanure ! Sa fabrication nécessite un réacteur nucléaire, et un équipement très sophistiqué pour son transport. Tout le polonium mondial, une production annuelle d'environ cent grammes, provient d'un unique réacteur situé au centre de la Russie. C'est obligatoirement la signature volontairement assumée d'un crime d'État. Les services britanniques ont découvert des traces de polonium à l'intérieur de trois avions de la British Airways qui assurent la liaison Moscou-Londres.

Malheureusement, la suspicion médicale est tardive, et ne permet pas d'orienter rapidement les soins. Alexandre Litvinenko meurt trois semaines plus tard, ne cessant, depuis son lit d'hôpital, d'accuser les services secrets russes.

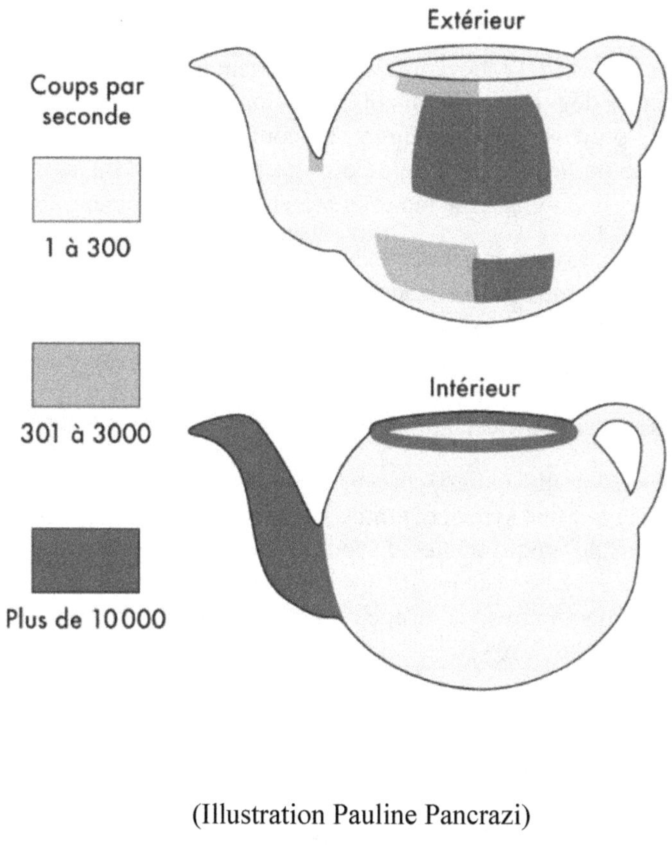

(Illustration Pauline Pancrazi)

L'enquête mène la police anglaise à saisir et examiner la théière vectrice de l'empoisonnement. L'analyse par un compteur Geiger apporte la preuve du crime par l'étude de la radioactivité résiduelle sur la théière de l'hôtel. L'investigation est tardive, l'élément radioactif est en partie désintégré. Pourtant, des doses d'une valeur rarement constatée peuvent encore se mesurer sur la céramique retrouvée dans la vaisselle de l'hôtel Millenium. Le schéma précédent représente la mesure au compteur Geiger, exprimée en coups par seconde. Pour comparaison, le chiffre mesurable à la distance d'un mètre d'une roche pure en uranium est de 1400 coups par seconde !

Une blague sordide

Le 13 février 2017, des individus proposent à deux jeunes filles asiatiques de faire une bonne blague à l'un de leurs amis. Il suffit de lui projeter dans la figure le contenu d'une inoffensive seringue de liquide. La scène doit être filmée pour l'équivalent de notre vidéo-gag, et le jeu est généreusement rémunéré.

Elles ne le savent pas, mais le copain en question est Kim Jong-Nam, le demi-frère du leader de la Corée du Nord. C'est un colosse, un personnage diabolique qui vit en exil, et fait de fructueuses affaires avec des comparses sur la péninsule de Macao. La scène se passe à l'aéroport de Kuala Lumpur en Malaisie, où le Coréen attend son avion.

Tout se déroule comme prévu, à un détail près : la victime aspergée fait une syncope, tombe sur le sol, s'asphyxie, et meurt en moins de vingt minutes. L'une des deux écervelées est aussi contaminée. Elle reste longtemps hospitalisée. On ne connait pas les commanditaires du crime, mais on connait la nature du poison, l'agent VX.

Sous forme d'un liquide un peu ambré, et inodore, c'est la version la plus moderne du gaz sarin. Comme lui, c'est un puissant neurotoxique : le simple contact sur la peau, et même les vêtements, entraîne une paralysie totale musculaire, et forcément la mort par asphyxie. Classé arme de destruction massive, on croit pendant quelques années que le VX est la plus puissante des armes chimiques. Erreur, le génie du Mal peut faire pire.

Le parfum de la mort

Il est mis au point par les laboratoires militaires russes dans les années 1970. Le Novitchok est considéré comme dix fois plus létal que les deux autres organophosphorés plus connus : le gaz sarin et le VX. Disponible sous forme de poudre, de gel, ou dilué dans un liquide, il suffit d'en déposer quelques gouttes sur des poignées de porte, ou n'importe quels points d'appui publics pour provoquer des morts en série.

Accusé en Russie d'espionnage au profit du Royaume-Uni, le colonel du Renseignement militaire Sergueï Skripal est condamné à treize ans de prison en 2006. Il fait l'objet d'un échange de prisonniers en 2010, contre des agents russes expulsés par Washington. Skripal se réfugie ensuite près de Londres. En mars 2018, cet ancien haut responsable de l'espionnage, ainsi que sa fille, sont empoisonnés à Salisbury. Ils sont tous les deux sauvés par la Réanimation de l'hôpital. Le toxique est dissimulé dans un petit flacon d'un parfum de luxe. Cette fois, je ne résiste pas au plaisir de l'écrire en cyrillique.

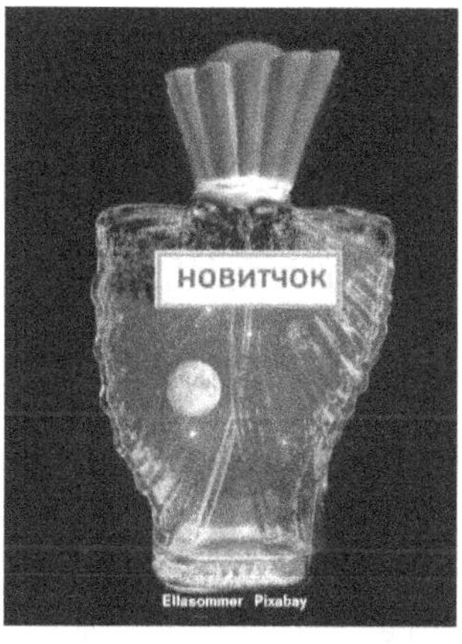

Quatre mois plus tard, début juillet 2018, ce joli flacon d'une grande marque est ramassé à côté d'une poubelle par un passant, qui l'offre à sa compagne : elle en fait la collection.

La manipulation du flacon contamine les deux Britanniques, qui réussissent à appeler les secours. Ils sont retrouvés inconscients à leur domicile. La femme, d'une quarantaine d'années, meurt quelques jours plus tard, tandis que le mari survit.

Véritable roman d'espionnage, cette obscure affaire déclenche une énorme crise diplomatique entre l'Union européenne et la Russie, un petit manège de diplomates expulsés, et sûrement des tractations restées discrètes.

Les opérations programmées, réalisées par des officines secrètes qui utilisent curare, ricine, dioxine, polonium, agent VX, et Novitchok, n'ont pour but que la mort ciblée d'une seule personne. Malheureusement, les poisons sont aussi des armes chimiques pour les meurtres de masse.

La sale guerre chimique

L'horreur du poison prend une terrifiante dimension à Ypres, en Belgique le 22 février 1915 : un nuage de fumée verte fond sur les troupes françaises et britanniques. Il s'agit d'un dérivé du chlore, et il a une odeur forte de moutarde, qui lui donne son nom de gaz moutarde. On l'appelle aussi ypérite, en hommage à la ville de sa première apparition.

Aussitôt, les poilus sans aucune protection respiratoire, sont suffoqués, asphyxiés par centaines. Ceux qui survivent ont la peau et les yeux atrocement brûlés, et restent aveugles. À de multiples reprises, j'ai cité les noms de personnalités remarquables de la Médecine, en les considérant comme des bienfaiteurs de l'Humanité. Voici au contraire un malfaiteur, un génie maléfique. Il est pourtant détenteur d'un prix Nobel décerné en 1920 !

Fritz Haber (1868/1934) est nominé pour la découverte de l'ammoniac. Cette molécule est la base de tous les engrais, et doit sauver le monde entier de la famine. On l'oublie dans notre société de surconsommation, mais jusqu'à une période très récente, les famines causent la mort de milliers de personnes en Europe, et même dans certaines régions françaises.

Fritz Haber reçoit son prix au milieu d'un fort chahut, et de violentes protestations, car les invités savent qu'il invente aussi les gaz de combat pour l'armée allemande. Il est directeur de l'Institut Physique et Chimique de Berlin.

Avec son laboratoire de deux cents chercheurs, il met au point les gaz les plus mortels de la Première Guerre Mondiale : l'ypérite, et le phosgène, gaz suffocant dix fois plus toxique que le chlore dont il dérive. Haber est un grand mégalomane, un pervers narcissique hystérique. Il se rend lui-même sur les lieux des combats afin de vérifier l'effet effroyable de ses découvertes. Sa femme Clara, Juive Allemande comme lui, est également chimiste. Elle se rend compte de la folie morbide qui s'installe, et tente de dissuader son mari de poursuivre ses recherches. Désespérée, elle met fin à ses jours en 1915, ce qui n'entrave pas le génie meurtrier de Haber, au contraire. D'ailleurs, il se remarie très vite.

En 1920, il invente le fameux Zyklon B, à base de cyanure, initialement prévu comme insecticide. Le cyanure est concentré sous forme de pastilles. Mais n'oublions pas qu'Haber est Juif, et il est donc déchu de ses fonctions en 1933. Il meurt en 1934, d'une crise cardiaque, alors qu'il est sur le chemin de l'exil vers la Suisse. Il n'a pas le temps de savoir que c'est son Zyclon qui est choisi par les nazis pour l'extermination, dans les chambres à gaz, de millions de Juifs comme lui. Les pastilles de Zyklon B se transforment en acide cyanhydrique lorsqu'on les jette dans de l'eau. La lettre B correspond au taux de concentration du cyanure, dans une gamme allant de A à F, du moins au plus concentré : on peut donc augmenter encore sa toxicité !

Personnage surdoué pour les inventions maléfiques, Haber illustre au mieux le paradoxe de la Science, source de progrès, source de malheurs.

Poisons et armes de destruction massive

La guerre chimique est évidemment interdite par des conventions internationales. L'espionnage local est une précaution obligatoire. La surveillance sur internet des achats de produits industriels susceptibles d'être transformés pour un usage meurtrier, est une préoccupation constante. Il existe de nombreux produits toxiques pouvant être employés comme armes. Les plus dangereux sont tous des neurotoxiques. En quelques minutes, ils paralysent les centres nerveux, la motricité, et la respiration. Beaucoup sont dérivés du chlore. D'autres sont des organophosphorés : sarin, agent VX, et Novitchok.

Ils se présentent sous n'importe quelle forme. Ce sont des liquides, des gaz ou des aérosols à vaporiser. Ils peuvent être largués par des avions sous forme de bombes, de barils, ou même pulvérisés comme des insecticides.

Depuis la grande crise sanitaire de 2020, chacun de nous connait désormais la traduction du mot anglais cluster, une grappe. Les bombes à sous-munitions, ou « clusters », sont interdites par toutes les conventions internationales. Le principe est très simple. Un missile largue au ras du sol un grand nombre de grenades qui explosent en éventail sur un périmètre ciblé élargi. Elles peuvent contenir n'importe lequel des agents toxiques cités, ou bien sûr, des billes de bactéries ou de virus.

Retour à la nature

L'un des agents potentiels est la hantise des autorités mondiales. Curieusement, ce n'est pas un dérivé du chlore ni un organophosphoré. Il est extrait de ce bel arbuste ornemental vert et rouge à bogues poilues que j'ai évoqué à propos des poisons du jardin, le Ricin.

L'huile de ricin est très utile pour de multiples utilisations industrielles. Par exemple, elle est transformée en fibres de polyamide. On fabrique ainsi des vêtements de sport, légers et imperméables. Hélas, la pulpe des graines contient la ricine : elle est le principal agent potentiel du bioterrorisme, à cause de sa facilité d'emploi. Par ingestion accidentelle, les effets peuvent être limités à une violente gastro-entérite. Mais cette ricine est mille fois plus toxique en intensité et en rapidité, si elle est inhalée par les poumons.

L'antidote est récent, et se présente sous forme d'un pulvérisateur inhalateur mécanique. Les services de secours peuvent en disposer, une fois le poison identifié. En mai 2018 en France, et en juin de cette année-là en Allemagne, deux attentats à la ricine ont été déjoués. Des exercices réguliers, dans le cadre du plan Vigipirate NRBC, permettent une préparation à un éventuel acte chimique criminel. Les mesures d'urgence sont identiques à celles recommandées en cas d'attaque bactériologique. Souhaitons qu'elles ne soient jamais mises en œuvre.

Références

Benoit Georges. De l'empoisonnement criminel en général. Lyon, 1888. N°407. Index-catalogue of the Library of the Surgeon-General's Office, United States Army.

Villeneuve R. Le poison et les empoisonneurs célèbres. La Palatine. 1960

Petitfils JC. Madame de Montespan. Perrin. 2009.

Locard E. Mémoires d'un criminologiste. Arthème Fayard.1957

Amandine Striebig. Les poisons utilisés dans les romans d'Agatha Christie. Sciences pharmaceutiques. 2014. ffdumas-01116318f.

Teulé Jean. Fleur de tonnerre. Julliard. 2013.

Dumarcet Lionel. L'Affaire de l'Abbé Auriol. De Vecchi, 2004. Collection : Grands procès de l'histoire.

Dupuy Marie-Bernadette. L'Affaire du Curé Gothland. Editions Le Soleil de Minuit, 2002.

Chauvaud F. Cet homme si multiple et si divers : Orfila et la chimie du crime au XIXème siècle. Sociétés et Représentations 2006/2, n°22, 171-187

Favreau-Colombier Jacqueline. Marie Besnard : la force de l'innocence. Robert Laffont 1999.

Goullé JP et al. Intoxication accidentelle à l'arsenic par une pierre de collection. Annales de Toxicologie Analytique, vol. XIII, n°1, 2001

Charlier P et al. A gold elixir of youth in the XVIth century french court. British Medical Journal, 339, 2009, 5311-5312

Voivenel P. Martin P. La Guerre des gaz 1915-1918. Bernard Giovanangeli, 2004. ISBN 978-2909034621

Flahaut Morgane. Le cyanure dans l'histoire et intoxications actuelles. Médecine humaine et pathologie. 2015. ffdumas-01237734f Thèse pour le Doctorat en Médecine.

CHAPITRE 15. LA ROUE DE L'INFORTUNE

Cette histoire se passe dans un grand hôpital de l'Assistance Publique, en sortie Nord de Paris, qui possède plusieurs services hautement spécialisés. La salle de garde est très réputée, pour la qualité des repas, et pour une immense rigueur dans le respect de la tradition. Les malheureux contrevenants sont contraints de faire tourner la roue. C'est un grand cercle multicolore fixé au mur par son axe, comme dans les fêtes foraines. Par contre, les lots ne sont pas des petits ours en peluche. Ils consistent en des gages, parfois bénins, souvent un peu plus grivois. Les punitions ne concernent pas seulement les jeunes femmes : voici la preuve.

Ce jour-là, à la table principale, celle de l'économe et de ses assesseurs, a lieu une grande discussion. C'est l'organisation de la prochaine fête, qui marque la fin du cycle des internes : leur dernière occasion de faire des folies en salle de garde, avant d'assumer un poste de responsabilité. Le thème de la plage est intéressant. Il nécessite des chaises-longues et des parasols, plusieurs dizaines de kilos de sable, et une grande piscine remplie d'eau et de mousse. Tout le monde doit arriver en maillot de bain, au moins provisoirement. Mais le plancher du premier étage peut-il supporter un tel poids ? L'autre possibilité est plus classique, sur le toit de la salle de garde, avec des lampions, des guirlandes, un orchestre, et un grand dîner autour d'un barbecue géant. Il est probable que si les riverains avaient voix au chapitre, la grande nouba en plein air devrait attendre quelques années, avec le décret qui institue la fête de la musique. Méditation, hésitation. Mon voisin de droite est un jeune et gentil chirurgien, de grande compétence, mais de nature assez réservée, pudique, presque timide. Dans un silence relatif, il se tourne vers moi, et me déclare qu'il reste inquiet pour l'un de ses patients, me demande de lui organiser un scanner, et peut-être un transfert vers notre Réanimation.

Catastrophe, le café n'est pas servi, il est interdit de parler de travail, de prononcer un seul mot médical. Le pauvre collègue est très gêné, bafouille des excuses. Il sait que la fuite est impossible, le scandale serait trop grand. D'ailleurs, les internes commencent à brailler, à lancer des boules de mie de pain, tapent sur les tables. Ils pestent contre l'économe qui se laisse marcher sur les pieds. Ils se mettent à scander : « la roue, la roue ». Alors mon ami se lève, désolé, et fait tourner la roue de l'infortune. La chance lui sourit en apparence, avec le gage le moins osé, celui de raconter une histoire drôle ! Seulement voilà, on entend beaucoup de blagues, quelques personnes les retiennent, très peu arrivent à ressortir une bonne galéjade brutalement, à la demande. Le pauvre est revenu se planter à côté de moi, incapable de sortir un mot. À la grande table, le ton monte, les couteaux frappent en cadence sur les nappes. La tambourinade augmente, imite le rythme joyeux qui accompagne les condamnés vers la guillotine pendant la Terreur. Le serveur est appelé. On lui demande de préparer un grand seau d'eau avec les épluchures des légumes du matin, les détritus, et les restes du repas.

Alors un charmant anesthésiste, avenant, talentueux, intelligent, sympathique, et très courageux ose se lever. L'étoile montante de la Réanimation sait d'avance qu'une trentaine d'années plus tard, il devra rédiger quelques anecdotes à propos de sa vie en salle de garde. Impérial, il lève la main droite et demande la permission de parler. Dans la féroce cohue un instant calmée, il propose de prêter au malheureux chirurgien son bréviaire personnel.

Dans la poche de ma blouse, ce gros carnet est un précieux aide-mémoire. Il contient des résumés de conduites à tenir, un répertoire, des formules, des calculs biologiques, des dosages de médicaments, mais aussi les meilleures blagues entendues. On me lance alors un défi : soit l'histoire est vraiment drôle, et la messe est dite, soit on fait préparer un deuxième seau. Pari tenu. Heureusement, dans ce grimoire ne sont notées que les blagues les plus croustillantes qui circulent à l'époque. J'offre le gros calepin, ouvert à la bonne page, à mon pauvre chirurgien. Dans le silence rétabli, après une lecture debout, quasi religieuse, l'économe convient que le gage est accompli. Je ne me souviens plus de l'histoire, elle est probablement salace, à propos d'une jeune femme qui se fait tirer par un hors-bord. J'ai oublié la chute. De toutes façons, elle ne correspond plus à notre époque de bien-pensance et de pudibonderie.

Soulagés, nous sommes sortis tous les deux sans être trempés et couverts de résidus de poubelle, du moins ce jour-là !

C'est sûrement dommage pour les patients qui attendent leur tour en consultation, et ratent un spectacle de qualité. Ils ont une chance de rattrapage s'ils sont hospitalisés. À l'automne de chaque année, la fin du cursus de l'Internat se fête par un grand tonus. En milieu de soirée, le départ vers une nouvelle fonction, celle de chef de clinique, doit se marquer par un enterrement de vie d'interne. On couche donc le roi de la soirée, souvent en état d'ébriété, dans un cercueil, enroulé nu dans un drap. Le groupe de ses anciens collègues et connaissances s'arme de cierges allumés et transporte la caisse de sapin dans tous les services de l'hôpital. Au passage, la fumée des bougies déclenche les alarmes d'incendie. Ce bruit désagréable est heureusement couvert par un chant aussi latin que religieux. Il est en effet impératif d'accompagner cette mise en bière en braillant à pleins poumons dans les couloirs le célébrissime « De Profundis Morpionibus » !

CHAPITRE 16. LA BELLE HISTOIRE DE LA NARCOSE

Rions un peu

Joseph Priestley (1732/1804) est un pasteur anglais de Leeds, théologien et écrivain, il publie plus de cent ouvrages. Priestley est un homme sévère, austère et tempérant, activiste de plusieurs ligues. Renommé aussi comme chimiste et physicien, il mélange ammoniac et acide nitrique, produisant l'oxyde nitreux, plus connu sous la dénomination de protoxyde d'azote, N2O. Il n'exploite pas cette découverte, ne sachant qu'en faire. Il préfère diffuser une autre invention : le siphon d'eau gazéifiée obtenue par compression du gaz carbonique dans de l'eau de source. Évidemment, il ne s'en sert même pas pour diluer un peu de whisky.

Par contre, à Londres, Humphrey Davy est un dandy qui s'amuse en compagnie d'amis de la gentry. Scientifique et lui aussi inventeur de génie, il conçoit la pile galvanique, qui lui permet de doser le potassium, le sodium, le calcium, et le magnésium. Surtout, cette pile est l'élément principal de la lampe de sûreté qui sauvegarde la vie des mineurs de fond après 1817. Elle évite la flamme qui occasionne les coups de grisou : beaucoup de gens lui doivent la vie.

Il découvre sur lui-même les propriétés euphorisantes du protoxyde d'azote, et décide d'en faire commerce. Les cirques lui achètent des bonbonnes de gaz hilarant et font respirer les spectateurs volontaires dans des ballons remplis de protoxyde d'azote. Les participants se mettent à rire comme des fous, font des grimaces tordantes. Comme aujourd'hui, puisque les capsules de ce gaz sous pression, vendues pour recharger les siphons de crème Chantilly servent de nouveau dans des rave-parties.

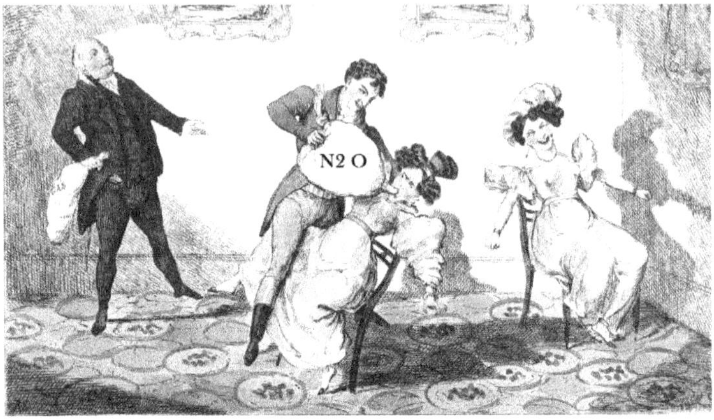

On s'ennuie à Hartford

Revenons dans l'Histoire : celle de l'Anesthésie commence dans la petite ville de Hartford, dans le Connecticut, à deux cents kilomètres de Boston. Entre deux incendies, deux bagarres, et deux épidémies, les distractions sont rares en Nouvelle Angleterre. Les résidents sont donc très friands de spectacles. Justement, en décembre 1844, un cirque installe ses grands chapiteaux et ses baraques foraines à Hartford. Un jeune dentiste, sa femme, et un groupe de copains, assistent à la représentation. Dans l'une des baraques attenantes, il y a une démonstration des effets de ce fameux gaz hilarant.

Malgré les réticences de son épouse qui le retient par sa veste, Horace Wells monte sur scène pour respirer dans la baudruche. Comme les autres, il devient euphorique, danse, se tord de rire. En gesticulant ainsi, un de ses amis tombe de la scène, se fracasse violemment le genou contre une chaise. Au lieu de hurler de douleur, il continue sa pantomime. Stupeur du groupe, mais déclic mental pour notre dentiste.

Horace Wells (1815/1848) se fait arracher une dent de sagesse sous N2O. Puis il pratique des extractions dans son cabinet de Hartford, souvent sans que les patients ne se plaignent du moindre mal ! Sa notoriété grandit. Mais la réceptivité des sujets est assez variable : certains ne ressentent que très peu l'effet du gaz, la douleur reste vive et intacte.

Attention Horace, l'efficacité du protoxyde d'azote n'est pas constante. Parfois, celui qui l'inhale n'éprouve aucune douleur, et c'est l'instant attendu depuis l'aube de l'Humanité, mais quelques fois, il ne se passe rien du tout, et il hurle pendant l'extraction.

Repose en paix, cher Horace Wells. Malgré tes déboires, ta mortification, ta misère que je vais décrire, il faut que tu saches que l'on trouve désormais du protoxyde d'azote dans tous les blocs opératoires du monde, aux Urgences, et dans toutes les ambulances de Réanimation.

En 1845, âgé d'à peine trente ans, Wells tente une démonstration devant un collège médical et chirurgical réuni à Boston, à l'Université de Harvard. Toutes les sommités de la ville sont là. Et c'est un échec retentissant : le patient crie et s'agite, l'opération oblige à une forte contention, comme à l'accoutumé. Le pauvre Wells sort sous les sifflets, traité de charlatan par tout le gratin bostonien. Ce ratage complet le marque profondément pour le reste de sa courte vie. Pourtant, je viens de le prévenir : ce gaz a des effets variables selon la réceptivité du patient.

Encore une rave party

L'un de ses collègues et ancien associé, William Morton (1819/1868), est présent dans l'amphithéâtre. Il s'intéresse aux effets d'une toute autre vapeur inhalée, l'éther. L'éther est une huile liquide de très forte odeur, décrite par Valerius Cordus, un médecin allemand, en 1541. Elle est utilisée parfois pour essayer de « traiter » les affections pulmonaires.

Installé également comme dentiste à Boston, Morton assiste à des éther-parties dans les salons bourgeois de la ville. Assez dévergondée, finalement, cette haute société de la côte Est. La bonne chère et l'alcool ne suffisent pas à lui faire tourner la tête ! Il lui faut en plus les substances illicites à la mode. Elle aime s'amuser en groupe, et en secret, pour tester des drogues psychédéliques !

Le 16 octobre 1846, un an seulement après l'échec de Wells, William Morton invite encore tous les grands noms de la Médecine et de la Chirurgie dans le grand amphithéâtre du Massachusetts General Hospital, et prépare son éthérisation. John Warren, le plus éminent chirurgien du moment, opère alors une énorme tumeur du cou chez un jeune patient qui ne ressent pas la moindre douleur, n'a pas la moindre réaction. Par chance, aucune agitation, aucune syncope ne viennent perturber l'opération. Son assistant, Henry Jakob Bigelow, prononce cette phrase définitivement historique : « notre métier est délivré pour toujours de son horreur ».

La cupidité, un péché capital

William Morton n'est pas un chercheur, ni un scientifique. Il croit que sa narcose réussie va lui assurer fortune et gloire. C'est grâce à lui que des patients subissent un acte chirurgical enfin endormis ! La perte de conscience, on attend cela depuis des siècles.

Il entreprend dix ans de procédures pour se faire attribuer la paternité de cette première narcose à l'éther, contre celle au protoxyde d'azote ratée par Horace Wells. C'est l'inverse qui arrive : les autorités universitaires l'obligent à renoncer à ses prétentions sur la vapeur de l'éther, propriété du domaine public depuis 1541. Sinon, il doit renoncer à ses démonstrations en salle de chirurgie.

Morton, aveuglé par l'argent que peut rapporter une exclusivité, rajoute du parfum à l'éther hospitalier, et renomme ce produit Etheon, du grec : élixir de l'oubli ! Il enrage d'assister à la diffusion mondiale de l'éther sans en recevoir la moindre redevance. Gestionnaire maladroit, il vend mal sa vapeur parfumée, contracte de mauvaises dettes, et survit, assez miséreux, une vingtaine d'années à son premier succès.

Pourtant, la rumeur d'une possible victoire contre l'agitation opératoire se répand à toute vitesse de Boston à Paris. Quel dommage qu'il ne touche pas ses royalties ! C'est Jobert de Lamballe qui opère un premier patient sous éther à l'Hôtel-Dieu, puis André Velpeau qui utilise la relaxation associée à l'éther pour réduire les fractures difficiles. L'utilisation de la perte de conscience pour une opération s'impose partout, à la vitesse d'un météore.

La manipulation est facile. Il suffit d'un masque grillagé assorti d'un tissu d'étoupe, posé sur le visage du patient. Un aide du chirurgien verse alors, goutte par goutte, le contenu d'un flacon d'éther. Tous les assistants profitent de la vapeur narcotique !

Très vite, inspirés par les spectacles de foire, les opérateurs imaginent des masques reliés à une baudruche contenant une éponge imbibée d'éther. Au moins, cela évite que toutes les personnes présentes au bloc ne bénéficient de la narcose.

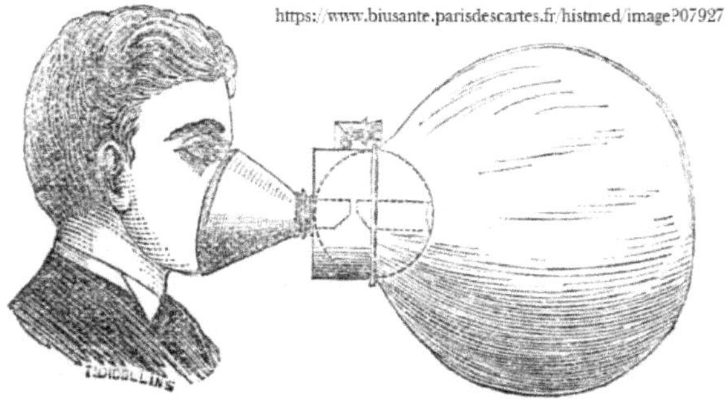

L'odeur de l'éther est enivrante

Depuis Paris, la nouvelle technique parvient à Édimbourg. James Young Simpson est obstétricien pour la haute société. Dandy délicat, il ne supporte pas l'odeur de l'éther sur ses costumes de tweed. Comme il n'est plus en vente dans nos officines, la fragrance de l'éther disparait de notre mémoire collective. Ceux qui la connaissent ne l'oublient jamais, et savent qu'aucun parfum ajouté ne peut la transformer.

Alors, Simpson essaye sur lui-même, et ses amis, toutes sortes d'autres produits en inhalations. Un liquide à odeur douce de fruit bien mûr les séduit : c'est le chloroforme. Le trichlorométhane CH Cl3 du chimiste français Eugène Soubeiran possède l'odeur d'un vieux Calvados ! Simpson utilise cette innovation avec succès dans les accouchements difficiles.

Son collègue, John Snow (1813/1858) n'est pas un inconnu. D'ailleurs, il ne faut pas le confondre avec l'un des personnages de Game of Throns ! C'est le médecin qui a mené une enquête véritablement policière pour découvrir une fontaine tueuse ! Une fontaine publique de Soho qui contaminait ses usagers avec le microbe du mortel choléra.

Généraliste, John Snow fait respirer à domicile du chloroforme à ses patientes quand l'accouchement s'avère difficile. Il acquiert une belle célébrité dans ce domaine. L'emploi du chloroforme devient plus facile lorsqu'on relie le masque facial à un cylindre de métal qui contient du coton imbibé de liquide narcotique. Les patients respirent le gaz dans une baudruche.

Médecin renommé, c'est John Snow qui endort la Reine Victoria pour son huitième accouchement en 1853, avec du chloroforme. Le Prince Léopold nait par accouchement sans douleur. La Reine casse donc l'anathème de la Bible, en son troisième chapitre de la Genèse, seizième verset. Une de ses femmes de chambre lui aurait dit, mais en anglais bien sûr : « Majesté, il y a bien assez de douleur et de misère autour de nous, c'est inutile d'en rajouter ». Elle avait raison.

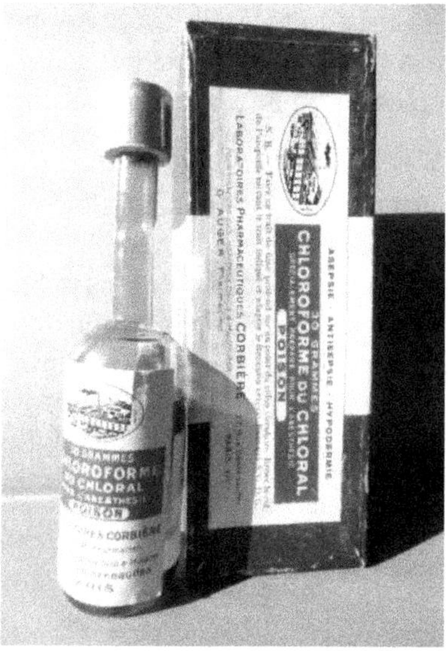

Ainsi, John Snow atteint la notoriété historique une seconde fois. La fontaine au choléra est désaffectée. L'odeur caustique de l'éther inhalé entre en compétition avec la fragrance sucrée et fruitée du chloroforme.

Grâce à la Reine Victoria, l'emploi de la narcose gagne le monde entier. Désormais, toutes les parturientes d'un milieu aisé réclament une « anesthésie à la Reine ».

Il n'y a aucune raison d'en priver les personnes blessées qu'il faut opérer. Il faut en finir avec le verre d'alcool, les quelques grains de pavot, le bout de bois dans la bouche pour serrer les dents, et la vigoureuse contention. Le rêve éternel d'une perte de conscience pendant une opération se réalise enfin à partir de 1850.

Endormir en échappant aux cauchemars

Les cauchemars des patients ? Non, la frayeur des médecins au regard des nombreuses complications qui grèvent l'usage de cette nouvelle méthode, pourtant tellement espérée. Entre le chloroforme et l'éther, une bataille commence. Chaque produit a ses avantages et ses inconvénients, souvent dramatiques.

L'éther est très inflammable. Il est responsable d'explosions, et d'incendies en salle d'opération lors de l'utilisation d'une flamme, ou des premiers cautères électriques. Il cause beaucoup d'agitation, et oblige à une bonne contention du patient sur la table. Surtout, il entraîne des vomissements, dont l'inhalation est gravissime, souvent mortelle.

Le chloroforme, lui, n'est pas inflammable, il cause moins d'agitation, et l'on peut l'administrer plus longtemps. Par contre, il engendre très souvent des troubles du rythme, avec un possible arrêt du cœur.

Éther et chloroforme peuvent s'administrer au mouchoir, ou à la compresse. Dans les films policiers des années quarante, c'est à l'éponge imprégnée de ce produit que sont kidnappées les belles héritières. Très rapidement, des appareils pour inhalation font leur apparition, tous plus ingénieux les uns que les autres. Presque chaque chirurgien invente son appareillage nominatif : il y en a soixante-dix modèles en service dans le Paris de 1890. Le protoxyde d'azote, beaucoup moins puissant, paraît déjà lointain (Wells, 1845), ou alors il n'est utilisé qu'en appoint.

Deux célèbres victimes

Et c'est l'odeur douce du chloroforme que le pauvre Horace Wells, pionnier de l'histoire de l'anesthésie par inhalation, utilise pour oublier l'infortune de sa propre invention. Il devient dépendant de cette drogue au goût sucré de fruit fermenté, qu'il boit et inhale, accompagnée d'alcool ! En 1848, séparé de sa famille, il erre dans les rues de New-York. Victime de crises de démence, il agresse deux femmes. Arrêté, on lui permet de rentrer chercher quelques affaires dans son meublé. Il en profite pour absorber un flacon de chloroforme, puis s'installe dans la baignoire, et se tranche l'artère fémorale. Il n'est âgé que de trente-trois ans.

Vingt ans plus tard, William Morton, rêvant de fortune en millions de dollars, meurt dans la misère. Une canicule estivale à New York le terrasse d'une hémorragie cérébrale à quarante-neuf ans, en 1868.

Morton et Wells : tristes fins pour deux anciens dentistes, collègues et amis, tous deux promoteurs d'une véritable révolution médicale. Tous deux artisans d'un progrès attendu depuis la naissance de l'Humanité. Sic transit gloria mundi.

Moins de latin, plus de sécurité

Les accidents mortels liés à l'usage de la narcose augmentent sans cesse. En effet, les interventions sont beaucoup plus fréquentes, plus longues. Les chirurgiens osent entreprendre des opérations jugées impossibles peu de temps auparavant. À Paris, Louis Ombrédanne (1871/1956), est un célèbre chirurgien pédiatrique. Il promeut à Necker des techniques d'Urologie infantile, telle que l'opération de l'hypospadias (implantation ectopique de l'urètre). Il utilise l'éther pour endormir ses jeunes patients. Ce sont les tout-puissants Maîtres de la Chirurgie qui choisissent le mode d'endormissement ! En 1907, après deux accidents mortels dus à la narcose, deux petits enfants qui succombent dans son bloc opératoire, Louis Ombrédanne conçoit un prototype d'appareil inhalateur d'éther, avec un dispositif qu'il qualifie « de sécurité ».

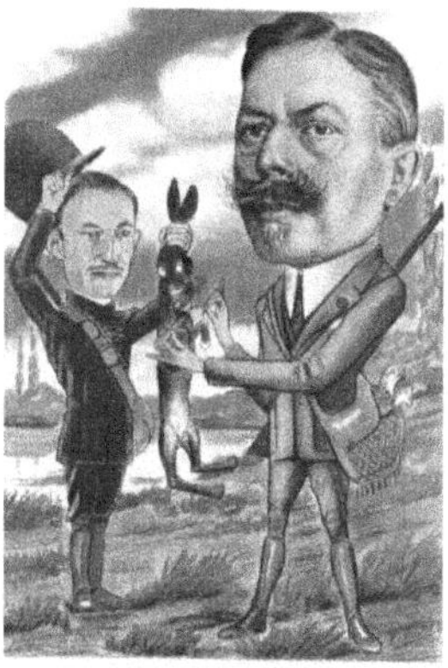

Le Professeur Ombrédanne

https://www.biusante.parisdescartes.fr/histmed/image?med90027x1932x0841

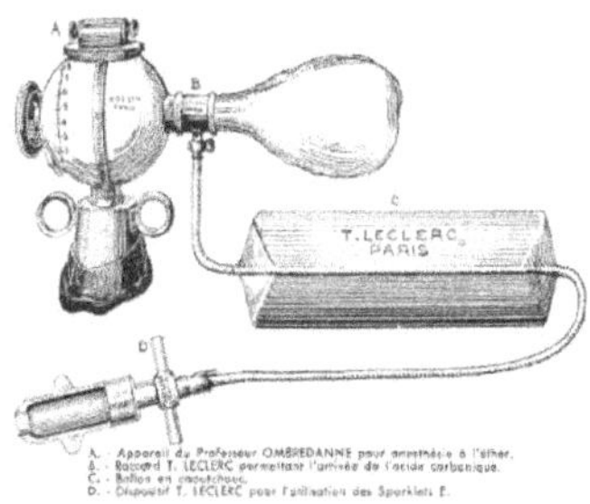

Il invente une sphère métallique, contenant une éponge, que l'on imprègne d'éther liquide. Il se transforme en gaz à l'intérieur d'une baudruche, d'une vessie de porc. La « sécurité » provient d'une molette qui admet plus ou moins de gaz dans le masque de caoutchouc appliqué sur le visage. C'est intelligent, et facile à utiliser.

Le fameux appareil inhalateur inventé en 1907 reste des années encore en service. En réserve dans bien des blocs, et encore plus dans les nombreuses zones de conflit du vingtième siècle : il demeure la façon la plus facile de donner l'anesthésie, avec simplement de l'éther. Il se trouve encore dans la panoplie des anesthésistes des années 1960, et dans les premières ambulances de secours aux asphyxiés et aux blessés.

Cœur trop fragile

Les complications cardiaques mortelles du chloroforme, font très peur. Une façon élégante de les diminuer est d'adapter la quantité de produit selon les effets observés. C'est la titration du gaz inhalé. La première application de la méthode des mélanges titrés au chloroforme a lieu à Saint Louis, dans le service du célèbre, de l'inénarrable Jules Émile Péan en décembre 1883.

Le Professeur Raphaël Dubois (1849/1929) qui est à la fois médecin, pharmacien, et physiologiste est aux manettes. C'est le terme qui convient. Il tourne une manivelle plus ou moins vite, admettant une quantité variable du produit dans les voies aériennes du patient. Il peut ainsi, pour la première fois, faire varier la profondeur de la narcose. Cette invention est conservée, presque prête à resservir, dans l'une des vitrines du Musée d'Histoire de la Médecine de Paris. Son appareillage est un peu sécurisé, mais moins facile à manipuler qu'un simple masque facial. La machine impose la présence d'un aide opérateur supplémentaire, soit pour maintenir le masque sur le visage d'un patient agité, soit pour tourner la manivelle.

Protoxyde d'azote, éther, chloroforme : les médecins engagés dans l'horreur de la Grande Guerre de 1914-1918 ont donc quelques moyens pour soulager la douleur au cours des milliers d'interventions chirurgicales réalisées sur le Front. À la fin de cet immense chaos, les opérations se multiplient et deviennent encore plus longues et plus complexes. Les accidents mortels se multiplient également. La syncope est bleue, asphyxique, par inhalation des vomissements sous éther. La syncope est blanche par hypotension, suivie d'arrêt cardiaque, sous chloroforme.

Une ligne de poudre pour supprimer la douleur

La solution peut-elle venir de l'exotisme des jardins tropicaux ? Dès 1860, on connait en Europe la propriété anesthésiante sur la langue et le nez de la substance extraite des feuilles du cocaïer d'Amérique du Sud. L'extrait des feuilles fraiches et broyées n'est pas d'une grande utilité médicale. En fait, une quarantaine de réactions chimiques très toxiques, dont la première utilise du kérosène, sont nécessaires pour obtenir la poudre blanche tant prisée, beaucoup plus efficace que la cueillette initiale. C'est la cocaïne purifiée.

Sigmund Freud a pour collègue et ami Karl Koller (1857/1944), un ophtalmologiste autrichien de Vienne. Celui-ci connait bien la poudre de cocaïne, qu'il utilise dans les soins de ses patients, et sur lui-même. C'est Karl Koller qui introduit la cocaïne comme anesthésique local pour la chirurgie oculaire en 1884. On l'utilise également en pulvérisation nasale et pharyngée pour des opérations de la sphère ORL.

La même année, en 1884, William Halsted aux États-Unis décrit la technique du « bloc nerveux » par injection de cette cocaïne au contact d'un nerf. Un immense personnage, ce William Halsted dans le domaine de la chirurgie mais aussi de l'hygiène : c'est dans ce chapitre que je raconte sa carrière. Le blocage chimique d'un tronc nerveux anesthésie la totalité de son territoire en aval, en dessous de son innervation. Cette anesthésie locorégionale permet d'opérer sans douleur les quatre membres, et sans recours aux gaz. Terminée la narcose, trop souvent mortelle !

Réveillé, mais à moitié endormi

Kiel est une ville du nord de l'Allemagne. Son port fait sa renommée touristique car il est connu pour ses trois lignes de car-ferries qui relient la Suède, la Norvège et la Lituanie. Ce n'est pas ce voyage culturel qui nous intéresse, mais l'un de ses résidents. À l'approche du vingtième siècle, il souffre d'une arthrite tuberculeuse des deux chevilles. Plusieurs opérations s'accompagnent de complications sévères de l'inhalation narcotique : chocs, vomissements et pneumonies. En 1898, le Docteur Auguste Bier à l'idée de réaliser sur ce patient une ponction lombaire avec une aiguille longue et fine. Il injecte dans le liquide céphalo-rachidien, avec une seringue de Pravaz, trois millilitres (quinze milligrammes) de cocaïne. Les deux membres inférieurs deviennent insensibles ! L'intervention se passe sans douleur ni aucun effet secondaire.

Ce succès permet à Bier de publier la première description d'une rachianesthésie. La technique intéresse aussitôt les chirurgiens. Elle se diffuse très vite dans toute l'Europe.

En 1901, à Lariboisière, après quatre cents rachianesthésies, Théodore Tuffier (1857/1929) décrit le point de ponction précis sur la ligne qui relie les deux crêtes iliaques, et qui porte désormais son nom. Il invente une aiguille à biseau court avec son mandrin, qui diminue le risque de piquer la moelle épinière. Tuffier réalise de très nombreuses interventions, à chaque fois que cela lui est possible, sous rachianesthésie. La postérité lui offre une petite rue du dix-huitième arrondissement. Elle est bien courte par rapport à sa grande notoriété de l'époque. Vous en avez la preuve en image. Théodore Tuffier a l'honneur de découvrir sa caricature dans la version d'époque des Guignols de l'Info.

Mais la rachianesthésie avec de la cocaïne a quand même plusieurs complications : l'asepsie n'est pas parfaite, des méningites mortelles surviennent. La piqûre de la moelle épinière entraîne un handicap neurologique. La blessure d'un vaisseau, avec un hématome local, provoque la paraplégie. Et bien sûr, un surdosage en cocaïne plonge le patient dans un coma fatal.

Voilà beaucoup de potentielles complications ! Nous sommes très loin de la sécurité quasi totale que l'on nous assure en cas d'intervention, sous anesthésie dite locorégionale.

https://www.biusante.parisdescartes.fr/histmed/image?medchantecla1911x06x0085

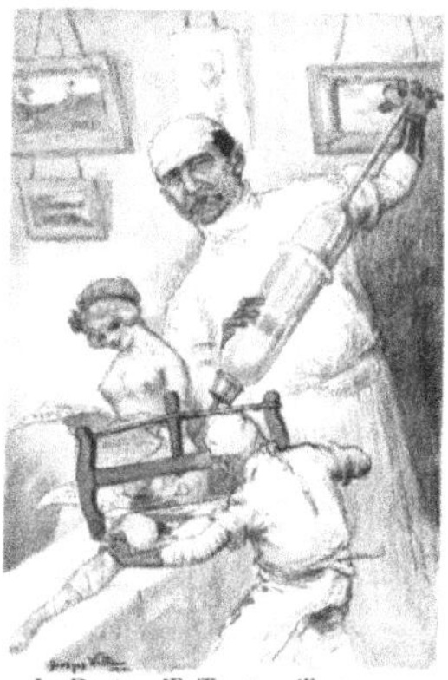

Le Docteur Tuffier travaille avec une bonne anesthésie locale à la cocaïne

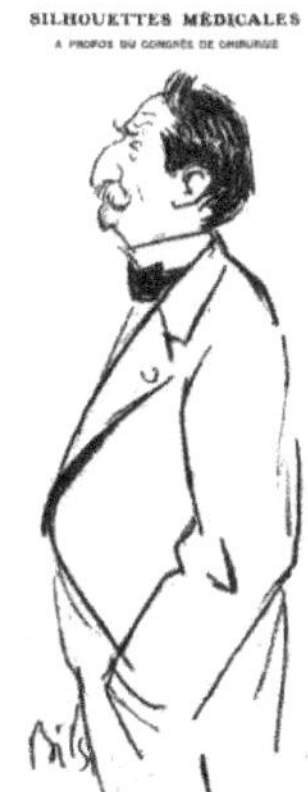

Mais non! Je n'ai jamais fait ça!

Insensible comme du bois

Alfred Einhorn (1856/1917) est le chimiste allemand qui fabrique en 1904 la novocaïne. En 1946, c'est la synthèse de la lidocaïne, qui est appelée xylocaïne, car elle rend le membre insensible comme du bois, après son injection au contact d'un tronc nerveux. Cet anesthésique local est universellement connu. Plusieurs dérivés beaucoup plus puissants sont actuellement dans nos pharmacies de bloc opératoire, et dans celles de nos amis les dentistes.

C'est un Italien, Achile Mario Dogliotti (1897/1966) qui décrit le premier, en 1933, la technique de l'abord de l'espace péridural que tous les anesthésistes utilisent. Celle-là même que l'on utilise pour presque tous les accouchements Vous pensez qu'une description anatomique est fastidieuse ? Essayons d'en faire un simple dessin. Imaginons, dans le canal rachidien de notre colonne vertébrale, un très long sac cylindrique rempli de sérum physiologique. La moelle épinière baigne à l'intérieur.

Grâce à Bier et à Tuffier, vous pouvez injecter un anesthésiant dans le liquide céphalo-rachidien, au contact de la moelle épinière : c'est la rachi anesthésie. Grâce à Dogliotti, il est possible d'injecter le produit à l'extérieur du cylindre protecteur, avant de pénétrer dans le sac qui contient le liquide céphalo-rachidien. Il y a là un espace très mince, que l'on élargit avec du sérum physiologique, avant l'injection du produit. Les éventuels incidents sont plus rares, et beaucoup moins graves : c'est le principe de la péridurale. Voici un schéma simple pour illustrer la différence entre ces deux techniques d'anesthésie loco-régionale.

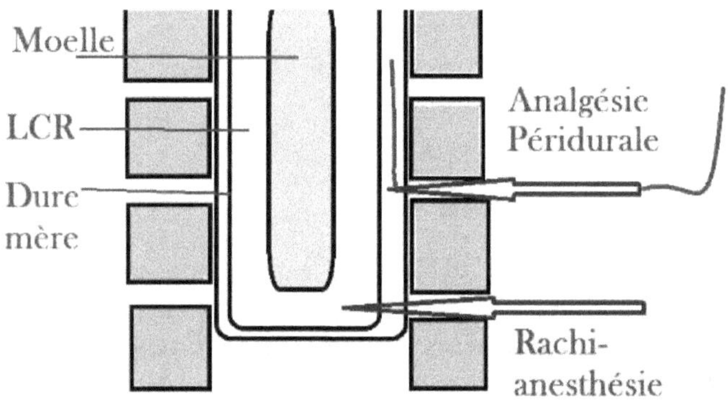

Edward B. Tuohy (1908/1959), médecin de l'armée américaine, a l'idée en 1944 de remplacer l'aiguille de Tuffier par une aiguille de sa conception, à biseau non pointu, et recourbé, orienté vers le haut. Elle est beaucoup moins traumatisante, et surtout, à travers cette aiguille, un fin cathéter peut être laissé en place. L'anesthésie péridurale moderne vient de naître ! Et comme ce verbe est judicieusement choisi : la technique est maintenant essentielle pour les accouchements. En Obstétrique, environ cinq cent mille péridurales sont effectuées en France chaque année, soit environ quatre-vingt pour cent des accouchements.

Elle a également un intérêt majeur pour empêcher la douleur post-opératoire dans les trois jours qui suivent certaines opérations. Au moins vingt-cinq pour cent des six millions d'actes chirurgicaux réalisés en France chaque année sont effectués avec l'aide d'une anesthésie locorégionale, soit environ un million et demi d'opérations. L'analgésie locorégionale représente donc un réel progrès dans notre Histoire de la Médecine.

Arrêtez de respirer

Ce qui est embêtant, c'est qu'il faut une certaine habileté et une formation supplémentaire au chirurgien du dix-neuvième siècle pour manipuler avec aisance les techniques de la locorégionale. Il est tellement plus facile d'imposer à un jeune externe, ou au premier passant, de tenir fermement un masque sur le visage du pauvre malade. La narcose à l'éther ou au chloroforme n'est surveillée que par la couleur et l'agitation de l'opéré. On doit pouvoir faire mille fois mieux.

Il apparait évident et vital qu'il faut faire inhaler au patient un mélange gazeux dont on peut déterminer avec précision la qualité et la quantité. Le progrès sur la qualité vient de la mise au point du manodétendeur, que Paul Bert utilise pour les premiers scaphandriers. On dispose grâce à lui de débitmètres pour les gaz, gradués en litres par minute.

Mais la mesure de la quantité manque cruellement, car on n'a pas encore la maîtrise de la ventilation : c'est le patient qui respire plus ou moins vite, ou alors plus du tout ! Les premiers « chloroformisateurs » doivent observer cette respiration spontanée du patient. Si elle devient insuffisante, le taux de dioxyde de carbone grimpe, et la mort survient, par asphyxie. Si l'opéré respire trop vite, le taux de chloroforme grimpe, et la syncope le menace. Bon courage.

En 1926, la firme belge Dräger propose un modèle d'inhalateur muni d'un réservoir de chaux sodée : elle a le pouvoir d'absorber le CO_2 du patient. Ce réservoir est inclus sur le circuit des gaz. On peut alors délivrer un mélange dont la qualité est choisie, et en plus, éviter un surdosage en CO_2. Mais le choix de la quantité de la drogue choisie est encore absent. Pour cela, il faut abolir la respiration spontanée, et prendre complètement le contrôle de la ventilation de l'opéré : comment faire ?

La langue, un souci de plus

Arthur E. Guedel est un anesthésiste américain (1883/1956) de Los Angeles. Il décrit quatre stades de profondeur à la narcose, qui se succèdent jusqu'à l'arrêt respiratoire, puis cardiaque (1934). Les effets de l'anesthésie ont, grâce à lui, une description clinique : le patient dort trop, ou pas assez ! Guedel est l'inventeur de la canule qui porte son nom, elle évite la chute en arrière de la langue, cause de mort par asphyxie pendant et après l'opération. On fabrique alors des canules en argent, de différents modèles, comme celles des frères Mayo.

Mais si la respiration spontanée est abolie, il faut insuffler de l'air et de l'oxygène dans les voies respiratoires du patient, avec une baudruche, puis un ballon. Les premiers ballons sont en caoutchouc noir. Assez vite, une valve anti-retour est ajoutée, pour assurer une pression d'insufflation. Un aide doit donc surveiller et comprimer ce ballon avec régularité pendant toute l'intervention. Son inaccessible rêve est d'être délivré de cette astreinte qui dure des heures !

Chantez si vous voulez

Manuel Garcia (1805/1906), est un chanteur d'Opéra. Son rêve à lui, c'est de voir ses propres cordes vocales vibrer, pendant qu'il chante. Chacun a ses propres fantasmes. En 1855, dans la cour du Palais Royal, le soleil illumine le pommeau d'argent de sa canne, qui se reflète dans une vitrine. Ce double reflet lui donne l'idée d'utiliser deux miroirs, dont un miroir de dentiste appliqué au fond de sa gorge, pour regarder vibrer ses cordes ! Pour la première fois, il est procédé à ce que l'on appelle une laryngoscopie.

C'est le Hongrois Czermarck, de Budapest, qui invente la laryngoscopie en lumière artificielle. Voir la glotte lance en même temps deux spécialités : l'ORL, et l'Anesthésie. Un peu plus tard, en 1895, en combinant une source de lumière dans le manche et des pièces de métal qui lèvent la langue et l'épiglotte, Alfred Kirstein, de Berlin, devient le père de la laryngoscopie directe.

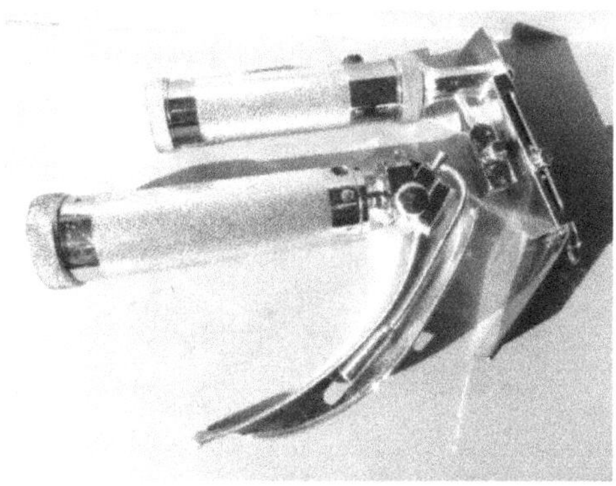

En 1940, le laryngoscope d'un néo-zélandais, Robert Reynolds Macintosh banalise la vision des voies aériennes supérieures, et montre le chemin vers l'anesthésie moderne. De nombreux types de lames métalliques lui sont jointes, chacune porte nom de son inventeur, comme celle de Magyll, la plus connue.

Voir la glotte, pour intuber

Voir vibrer les cordes vocales, un extraordinaire spectacle. Un progrès médical de plus, qui intéresse deux spécialités : l'ORL, et l'Anesthésie moderne. La laryngoscopie permet de découvrir les pathologies des cordes vocales, et du larynx : polype du chanteur, tumeur du fumeur.

Prendre le contrôle de la ventilation est un artifice risqué, réservé à de rares praticiens. C'est encore Arthur Guedel de Los Angeles, qui, suite au visionnage de la glotte, introduit une sonde dans la trachée, avec un ballonnet en caoutchouc pour l'étanchéifier, et protéger les voies aériennes du vomissement. Nous utilisons tous les jours cette sonde d'intubation, dans une autre matière, avec un ballonnet moins traumatisant. Il est désormais possible de la laisser en place plusieurs jours s'il le faut.

https://www.biusante.parisdescartes.fr/histmed/image?med156766x814x16x0041

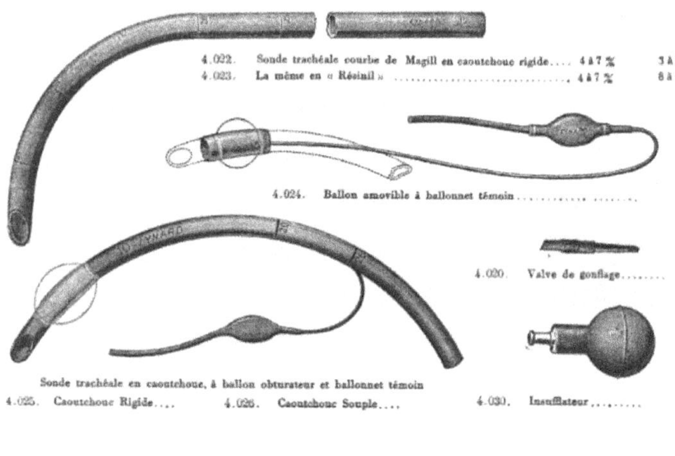

On peut donc, dès les années 1930, insuffler, avec un ballon, le mélange des gaz directement dans les voies respiratoires d'un patient profondément endormi. Cette technique est réservée à de rares hôpitaux américains, à certains pays nordiques, et aux services parisiens de haute spécialisation de chirurgie thoracique. Mais, dans la grande majorité des blocs opératoires de France, un aide sans qualification aucune vient « donner » de l'anesthésie en appliquant sur le visage des malheureux patients le masque de l'appareil d'Ombrédanne. Advienne que pourra : le fatalisme est encore érigé en doctrine chirurgicale.

Un virus facteur de progrès

Dans les années 1950, une terrible épidémie de poliomyélite ravage les pays nordiques, l'Allemagne, et les États-Unis. Il n'y a pas d'autre traitement que la respiration artificielle, poursuivie pendant des semaines voire des mois ! Remplacer la respiration du malade, jusqu'à la disparition de son virus. Mais par quel moyen ? Inventé par Drinker et Shaw, le poumon d'acier, par une pression négative intermittente, crée un mouvement inspiratoire qui oblige le thorax à se soulever. Vingt fois par minute, la pression baisse, le thorax retombe, le patient peut exercer une expiration. La mortalité de la maladie, malgré cette technique est insupportable, presque quatre-vingt pour cent. Les victimes sont des enfants, ou de jeunes adultes. Le vaccin existe, mais il n'est pas encore obligatoire et généralisé. Il faut attendre des mois pour que le virus soit spontanément éliminé de l'organisme.

Seuls quelques anesthésistes dans le monde ont l'habitude de l'intubation trachéale et de la ventilation du patient opéré. C'est le cas au Danemark, dans un service de chirurgie thoracique. L'anesthésiste danois Björn Ibsen (1915/2007) a l'idée d'utiliser la ventilation à pression positive, comme il le fait presque chaque jour au bloc opératoire, sur des patients atteints de poliomyélite. Voilà la Médecine délivrée du carcan d'acier, qui passe vite dans les musées.

Souffler dans les bronches

Cette nouvelle technique, de ventilation en pression positive, est l'inverse de celle du scaphandre de Drinker. Elle implique l'intubation trachéale du patient, et pour une plus longue durée, la trachéotomie. De l'air est insufflé dans les poumons, à l'aide d'un ballon qu'un assistant doit comprimer vingt fois par minute. Ibsen recrute des centaines d'étudiants pour ventiler ses patients avec une baudruche de caoutchouc, vingt-quatre heures sur vingt-quatre. Au Danemark, deux cents patients sont ainsi ventilés grâce à mille étudiants qui se relaient en permanence jour et nuit dans le service du Professeur Lassen en 1952. À cette date, Ibsen et Lassen nous offrent, eux aussi, comme d'autres promoteurs du progrès médical, une création fantastique : le premier service de Réanimation du monde !

Heureusement pour nos courageux étudiants volontaires, dans un pays voisin, en Suède, l'équipe de Clarence Crafoord (1899/1984), chirurgien cardio-vasculaire célèbre, met au point le Spiropulsator. Une machine qui insuffle de l'air dans les poumons, remplaçant la force manuelle d'un aide opératoire. Cette machine respiratoire fonctionne avec un piston qui délivre un volume fixe et choisi d'un mélange gazeux : qualité, et quantité sont enfin réunies ! On peut donc, avec le Spiropulsator, insuffler des gaz dans les poumons d'un patient, s'il est profondément endormi, bien sûr. Sinon, une lutte du malade contre la ventilation mécanique entraîne une anarchie respiratoire et une toux permanente. Le procédé perd son efficacité.

Laissez cette machine respirer à votre place

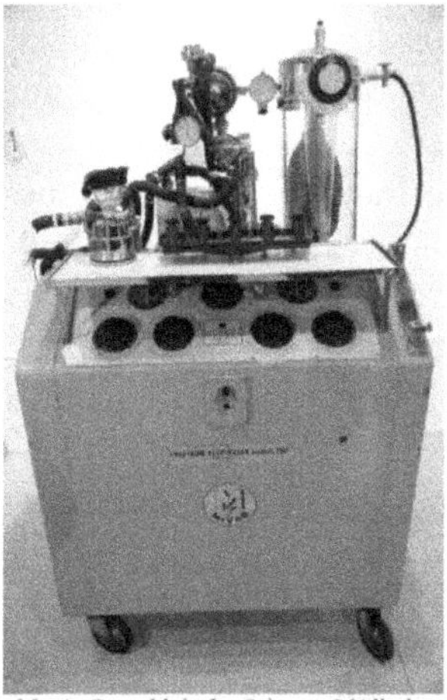
Musée Grenoblois des Sciences Médicales

Prendre durablement le contrôle de la ventilation n'est pas une mince affaire. En 1954, c'est encore un Suédois, Karl Gunnar Engström, qui décrit l'Engström 150 Universal Ventilator et son utilisation dans le traitement des paralysies respiratoires de longue durée. Un ballon en caoutchouc noir contient le mélange des gaz, il est enfermé dans un cylindre qui est mis sous pression par un moteur à piston.

Le mélange est injecté dans les voies aériennes, à fréquence fixe. Cet appareil imposant a le volume d'une haute commode Louis Philippe, sur laquelle on déposerait un grand vase de fleurs et une jolie lampe bouillotte. Il permet pourtant la diffusion mondiale de la technique de la ventilation mécanique.

Il reste en service jusqu'en 1985. À Paris, le Service d'Anesthésie-SMUR de Maurice Cara à l'hôpital Necker organise une rotation d'un contingent de respirateurs Engström vers les unités de Réanimation qui en ont besoin.

On regroupe les patients les plus graves dans des salles, avec un personnel formé et dédié à cette extraordinaire nouvelle spécialité, la Réanimation.

Halogéné, en cinq ou en six lettres

Revenons à l'anesthésie générale. Comme je l'ai raconté, jusqu'ici, la narcose est obtenue avec des gaz inhalés : protoxyde, éther, chloroforme. Chacun d'eux porte son lot de mortelles complications. Aux États-Unis, la compagnie Frigidaire cherche un liquide non toxique et ininflammable pour ses imposants réfrigérateurs, modèles de bonheur pour les foyers américains. C'est ainsi qu'apparaissent les dérivés fluorés. Confort des années de prospérité : on ignore bien sûr les dégâts écologiques de ces nouveaux agents. Le Fluor est l'un des halogénés, comme le chlore, le brome, et l'astate, tant prisés par les cruciverbistes. Les Anglais de l'Imperial Chemical Industries étudient ces agents fluorés, et inventent dans les années 1950, l'halothane (Fluothane), un gaz qui endort toute la génération des « baby-boomers ». Mais il est responsable d'hépatites, parfois mortelles, elles aussi. Heureusement, la recherche permet de synthétiser successivement : l'enflurane (Ethrane) en 1971, l'isoflurane (Forène) en 1980, le desflurane (Suprane) en 1992. Ce dernier est le gaz anesthésiant actuellement utilisé.

À partir des années 1990, c'est l'essor des analyseurs des halogénés, intégrés aux respirateurs des blocs opératoires. On manipule enfin des molécules que l'on peut doser en permanence, avec une grande précision.

Des seringues pour mieux dormir

Une autre approche de l'anesthésie générale est l'utilisation de la voie intraveineuse. Il faut évidemment attendre que la pose d'une perfusion soit devenue une routine, avec des solutés inaltérables, et des drogues les moins toxiques possible. À partir de 1935, médecins et patients préfèrent ces drogues injectées, car elles procurent un sommeil instantané et profond. Le barbital, de Kropp (Évipan) a un succès d'estime, mais en 1934, le thiopental (le fameux Pentothal) du laboratoire Abbott lui vole la vedette. Il est utilisée en premier par John Lundy à la Mayo Clinic, qui invente le concept d'anesthésie « balancée » intraveineuse au départ, puis entretenue par un halogéné. Le Pentothal survit jusque dans les années 2000. Depuis 1990, le propofol (disopropylphénol) est l'anesthésique général intraveineux qui domine très largement le marché grâce à son effet immédiat, et surtout « on/off ». Insoluble dans l'eau, le Diprivan se présente sous forme d'une émulsion lipidique blanche. Il ne doit être utilisé que dans les blocs, et dans les services de Réanimation, et par un anesthésiste compétent. La triste histoire de Michaël Jackson est là pour nous le rappeler.

Même plus mal

Depuis la phrase historique d'Henry Jakob Bigelow en 1846, la narcose est totalement associée à la neutralisation de la douleur ! Mais ce coma provisoire n'est qu'un sommeil artificiel, une absence d'agitation, qui autorise l'opération, la rend supportable. La narcose ne neutralise pas la douleur due au geste chirurgical. Il y a donc une deuxième composante, essentielle, de l'anesthésie, nous l'appelons analgésie.

Le chimiste Friedrich Sertürner découvre en 1816 l'alcaloïde de l'opium, extrait du suc du Papaver somniferum : la morphine. Son usage médical, mais aussi festif, débute avec le vingtième siècle. Dans les romans policiers, de nombreux homicides sont commis avec de la morphine. Ce produit peut donc avoir un usage criminel. C'est au chapitre des poisons que je relate son origine, et la complexité de son extraction. En 1950, il est possible de synthétiser chimiquement, non pas la morphine, mais ses dérivés, dont le fameux Palfium.

En 1965, l'industrie chimique nous offre la Phénopéridine, puis un autre dérivé morphinique, le Fentanyl, utilisé jusque dans les années 2000. Le fentanyl, chacun en a entendu parler : présenté sous forme de comprimés, c'est le premier motif de mortalité par overdose aux États-Unis. Là-bas, la lutte contre cet opiacé est investie comme grande cause nationale.

Actuellement, dans notre pharmacopée, il est remplacé par le Sufentanil, quatre cents fois plus puissant que la morphine initiale.

Décontractée, l'anesthésie

Une excellente relaxation musculaire est nécessaire à un acte opératoire, à une intubation, et à une ventilation plus facile. On l'obtient par la curarisation, et c'est la troisième composante de l'anesthésie.

La curarisation est associée dans notre mémoire collective aux flèches des Indiens d'Amérique du Sud ! Et justement, en 1942, un extrait de l'arbuste Chondodendron tomentosum, est utilisé pour provoquer un relâchement musculaire lors d'une anesthésie à Montréal, à la Mac Gill University. En1943, un puissant curare utilisé jusque dans les années 1980, la D-tubocurarine est extraite de cette même plante. Grâce à Daniel Bovet, de l'Institut Pasteur, les chondodendrons peuvent repeupler les forêts : en 1946, il crée le premier curarisant de synthèse, breveté sous le nom de Flaxedil. En 1951, la recherche produit la célocurine, actuellement utilisée comme le principal curare d'action ultra - brève. Il en existe avec une durée de vie très longue, ils sont tout à fait indispensables en Réanimation.

L'anesthésie a donc trois composantes, et elles sont fondamentales : la narcose, intraveineuse, ou par gaz inhalés, l'absence de douleur, par de la super-morphine et la relaxation musculaire, par des curares.

Comment surveiller cet ensemble tellement complexe ?

Au chapitre de la circulation sanguine, j'évoque Willem Einthoven (1860/1927), un médecin hollandais. Sa recherche principale, c'est l'activité électrique du cœur. Il serait heureux de savoir que le premier tracé de son activité cardiaque personnelle est devenu la principale, l'irremplaçable technique de la surveillance que nous connaissons tous, le « scope ».

Rappelez-vous aussi de la bombe scientifique déclenchée par William Harvey en 1628 lorsqu'il décrit la grande circulation et le rôle du cœur. Il faut attendre un siècle de plus pour que la pression du sang dans les artères soit mesurée pour la première fois par l'Anglais Stephen Hales sur un cheval. En 1730, Hales introduit un très long tube de verre dans l'artère carotide d'une vieille haridelle qui ne pouvait guère se défendre. Impossible à réaliser en routine, sauf si l'on cherche des ennuis judiciaires colossaux.

En 1860, on imagine un sphygmographe, attaché sur l'avant-bras du patient. La pointe d'un stylet vertical est posée au poignet, où l'on sent battre le pouls. Le mouvement de l'artère radiale entraîne celui du stylet, et un fin levier permet d'enregistrer la courbe du pouls sur un cylindre noirci à la fumée.

https://www.biusante.parisdescartes.fr/histmed/image?med31093x04x0229

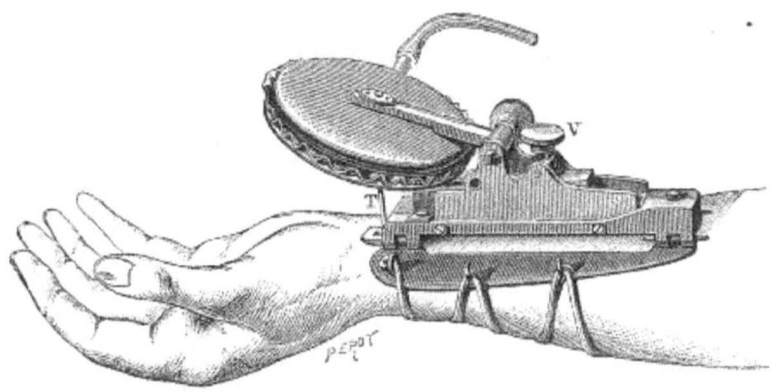

Fig. 51.— Sphygmographe à transmission envoyant la pulsation artérielle à un levier inscripteur situé à distance,

Beaucoup plus facilement, en 1889, le professeur Pierre-Edouard Potain, cardiologue de Saint-Antoine, invente la lecture de la pression au poignet avec un manomètre transportable. Mais il ne chiffre que la pression maximale. La méthode courante en pratique clinique est mise au point par le Russe Nicolaï Korotkov, avec les pressions systolique et diastolique. Il bénéficie à cette époque du brassard pneumatique, inventé tout récemment par John Dunlop.

Adieu aux cris du chirurgien

De nos jours, dans les blocs opératoires, la pression artérielle est souvent monitorée par un petit cathéter introduit dans une artère radiale. On s'aide d'une aiguille et d'un fin guide métallique introduit dans celle-ci. C'est le cardioscope qui lit les pressions systolique et diastolique. La méthode est élégante et fiable. Rien à voir avec l'expérience de Stephan Hales, mais c'est exactement le même principe.

En 1974, l'ingénieur japonais Takuo Aoyagi invente la sPO2, la mesure au doigt de l'oxymétrie. Alors, ECG, oxygène au doigt, pressions, analyse des halogénés expirés : l'intervention commence à être bien surveillée. C'est autre chose que les hurlements du chirurgien lorsque le sang sous ses yeux devient tout bleu ! Apport supplémentaire, à partir de 1995, on peut évaluer la force de la curarisation. Grâce à de minimes impulsions électriques, la contraction des muscles des doigts traduit l'effet des curares. Et même, depuis 1998, le BIS, l'indice bis-spectral, qui est un mini-encéphalogramme, permet de mesurer la profondeur de la narcose.

Promotion ultra rapide sans canapé

Voilà une anesthésie de mieux en mieux surveillée. Surveillée, oui, mais par qui ? Jusqu'à une période hélas récente, le chirurgien est le grand maître de la cérémonie. Parfois, un soignant avisé prend l'habitude de « donner la narcose ». Souvent, la première silhouette apparue dans le couloir, ou dans la cour, doit assumer cette tâche, pressant le masque et le ballon sur le visage du patient. N'importe qui est promu brutalement « chloroformisateur ». Un brancardier, un ambulancier, ont mystérieusement fonction d'assurer la sérénité du maître opérateur. Ceux-là, qui posent au soleil, fiers de leurs ondulations capillaires et de leurs espadrilles blanches (excellente collecte de microbes), sont peut-être cinq minutes plus tard à la tête d'un patient en état instable

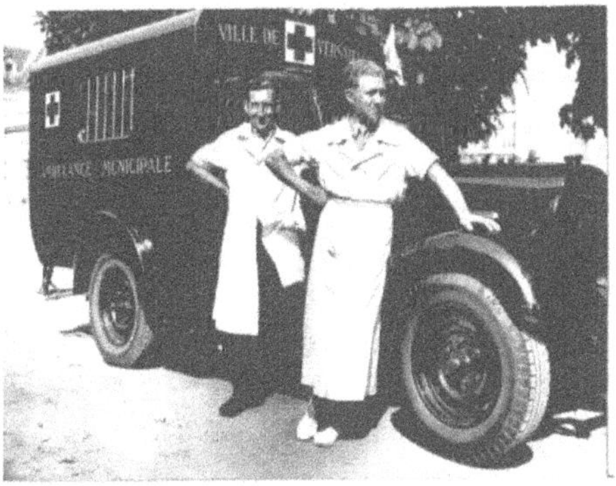

L'acte chirurgical est encore une liturgie, avec un unique ordonnateur, et qui précède trop souvent la mise au tombeau. De nombreuses familles éplorées remercient le chirurgien au tablier couvert de sang, pour cette intervention splendidement menée, bien que « le cœur ait lâché ».

Agatha Hodgins (1877/1945) est une infirmière d'origine canadienne, formée à l'Anesthésie aux États-Unis. Elle débarque de Cleveland en Europe en 1914, et enseigne l'Anesthésie par le protoxyde d'azote, l'éther, et le chloroforme à ses collègues françaises. La Première Guerre Mondiale terminée, il apparait évident que le bloc opératoire a besoin d'un personnel habitué à ces techniques en rapide évolution. En 1939, l'Anesthésie s'apprend en treize leçons seulement. En 1949 la première École d'Infirmières Anesthésistes ouvre à St Germain en Laye. On doit y accomplir une formation de douze mois. En 1991, le Diplôme d'État (IADE) est créé. A partir de 2012, le cursus nécessite une durée d'étude de deux ans, de nombreux stages, et équivaut à un grade master.

Chemin dangereux

Entre 1960 et 1980, une série d'accidents mettent en cause la sécurité péri-opératoire. Plusieurs drames mortels compliquent des interventions qui concernent des pathologies dites bénignes. Pathologies dites bénignes, mais l'adage du premier jour de fonction du futur interne reste encore : « il n'y a jamais de petite anesthésie pour une petite intervention ». Ces accidents qui défrayent la chronique sont souvent des chutes de tension pendant l'acte opératoire, des intubations mal contrôlées, et surtout des endormissements secondaires d'un patient ramené trop vite dans sa chambre. Isolé, il est à la merci d'une asphyxie par chute de la langue, d'un vomissement, ou d'un saignement.

Parmi beaucoup de malheurs, on se souvient d'au moins quatre affaires très médiatiques qui choquent, à juste titre, l'opinion publique.

En 1961, le Roi du Maroc, Mohammed V, décède après une chirurgie de cloison nasale programmée sous anesthésie locale, et non pas sous anesthésie générale. Une équipe française est chargée de cette délicate opération. Au dernier moment, le souverain réclame une narcose, alors qu'il n'est pas à jeun, ce qui provoque un vomissement et une pneumonie par inhalation. Toujours le même risque, un siècle après les premières démonstrations de Wells et Morton !

En 1967, Albertine Sarrazin, célèbre figure rebelle de la littérature, meurt au cours d'une néphrectomie hémorragique en clinique.

En 1973, le jeune Alain Farçat, vingt-cinq ans, décède après une amygdalectomie réalisée dans une clinique qui appartient à un grand mandarin de l'Assistance Publique. Celui-ci commençait le matin de lourdes et prestigieuses opérations dans son bloc de l'hôpital Beaujon. À midi, il confiait l'intervention en cours à l'un de ses adjoints, et filait vers sa clinique enchaîner des actes très lucratifs. Comme dans beaucoup d'établissements privés, il n'y avait aucune salle de réveil, aucune surveillance postopératoire.

Ces épouvantables évènements, et bien d'autres publiés dans les journaux, mettent au premier plan la sécurité des patients endormis, et la phase du réveil post-opératoire. Une dure bataille juridique, en grande partie menée par la famille Farçat, et la juste dénonciation des manquements à la sécurité ont permis un changement historique. Heureusement, pour une fois, les autorités de l'époque suivent les demandes du monde médical. La circulaire ministérielle n°394 du 3 avril 1974, relative à la sécurité des malades anesthésiés, impose la création de salles de réveil attenantes aux blocs opératoires, avec les personnels et le matériel indispensables à leur fonctionnement.

Cette vision nouvelle ne peut empêcher, en 1984, l'affligeante affaire de Poitiers. Le décès d'une patiente est cette fois lié, dans le bloc opératoire, à l'inversion volontaire des tuyaux des gaz médicaux.

De nombreux protocoles et recommandations d'une grande rigueur sont imposés, et par-dessus tout, l'obligation d'une consultation préopératoire effectuée par un médecin anesthésiste. C'en est fini de la vision antique de « l'assistance opératoire » du chirurgien. L'Anesthésie domine désormais tout le processus chirurgical, de l'arrivée du futur opéré en consultation, jusqu'à sa sortie de l'établissement de soins.

Bloc opératoire, ou Airbus ?

Entrons à l'intérieur du bloc : on peut se demander si un ami commandant de bord ne nous a pas invités à visiter la cabine de pilotage de son Airbus ! Une douzaine d'écrans lumineux, des seringues électriques allumées, et tant de différents appareillages. Tout est relié à un enregistrement. C'est un splendide spectacle à la tombée de la nuit. Dommage que cette belle vision annonce une nuit blanche pour l'équipe d'Anesthésie... Au-delà du spectacle offert au visiteur, le fait majeur du bloc actuel est que toutes les constantes vitales sont vérifiées par un personnel de haute compétence. Et nous saluons l'arrivée d'un nouveau générateur de clignotants : le robot opérateur !

Malgré cette surveillance rapprochée, il y a encore quelques rares accidents sur environ six millions d'anesthésies générales par an effectuées en France. Rares, car les produits employés sont d'un effet le plus réversible possible. Les doses sont parfaitement ajustées, et le contrôle du sommeil est permanent.

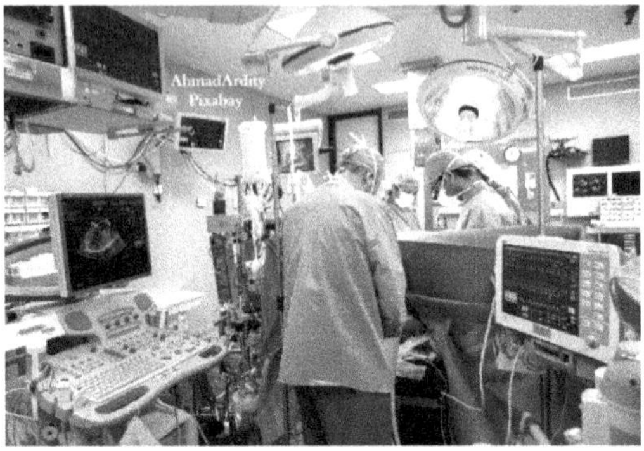

L'Anesthésie reste une spécialité à haut risque, mais à très haute sécurité. C'est un sport collectif, pratiqué par des milliers de médecins remarquables, qui tous contribuent à la perfection de notre métier. On peut inclure tous les statuts, hôpital publique ou clinique privée, médecins et personnels spécialisés, dans cette grande fresque des soins offerts aux patients.

Quelques personnalités de notre Histoire

Des personnalités parmi le grand nombre des médecins anesthésistes qui portent à bout de bras notre sécurité lors d'une intervention, n'importe sa nature. Je ne peux citer que quelques noms, avec un immense pardon pour tous les autres, attachés à la sauvegarde du patient, dans nos hôpitaux de province, à l'Assistance Publique, et dans toutes les cliniques.

Par les circonstances de la Seconde Guerre Mondiale, trois hommes, Guy Vourc'h, Ernest Kern, et Jean Lassner, tous trois engagés dans les Forces Françaises Libres à Londres, deviennent experts en Anesthésie. Justement, à cette époque, cette discipline est très en pointe au Royaume-Uni, et ils peuvent bénéficier de la qualité des médecins anglais. Ils représentent les premiers maîtres de la profession. Guy Vourc'h a vingt ans en 1940. Sur une barque de dix mètres, à la rame, malgré plusieurs jours de tempête, avec son frère et des amis, il rejoint Londres. En juin 1944, il débarque avec le commando Kieffer en Normandie et part avec lui libérer la Hollande. À l'hôpital Foch, il fait de l'Anesthésie une discipline à part entière, et ses collègues n'y sont plus vus comme de simples assistants destinés à assurer le confort du chirurgien.

Marie-Thérèse Cousin, Professeure d'Anesthésie Réanimation, est spécialisée en Obstétrique et en pharmacologie des curares. On lui doit plusieurs ouvrages sur l'histoire de l'Anesthésie et de la Réanimation. Avec elle, son ami Jean-Bernard Cazalaà est l'un des rares médecins à graver avec une haute précision et un détail remarquable l'évolution historique de notre spécialité. Depuis de nombreuses années, il anime, en plus de ses nombreuses activités, le CHAR, Club de l'Histoire de l'Anesthésie et de la Réanimation. Il a sauvé de l'oubli un grand nombre de documents et d'objets médicaux. Jean-Bernard Cazalaà, Marie-Thérèse Cousin, Bruno Chavagnac, Roger Gay, et Yves Louville, ont écrit un formidable recueil en trois tomes, intitulé avec justesse « Anesthésie, Analgésie, Réanimation, Samu, notre histoire, de 1945 aux années 2000 ».

Maurice Cara, est anesthésiste et physiologiste. Il invente d'ailleurs le spiromètre qui mesure le volume d'air dans les poumons. C'est le fondateur du SAMU de Paris, à l'hôpital Necker. Il est l'initiateur de toutes les sociétés d'urgence et de rapatriement sanitaire.

Louis Lareng, est né dans les Hautes-Pyrénées en 1923. L'idée d'amener "le médecin au pied de l'arbre" est la sienne. Rappelons cette hécatombe hallucinante sur les routes des années 1970 : il y a environ quinze mille morts par an, soit cinq fois plus qu'aujourd'hui. Le sinistre summum est atteint en 1972, avec la mort de dix-huit mille personnes dans le mois suivant leur accident. En signe d'alerte contre le carnage, la population entière de la ville de Mazamet se fait photographier et filmer, allongée dans les rues, comme autant de cadavres. On ramasse sur la route des milliers de blessés graves, secourus par des pompiers volontaires, altruistes, sympathiques, mais dépourvus de formation réelle, et de moyens. Louis Lareng crée le premier SAMU à Toulouse. Député socialiste, il obtient en 1980 que le numéro 15 soit dédié au SAMU.

On lui doit en 1986 la généralisation du SAMU avec ce numéro d'urgence sur tout le territoire national. Comme pour toutes les personnes passionnées par leur métier, le mot retraite n'existe pas pour lui. Il est mort en novembre 2019, à quatre-vingt-seize ans, presque sur son lieu de travail toulousain.

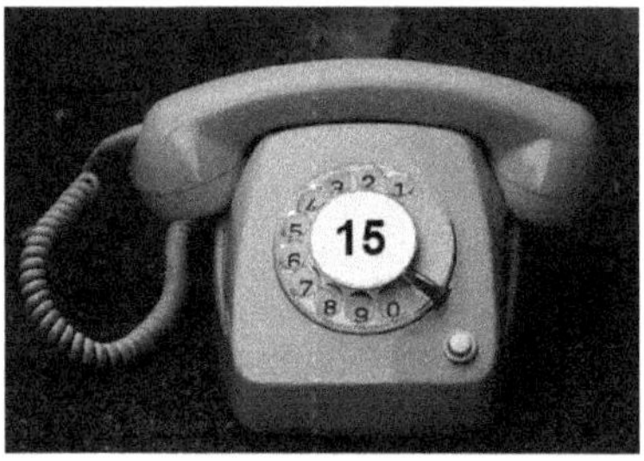

Il ne faut surtout pas oublier que nos premiers SMUR et SAMU ont été créés par des anesthésistes-réanimateurs dans tous les départements métropolitains et d'Outre-Mer. Le vœu formidable de Louis Lareng est réalisé : partout, l'hôpital est amené au chevet même du patient ou du blessé, là où il se trouve.

Alors si parfois ces grands professionnels de santé roulent légèrement des épaules, font un peu de cinéma, déballent leur impressionnant matériel, il ne faut pas leur en vouloir. Ce sont les petits-enfants des premiers anesthésistes expérimentés. Ils sont les héritiers des fondateurs d'une spécialité magnifique, qui a commencé sa fabuleuse vie… dans un cirque !

Références

Bertrand M. Horace Wells (1815-1848) et William T. G. Morton (1819-1868). La rencontre improbable de deux précurseurs de l'Anesthésie. L'Harmattan, 2013. ISBN 978-2-343-01105-9

Le merveilleux conte du laryngoscope. Edvard. Le Gazier, 2014. legazier.com/histoire-du-laryngoscope/

Arnulf G. L'histoire tragique et merveilleuse de l'Anesthésie. Lavauzelle, 1992. ISBN- 978-270250243

Le Mée J. Des vapeurs d'éther à la Neuroleptanalgésie. Documents Scientifiques Guigoz N° 113, 38-43, 1982

Anesthésie, Analgésie, Réanimation, Samu. Notre histoire de 1945 aux années 2000. Lienhart A, Cazalaà JB, Chavagnac B, Cousin MT, Gay R, Louville Y.
Trois tomes publiés sous l'égide du Club de l'histoire de l'Anesthésie et de la Réanimation (CHAR). Editions Glyphe, 2015 et 2016

Vachon F. Histoire de la réanimation médicale française : 1954-1975. Réanimation (2011) 20 :72-78

Dauphin A, Cazalaà JB, Pradeau D, Chaouky H, Saince-Viard D. Les solutés de perfusion : histoire d'une forme pharmaceutique majeure née à l'hôpital. Revue d'histoire de la pharmacie, tome LI, N°338, 2ème trimestre 2003, 219-238

Desmonts J-M. Regard sur l'Anesthésie d'hier : Ernest Kern, Jean Lassner, Guy Vourc'h. Glyphe, 2003

Lareng L, Burlet M. Batailles pour le SAMU : entretiens avec Louis Lareng. Editions Milan, 1995.

CHAPITRE 17. MIROIR, MON BEAU MIROIR

La narcose, la perte de conscience qui ouvre la porte à la révolution chirurgicale, permet enfin aux anciens barbiers de réaliser des interventions à distance de l'extrême onction. Ce n'est pas suffisant. On doit en plus abolir la douleur, qui resurgit dès la fin du temps opératoire et s'installe pour plusieurs jours. Cet ultime progrès est infiniment long à s'imposer. Jusqu'à la fin du vingtième siècle, la morphine fait peur aux prescripteurs. Peur de délivrer une trop forte posologie, peur de créer une accoutumance, et peur des effets secondaires. Le plus habituel d'entre eux, c'est la survenue des hallucinations. Le patient perçoit des visions colorées, il voit des silhouettes animées, en ressent une forte angoisse.

On est toujours contents de signer la sortie d'un patient de Réanimation. Même si le séjour est court, on recueille ses impressions, son vécu ressenti. Justement, un brave homme regagne l'hospitalisation classique. C'est un lundi matin. Il m'agrippe par la blouse, me remercie de nos bons soins. Mais il hésite à formuler une restriction. En l'encourageant un peu, il me confie, à voix basse, un peu honteux, que la nuit précédente, il a vu, presque au pied de son lit, un couple faire l'amour. Il me jure qu'ils étaient là, debout, en pleine action, et précise même que la jeune femme avait les fesses appuyées sur une table. Le diagnostic est assez facile : délire à tendance érotique, secondaire à la morphine. Il suffit de diviser les doses par deux, et de prescrire un anxiolytique, ce qui est fait.

Le mardi, la garde de nuit est difficile. Dans cette même chambre, un patient s'aggrave, au point qu'il faut prendre le contrôle de sa ventilation. Même pour un médecin expérimenté (je l'étais déjà, hélas), c'est toujours une appréhension de réaliser ce geste. Il faut se glisser derrière le lit, enlever l'appui rigide, puis appliquer un protocole très strict qui conduit à l'intubation trachéale.

Cette nuit-là, tout va bien, l'équipe est parfaite, en moins d'une demi- heure, le patient est stabilisé. Toujours derrière la tête du lit, je me redresse, et m'apprête à enjamber quelques fils sans rien arracher. Soudain, à trois mètres, sur le mur d'en face, j'ai la vision de notre bureau médical, bien éclairé par sa lampe vert militaire à pied articulé. L'une des infirmières est même installée, en pleine écriture du dossier médical. La pièce réservée le jour pour les médecins se reflète parfaitement sur la porte vitrée de cette chambre de patient, mieux que dans un miroir. Et l'effet doit être encore plus flagrant en milieu de nuit, lorsqu'on maintient une relative pénombre dans les couloirs !

Dans la restauration, il y a des moments appelés « coups de feu ». C'est pareil en Réanimation. Après cette grande agitation, il est d'usage de se retrouver dans la petite pièce de repos, pour commenter le match, et boire un verre ou un café. Une jeune infirmière et l'un de ses collègues me semblent bien s'entendre, et même paraissent gentiment complices. De toute façon, dans une petite équipe, aucun secret ne dure très longtemps. Connaissant d'avance la réponse, j'ai posé la question comme ça, dans la conversation, « c'est plus animé que ce week-end. Avez-vous travaillé ensemble tous les deux, dimanche dernier ? ».

Pour notre sympathique patient, cette vidéo virtuelle était sans aucun doute plus agréable à visionner qu'un tableau de Jérôme Bosch avec toutes ses créatures monstrueuses qui viendraient brutalement à s'animer.

Un coquin jeu de miroir, quelle splendide hallucination morphinique !

CHAPITRE 18. HYGIÈNE ET ANTIBIOTIQUES

Where are the toilets, please ?

Louis XIV installe sa Cour et son gouvernement à Versailles en 1682. Le Roi a quarante-trois ans. Il oblige trois mille familles nobles à demeurer là, afin de les avoir sous son emprise.

Mais sept mille autres courtisanes, et courtisans, transitent chaque jour par Versailles, pour tenter de se faire remarquer, espérant obtenir une charge, une rente. Très peu de latrines pour une si grande foule. Il y a des pots, portés par des valets, dont le contenu est jeté n'importe où. Les dames peuvent utiliser un Bourdaloue, ce petit bidet portable à glisser sous leurs robes. Son nom vient d'un cardinal dont les sermons sont interminables. Au Palais, en été, il est facile de se dissimuler dans les bosquets pour se soulager. En hiver, ce sont les angles des murs, et les cages des escaliers qui servent de toilettes. L'odeur dans les couloirs et les antichambres est aussi forte que dans certains couloirs de notre métro parisien !

Aristocrates et bourgeois procèdent par nettoyage à sec, en se frottant avec des linges, et n'utilisent un peu d'eau qu'une fois par semaine. C'est un contraste incroyable avec la propreté du Moyen Age et de la Renaissance, à l'hygiène personnelle soigneuse, à la culture des bains pour tous.

Les famines causent l'exode rural, surchargent des villes déjà insalubres. L'Hôtel-Dieu de Paris est le seul hôpital de la capitale. Sous Louis XIV, plus de deux mille malades y sont entassés. Pour comparer, trois siècles plus tard, le grand hôpital Beaujon avec ses onze étages, est prévu pour huit cents lits.

Chaque épidémie (variole, pneumonie, peste, dysenterie) provoque l'afflux d'une foule inimaginable d'indigents ! Les soins, de réconfort, y sont donnés par les Ordres Religieux.

Quelle que soit la pathologie, les malades sont couchés à plusieurs dans un lit paillasse, parfois tête-bêche, et à tour de rôle, chacun ayant son horaire personnel.

La vérole explose

Deux épidémies font exploser la situation : la syphilis, et la peste. Louis XIV, sous l'influence de Madame de Montespan, fonde en 1656, « l'Hôpital Général », non pas pour soigner, mais pour isoler les syphilitiques du reste de la population. Oraison funèbre que l'on peut réciter dans les trois lieux d'enfermement qui sont créés : La Pitié, La Salpetrière, et Bicêtre. Les malheurs des syphilitiques sont décrits au chapitre de la Vérole, page 67.

La peste noire, de 1644 à 1654, cause quatre-vingt mille morts rien qu'à Paris. Colbert (1619/1683) essaye de freiner le fléau en isolant Marseille et la Provence. Ce n'est nullement la rivalité entre deux métropoles, c'est le brassage des populations dans le grand port marseillais qui est en cause. Colbert prend des mesures fort intelligentes : bureaux de santé dans tous les ports, mise en quarantaine des équipages, nettoyage des logements des pestiférés, obligation de brûler leurs vêtements. Face à ce fléau, le Roi Soleil décide le début de la construction d'un grand hôpital destiné aux malades de la peste, bien à l'ombre, éloigné des murs d'enceinte de Paris. C'est l'hôpital Saint Louis, inauguré par son successeur, Louis XV.

Les médecins et les prêtres s'aspergent de vinaigre, et n'approchent pas les malades. Leur masque à long bec d'oiseau contient un bourrage d'herbes médicinales qui fait office de filtre. Ils déposent sur le front des mourants l'huile de l'extrême onction avec de très longues spatules. Confinement des grands ports, isolement des malades, hygiène des locaux, masques protecteurs. Les ministres de Louis XIV ont-ils une prémonition pour leurs successeurs, dans un futur de trois cent cinquante années ?

Un précurseur à Vérone

Un vrai bactériologiste, un siècle avant Louis XIV : Jérôme Fracastor est médecin à Vérone. Dans « De Contagione Morbis » vers 1550, il décrit à propos de syphilis, peste, et variole : des microbes infectants qui se multiplient, la contagion interhumaine, la transmission par les objets, la literie, les vêtements, et la protection par une maison aérée, et fraiche. Tout est clair, magnifique d'intuition, la voie de la prévention est toute tracée. Dès 1553, Jérôme Fracastor a sa statue à Vérone, mais tout s'arrête là. Facilité, manque de courage, énorme fatalisme ? Alors, presque chaque personne atteinte d'une maladie infectieuse continue d'en mourir. Cette situation reste figée, pour toujours semble-t-il.

Les débuts de l'hygiène : le chlore (1785)

Claude-Louis Berthollet (1748/1822), est né en Savoie, alors sous contrôle piémontais. Après quatre années d'études médicales à Turin, il monte à Paris, devient médecin de Madame de Montesson. Il suit des cours de chimie, répète les expériences de Lavoisier, manipule le chlore isolé par un Suédois, Carl Wilhelm Scheele en 1774. En pleine Révolution, il devient Professeur de Chimie. Il accompagne Bonaparte dans sa campagne d'Egypte. Une de ses spécialités est la conservation des poudres et des munitions, un rôle stratégique. Mais n'oublions pas qu'il est savoyard. Il veut blanchir le linge des lavandières sans l'aide du soleil, qui manque parfois dans cette belle région. Il découvre l'effet blanchissant des mélanges à base de chlore. Installé en sortie de Paris, dans le village de Javelle, il dissout du chlore dans une solution de potasse. L'usine s'agrandit et ne fabrique plus que de l'Eau dite de Javel. Elle sert également à blanchir la pâte à papier.

Louis Guyton de Morveau (1737/1816) est né à Dijon. Il a trois passions : la Révolution, les aérostats inventés par les frères Montgolfier, et la Chimie. L'époque lui est forcément propice. Devenu député révolutionnaire, il obtient la création des ateliers des aérostats de Dijon.

Avec Claude-Louis Berthollet, il découvre le pouvoir désinfectant des dérivés chlorés. Les deux chimistes se révoltent contre le fléau, la fatalité de l'infection des blessés et des opérés, qui chaque fois conduit à leur mort. Contagion ou blessure, les soignants également sont mortellement atteints.

Dans sa ville natale, au cours d'une épidémie, l'odeur de charnier est insupportable. Guyton de Morveau a l'idée d'utiliser les vapeurs de l'eau de Javel de son ami Berthollet, avec succès. Il invente même un vaporisateur à débit réglable dégageant du chlore gazeux pour la désinfection des locaux qui reçoivent les malades. Cet usage du chlore marque réellement la prise de conscience du premier moyen d'éviter la fièvre opératoire, la pourriture hospitalière, et la gangrène.

Voilà, grâce à ces deux chimistes, la première mesure efficace de protection contre les maladies infectieuses. En 1820, le pharmacien Antoine-Germain Labarraque (1777/1850) remplace la potasse de Berthollet par de la soude. Il invente l'hypochlorite de soude, de formule Na Cl O. Imbiber la charpie des pansements par cette variété d'Eau de Javel empêche la putréfaction des blessures et plaies opératoires. La « liqueur de Labarraque » est largement utilisée par les chirurgiens. Elle évite les gangrènes, et peut aussi désinfecter les hôpitaux. Moins âcre, moins irritante que le chlore, son usage est plus facile à imposer.

Les débuts de l'hygiène : le phénol (1860)

L'Université de Londres étant la seule institution ouverte aux Quakers, Joseph Lister (1827/1912) y fait donc ses études de Médecine. Brillant, il est nommé Professeur de Chirurgie en 1860 à Glasgow. Il est sidéré par la mortalité opératoire : ceux qui échappent à l'hémorragie meurent par infection plus d'une fois sur deux ! C'est à Glasgow qu'il développe le concept d'antisepsie chirurgicale. Il découvre la théorie des germes, formulée par Louis Pasteur, dont il devient l'ami et le fanatique admirateur. Lister écrit dans The Lancet : « Les recherches de Pasteur montrent que l'air contient des organismes minuscules en suspension. On doit éviter la suppuration des blessures, et la gangrène, en utilisant une substance capable de détruire ces particules flottantes ».

Dans un vieux grimoire, le chimiste bavarois Johann Glauber décrit en 1650 une huile rouge qui assèche et guérit les plaies purulentes. C'est un dérivé du goudron de houille végétale, le phénol. Les égoutiers l'utilisent pour purifier les résidus épandus dans les champs. Ces déchets de décharges sauvages rendent malades les troupeaux. Lister se risque à recouvrir les plaies contaminées par des pansements imbibés de ce phénol. Avec l'inondation de ce produit sur les plaies purulentes, la mortalité opératoire chute de cinquante à quinze pour cent ! Ce génial bienfaiteur de l'humanité, Joseph Lister, invente alors un spray d'acide phénique, et son assistant pulvérise tout le champ opératoire pendant toutes les interventions. Puis les fils, les drains, et tous les instruments sont phénolisés avant leur usage.

De nombreuses images représentent le pulvérisateur de phénol mis au point par Joseph Lister. À Paris, Just Lucas-Championnière modernise le pulvérisateur de Lister à l'aide d'un dispositif électrique. Il écrit en 1876 le premier traité d'antisepsie chirurgicale. La phénolisation provoque l'enthousiasme dans toute l'Europe. La phrase pessimiste d'Auguste Nélaton, le chirurgien de Napoléon : « toute incision de la peau est une porte ouverte vers la mort » devient caduque !

https://www.biusante.parisdescartes.fr/histmed/image?00899

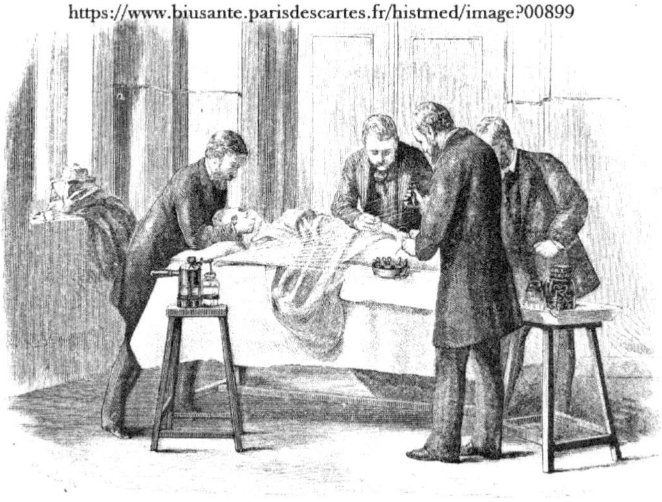

Les débuts de l'hygiène : le formol (1896)

Auguste Trillat (1861/1944) s'intéresse au méthanol, obtenu par la distillation du bois, dont il extrait le méthanal, ou formaldéhyde, ou formol. Dans son ouvrage de 1896, il décrit la désinfection des locaux contaminés grâce au formol. Réputé pour anéantir tous les germes, le formol reste l'antiseptique majeur des hôpitaux pendant presque un siècle. Mais il est si dangereux qu'Auguste Trillat le propose aussi pour mettre au point un programme d'armement lié aux agents chimiques. Il est tellement toxique que jusque dans les années 1980, le personnel hospitalier porte un masque à gaz pour aller fermer le vaporisateur de formol dans la chambre ou le bloc opératoire, avant d'aérer la pièce et d'essuyer le matériel. La désinfection au formol, malgré son efficacité, est beaucoup trop dangereuse. Cette substance est reconnue cancérigène seulement en 2004.

Les débuts de l'hygiène : l'obscurantisme meurtrier

Depuis 1750, les grands noms de la Chimie : Berthollet, Guyton de Morveau, Labarraque, Trillat, inventent donc des antiseptiques efficaces contre l'infection : d'abord le chlore et ses dérivés, puis le formol. Hélas, les débuts de l'hygiène n'emportent pas l'enthousiasme partout et pour tous. Pour un génie à Glasgow, que de réfractaires et de fatalistes !

C'est ainsi qu'en 1845 s'écrit un chapitre tragique de notre Histoire de la Médecine : celui de la fièvre puerpérale. Partout en Europe, les femmes accouchent à domicile, aidées par une matrone. C'est l'habitude de l'époque. De toute façon, mieux vaut éviter les hôpitaux, et encore plus les maternités. Dans les uns, c'est la gangrène, dans les autres, la terrifiante fièvre puerpérale. Hélas, la misère amène de plus en plus de femmes à accoucher dans les hôpitaux. Elles peuvent même presqu'aussitôt abandonner leur enfant dans les orphelinats adjacents.

Cette fièvre puerpérale, est due au streptocoque A, que l'on trouve aussi dans certaines angines, et la scarlatine. Elle est mortelle dans soixante-quinze pour cent des cas, avant l'ère des antibiotiques.

Tragédie à Vienne

Voici les trois acteurs principaux de la « tragédie de Vienne » de 1845. Le Docteur Semmelweis, médecin juif hongrois, émigré et fils d'épiciers, est spécialiste de l'accouchement. Il travaille à la Maternité, sous les ordres de deux chefs de service : le Professeur Klein, et le Professeur Bartsch. Dans cette ville d'Autriche, chacun sait que les femmes meurent quatre fois plus dans le service Klein que dans le service Bartsch. Certains mois, le pourcentage de mortalité chez les accouchées atteint plus de trente pour cent dans le service Klein, versus cinq à huit pour cent dans les maternités des grandes villes européennes !

Lorsque l'accouchement est imminent, les femmes supplient qu'on ne les emmène pas dans le service de Klein. Chez Klein, ce sont les internes qui font les accouchements. Chez Bartsch, ce sont les sage-femmes qui les pratiquent, avec les mêmes techniques, et les mêmes instruments. Bien sûr, dans les deux services, ni les instruments sanglants, ni les forceps ne sont jamais stérilisés, tout juste rincés sous l'eau du robinet.

Semmelweis est solitaire, méprisé par la caste supérieure des médecins viennois. Son seul ami, le Professeur Jacob Kolletschka, se blesse au cours de l'autopsie d'une accouchée. L'infection le tue en quelques jours. Au milieu de la messe funèbre, illuminé, Ignace Semmelweis se sauve de l'église, et court à l'hôpital : les étudiants internes pratiquent des autopsies, mais pas les sage-femmes, évidemment ! En plus, ils ne se lavent jamais les mains au sortir des salles de dissection.

À la Maternité de Vienne, Semmelweis oblige les internes à se laver les mains avec un dérivé chloré. La mortalité dans le service Klein chute de vingt pour cent à deux pour cent ! Le risque de mourir de la funeste fièvre puerpérale est divisé par dix ! Alors, notoriété, respect, médaille ?

Pas du tout, au contraire : la belle histoire bascule dans l'horreur, par la criminelle bêtise humaine. Les nobles internes de Klein considèrent la mesure comme vexatoire, imposée par un minable exilé hongrois issu d'un milieu déshérité.

IGNAZ PHILIPP SEMMELWEIS.

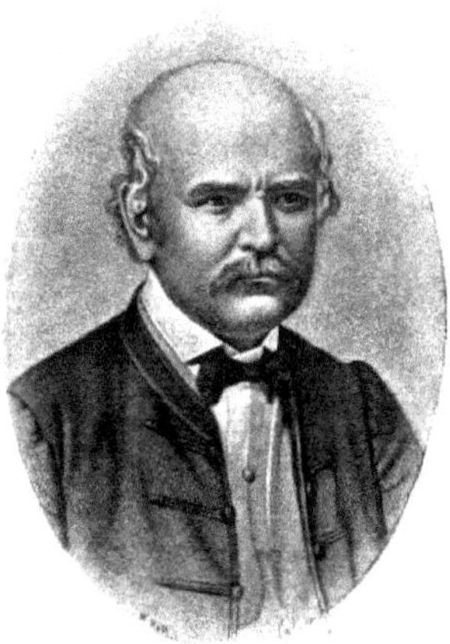

Le pauvre Ignace Semmelweis est renvoyé de la Maternité de Vienne, puis injustement expulsé vers Budapest en 1849.

www.biusante.parisdescartes.fr/histmed/image?07642

Malgré la publication de ses résultats, et ses multiples alertes et messages à l'opinion médicale, personne ne veut l'écouter. Ignace Semmelweis devient fou. En 1865, à quarante-sept ans, il se dirige vers la morgue de Budapest, et frappe au couteau un cadavre de femme en cours de dissection.

Il se blesse, peut-être intentionnellement, et meurt de choc infectieux, comme son ami, et toutes les femmes qu'il aurait voulu sauver.

Un autre médecin maudit

Sa gloire posthume surgit soixante ans plus tard. Dans le service Klein (vingt pour cent de mortalité), Semmelweis a vu pratiquer un examen vaginal, puis cinq autres successifs sans aucun lavage des mains. Or, les six femmes meurent de fièvre puerpérale. Il décrit et publie cette observation, en plus des résultats obtenus par la mesure d'hygiène qu'il avait imposé avant sa révocation.

C'est en 1924 le sujet de thèse de Louis Destouches. Semmelweis et Destouches ont compris : les mains du personnel soignant propagent les microbes mortels ! Après sa thèse de 1924, à propos des observations de Semmelweis rédigées en 1860, Louis Destouches devient généraliste en banlieue, et romancier. En 1932, sa notoriété explose lorsqu'il emprunte en pseudonyme le prénom de sa grand-mère pour rédiger le « Voyage au bout de la nuit ». Lui aussi est un médecin maudit, mais pour de toutes autres raisons : les théories eugénistes et antisémites qu'il répand en utilisant sa notoriété.

Le triomphe de la Bactériologie (1860)

Quinze ans après la tragédie de Vienne, Louis Pasteur démontre la présence de microbes dans l'atmosphère par ses expériences sur des ballons de verre laissés à l'air libre, ou au contraire, protégés contre les particules de l'air ambiant. C'est clair, simple, évident, reproductible.

Il choque des incrédules sclérosés, comme Félix-Archimède Pouchet (1809/1872) qui prône, comme tant d'autres, la génération spontanée des microbes, et donc la fatalité de l'infection. Son nom ne reste pas à la postérité : celui d'une porte de Paris est un homonyme ! Mais plus sinistre encore, Pasteur doit s'opposer à de féroces réfractaires célèbres, comme Jules-Émile Péan (1830/1898). Le plus réputé des chirurgiens de l'époque, va même jusqu'à provoquer Louis Pasteur en duel, à cause de ces particules aériennes qui viennent salir son domaine opératoire !

Sur les champs de bataille de 1870, le principe de l'antisepsie autour du blessé sauve des vies grâce à quelques chirurgiens convaincus : Hyppolyte Larrey (le fils de Jean-Dominique), Sabatier, Sédillot, qui utilisent l'eau de Javel et le phénol. Jean-Antoine Villemin tente péniblement d'imposer la désinfection des transports et des salles de soins. C'est lui, Jean-Antoine Villemin (1827/1892) qui découvre la contagion de la tuberculose. Il impose le fait que le sang, les crachats, les habits contaminent par leur simple contact. Une théorie jusque-là réfutée, puisque la tuberculose est attribuée à un mal héréditaire des bas-fonds, propagé par les misérables.

Pasteur anéantit la génération spontanée

Dès 1890, on sait que la stérilisation par chauffage élimine les germes des instruments, des linges, et de l'eau. D'abord, on stérilise par la chaleur sèche, dans un petit four avec son réchaud inférieur. On l'appelle naturellement « four Pasteur ». Gaston Poupinel (1858/1930), un chirurgien, propose 160°C pendant deux heures à chaleur sèche pour stériliser ses instruments. C'est la bonne recette : le « four Poupinel » reste en service jusqu'en 1980 au bloc opératoire.

Dans un autoclave sous pression, de la vapeur d'eau est surchauffée à 140°C pour atteindre une excellente destruction de tous les germes. Chaleur plus humidité, l'autoclave, ou étuve, est universalisé. Il devient le mode de stérilisation habituel en milieu hospitalier. Très imposant, il est fixe, dans un local qui lui est dévolu, pour le matériel et le linge et les vêtements. De grands engins mobiles porteurs d'un autoclave peuvent aussi être attelés, et transportés au plus près des combats. C'est un matériel précieux pour l'extermination des poux, qui propagent le typhus.

Au début du vingtième siècle, l'importance d'une stérilité totale dans les blocs et les lieux de soins commence à s'imposer. Mais le chemin est long pour occire le fatalisme. Les apôtres de la Déesse Hygie vont le terrasser, en édictant des règles à respecter.

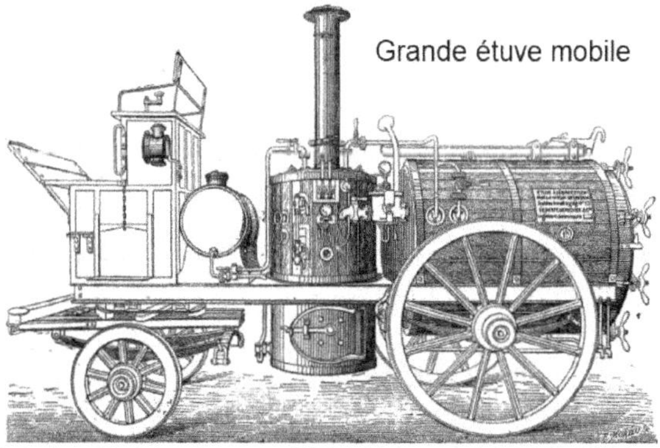

https://www.biusante.parisdescartes.fr/histmed/image?med90014x1888x115x0497

Voici les cinq principes fondamentaux des premiers hygiénistes :

- les mains transportent des miasmes mortels (Semmelweis)

- l'air transporte des microbes (Pasteur)

- tout contact est contaminant (Villemin)

- des agents chimiques doivent éviter la gangrène opératoire (Championnière, Labarraque, Lister, Trillat)

- la chaleur stérilise (Pasteur)

Il faut arriver à les imposer, ces cinq grands principes d'hygiène dans tous les lieux de soins, où l'on opère encore en tenue de magicien. Les chirurgiens portent l'habit à revers de soie, le plastron et la cravate Lavallière. Ils ne daignent enfiler qu'un tablier, afin de ne pas trop s'imprégner de sang. Le plastron et le smoking sanguinolents pourraient en effet effrayer les patients de leur consultation privée. Quel challenge pour les premiers hygiénistes ! Comment faire ?

En ce début du vingtième siècle, nous sommes en pleine époque anticléricale. Les religieuses sont dévouées pour leurs malades. Elles ont un savoir-faire, mais il est ancien, et dicté par des chirurgiens, massivement incompétents en matière d'hygiène. Alors, l'idée se répand d'une laïcisation des soins. Il faut former dans des Écoles d'infirmières des jeunes femmes motivées pour une profession moderne, et décidées à faire appliquer les nouveaux principes de l'asepsie.

Et l'hygiène du personnel soignant commence par le port d'un uniforme, recouvert d'un vaste tablier, facile à changer, à laver, à stériliser.

À son retour de la guerre de Crimée, en 1860, Florence Nightingale publie le premier ouvrage sur la pratique infirmière. En 1900, Anna Hamilton prend la direction de la Maison de santé protestante de Bordeaux ainsi que de son école de formation. C'est le premier hôpital-école en France. En 1905, Léonie Chaptal grâce à son immense fortune, crée à Paris une école d'infirmières. En 1922, le titre d'Infirmière diplômée d'État apparaît. La formation est nationale et dure alors deux années.

Une belle romance : l'amour ganté

Longtemps, pour faire sa demande en mariage auprès de ses futurs beaux-parents, le fiancé a l'obligation d'enfiler des gants blancs. En voici un exemple, c'est la belle histoire des « gants de l'amour ». William Halsted est un chirurgien américain (1852/1922), venu s'instruire en Europe. Il est convaincu par les théories pasteuriennes. Il s'installe au Johns Hopkins Hospital de Baltimore et réalise, entre autres, les premières ablations radicales du cancer du sein avec curage axillaire. Cette intervention porte toujours son nom. C'est un adepte de l'asepsie totale, par usage large de la pulvérisation de phénol (méthode de Lister). Ses multiples opérations et ses résultats opératoires en font un des plus brillants chirurgiens du début du vingtième siècle.

Son assistante infirmière, Caroline Hampton, a les mains brûlées par cette phénolisation quotidienne. Elle est obligée de quitter le bloc opératoire, mais William ne peut plus opérer, ni même vivre, sans elle à ses côtés. Vous l'avez deviné, ils sont amoureux !

Heureusement, un de leurs amis est le président de la Goodyear Rubber Company. Il fabrique pour eux, en 1900, des gants en caoutchouc, lavables et réutilisables : Caroline peut revenir au bloc, et elle devient Madame Halsted. Ils opèrent ensemble pendant un grand nombre d'années, et multiplient les innovations. Grâce à Caroline Halsted, l'usage des gants se généralise. On comprend vite dans toute l'Europe qu'ils permettent une formidable protection anti-infectieuse, à la fois pour le patient, et pour l'opérateur.

À cette époque, la parole est parfois leste dans ce milieu masculin. Circule alors un proverbe qui, une fois n'est pas coutume, a des conséquences très positives : « ce qui est bon pour la poule Caroline doit l'être aussi pour les coqs ! ». Les lectrices apprécieront, mais ce progrès en Hygiène est fondamental.

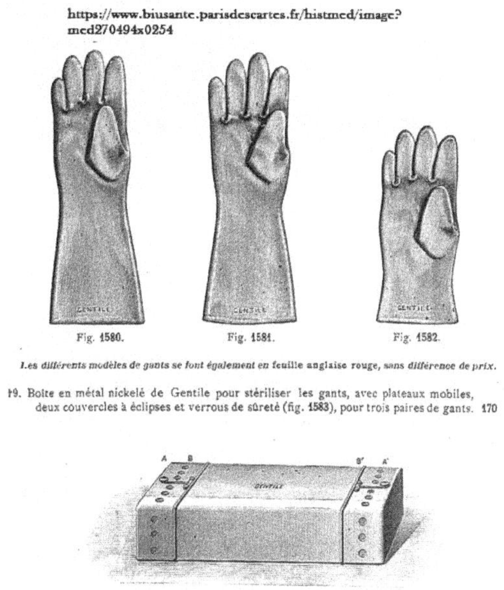

Tous masqués !

Le masque chirurgical de tissu est imposé par le chirurgien Paul Berger qui redoute les gouttelettes de Pflügge pour ses opérés, et pour lui-même. En langage courant, on les appelle des postillons.

Ce nom est bien approprié car ils sont le véhicule de toutes les maladies infectieuses. Tout le monde en est maintenant conscient… D'ailleurs, le port du masque en tissu se généralise encore plus vite pendant la terrible épidémie de grippe de 1920.

Nous savons tous désormais que la protection de sa propre personne en cas d'épidémie grippale ou de visite d'un patient contagieux nécessite un masque de protection respiratoire plus élaboré. Le tissu ne suffit pas, il faut utiliser un masque chirurgical en polypropylène. La dénomination FFP2 ou FFP3 (Filtering Facepiece Particles) correspond au degré de filtration des particules aériennes. Il n'est pas très esthétique, nous fait un bec de canard, mais son efficacité est sans comparaison avec la petite bavette que portent nos amis visiteurs asiatiques !

On les contemplait en ricanant, et puis brutalement, en mars 2020, tous les moyens sont bons pour se procurer leurs masques. La grande pandémie est passée par là. Mais il n'y avait plus de touristes asiatiques pour nous photographier avec nos masques !

L'azur au bloc

L'habillage des chirurgiens commence avec le vingtième siècle. Ce n'est pas facile de leur arracher leur habit d'opéra. Le « sarrau » en coton, sorti tiède du tambour métallique qui l'a stérilisé à l'autoclave, leur apporte une douce chaleur dans les blocs si froids. La casaque bleu azur en papier non tissé, jetable, moins perméable au sang et aux secrétions, en est évidemment la version moderne, à condition d'être insensible à l'électricité statique. La version ancienne avait l'avantage d'obliger la plus jeune des panseuses à vêtir l'opérateur qui gardait ses mains désinfectées en l'air, sans risquer une faute d'asepsie.

Dans la version actuelle, quelle tristesse : anesthésistes, réanimateurs, et chirurgiens doivent revêtir seuls, sans aide, cette ample casaque stérile. Progrès technique, oui, mais à mon avis, petit ballet bien moins sympathique.

Les circuits de l'Hygiène

L'organisation en circuits est le progrès le plus fondamental du vingtième siècle. C'est une réalisation conjointe des médecins et des architectes. Tout le linge est concerné, pour éviter la rencontre du propre et du sale. Un circuit difficile à protéger est celui des déjections humaines, et le rôle du personnel soignant est gigantesque.

Les ingénieurs des structures de soins, eux, doivent réaliser les arrivées d'eau courante, en évitant tous les bras morts. La climatisation ne doit jamais être défaillante, avec les circuits de l'air, et de sa filtration. C'est devenu une routine, pourtant le respect du cheminement de l'alimentation des patients est aussi un tour de force.

Cette forte complémentarité des circuits et de l'hygiène a guidé la conception, et l'édification de quatre nouveaux hôpitaux : Bichat (1928), Broussais (1928), Garches (1936), et Beaujon (1935). Deux conceptions architecturales se sont opposées :

- la structure pavillonnaire, facile à isoler, mais difficile aux services transversaux.

- la structure monobloc, facile à la circulation, plus difficile à isoler en cas d'épidémie. L'hôpital Beaujon, est l'œuvre de l'architecte Jean Walter. Il ouvre en mars 1935. C'est le premier hôpital monobloc en Europe, une innovation architecturale : un hôpital non pavillonnaire de onze étages ! Les blocs opératoires sont les plus modernes de France. D'ailleurs, sous l'occupation, Beaujon devient l'hôpital de référence pour l'armée allemande.

Les hôpitaux construits dans de nombreuses villes de préfecture, dans la grande vague de modernisation de l'administration Debré, sont dits de type Fontenoy. Ils sont hauts, et composés de quatre ailes, avec une circulation verticale en ascenseur au centre de la croix, puis horizontale dans les ailes des services spécialisés. C'est une bonne conception. Attendons ensemble la construction du géant du Nord Parisien qui doit regrouper Beaujon et Bichat.

Hygiène et lutte contre l'infection

Vers 1930 justement, les chercheurs du monde entier pensent que les substances qui colorent les germes peuvent les détruire. À Berlin, Gerhard Domagk essaye, parmi plusieurs dizaines d'autres, un colorant orangé vif, le Prontosil. Des souris infectées par des streptocoques guérissent après des injections de cette teinture. La propre fille de Domagk se blesse, s'infecte, et bascule en choc septique sévère. Elle est mourante : des doses massives de Prontosil, encore en expérimentation, la guérissent comme par miracle.

Le colorant orangé de Domagk est la sulfamido-chrysoïdine.

C'est à l'Institut Pasteur de Paris, que la partie active du colorant sur les microbes est isolée. Pendant quinze ans (seulement), les sulfamides sont la seule arme contre les infections. Hélas, les sulfamides ne sont que bactériostatiques, ils ne peuvent pas éliminer efficacement les germes pathogènes du site de l'infection. Pire, de nombreux microbes ont une résistance naturelle à cette famille des premiers antibiotiques, et beaucoup d'autres acquièrent une résistance.

À cette même époque, l'équipe du renommé St Mary's Hospital de Londres cherche un collaborateur spécialiste de ces germes résistants aux sulfamides. Que se passe-t-il dans ce célèbre laboratoire ? Les boites de gélose de Pétri, conçues par un des collaborateurs de Robert Koch, sont ensemencées avec des germes, et cultivées en étuve. On étudie ainsi plusieurs souches problématiques, comme le staphylocoque doré, certains streptocoques virulents, et des entérobactéries. Sur ces cultures de germes, de très nombreuses substances sont testées.

Par exemple, le lysozyme, extrait des larmes des laborantines ! Une collaboratrice victime d'un grand chagrin d'amour laisse couler ses larmes sur une culture microbienne, et constate la diminution des germes autour des impacts. Il nous en reste un médicament encore utilisé au cours des pharyngites, la lysopaïne.

Le merveilleux Salvarsan de Paul Ehrlich (1906) qui transforme la vie des syphilitiques est actif, mais seulement contre le tréponème. Le Prontosil (sulfamide de Domagk) n'a pas plus de succès, car de nombreuses bactéries ont une résistance, naturelle, ou désormais acquise, aux sulfamides.

The French Riviera

Vraiment, rien n'avance. Alors, en été 1928, le médecin microbiologiste, un peu déçu, part en vacances avec son épouse. Ils ont quarante-sept ans et rêvent de la « French Riviera ». Ils visitent Nice, Cannes, le petit village de Saint-Tropez. Au retour de vacances, au St Mary's Hospital, dans la brume londonienne de septembre 1928, une mauvaise surprise les attend. Dans une étuve mal fermée, toutes les boites sont verdâtres, moisies. Elles vont être jetées à la poubelle et détruites. Mais au dernier instant, une surprise, un ahurissement, puis une évidence : les germes virulents ont disparu ! Cette moisissure est le Penicillium notatum tout récemment reconnu, isolé, et identifié, en Norvège.

Dès 1929, la vérification expérimentale est facile : le dépôt de Penicillium détruit la culture des staphylocoques et inhibe leur croissance dans sa périphérie. Tous les biologistes d'Europe vérifient la découverte londonienne. Ultérieurement, c'est ainsi que la sensibilité des germes aux différents antibiotiques est testée. La technique actuelle est toujours l'ensemencement des microbes sur une gélose en boite de Pétri. On y dépose des petits disques contenant les principaux antibiotiques.

Alexander Fleming (1881/1955), car c'est lui, bien sûr, le suspense n'est pas très haletant, vient d'offrir quinze années d'espérance de vie à ses contemporains !

Mais l'histoire se complique : concentrer le principe actif s'avère impossible. La partie verdâtre de la moisissure, la seule active, est pauvre en pénicilline. Il faut des années, et de gigantesques étuves, pour obtenir le produit final. Deux autres grands chercheurs, Howard Florey et Boris Chain travaillent dix ans à Oxford pour produire enfin une poudre assez concentrée pour servir en pratique clinique.

En 1941, justement à Oxford, un policier est blessé, et comme souvent, la blessure s'infecte. Il est fiévreux, couvert d'abcès, et victime d'un choc par septicémie.

Prélevé sur la blessure, un germe est trouvé dans les boîtes de Pétri. C'est un streptocoque virulent. Presque mourant, le malade est guéri d'une manière spectaculaire par le médicament nouveau. Il faut lui en injecter des millions d'unités pendant plusieurs jours. Ces premiers grammes de pénicilline, à peine sortis des chaudrons miraculeux, sauvent pour la première fois la vie d'un patient atteint d'un choc infectieux. Fleming, Florey et Chain reçoivent ensemble le Prix Nobel de Médecine en 1945.

Attention aux antibiotiques

Après 1950, la pénicilline puis les antibiotiques qui en dérivent sauvent la vie de millions de patients blessés ou atteints d'une infection. Cependant, les techniques chirurgicales explosent, dans toutes les spécialités. Les interventions sont de plus en plus complexes et longues : elles entraînent parfois des infections postopératoires mortelles, quelles que soient les précautions d'asepsie appliquées au bloc. Dans les années 1970 en France, la pénicilline est associée à la colimycine pour la prévention des suppurations de la plaie opératoire. En 1979, un chirurgien américain renommé, Harry Harlan Stone (1930/2022), définit une méthode de prophylaxie anti-infectieuse, adaptée selon lui au type de la chirurgie. Il préconise l'emploi préventif d'une nouvelle classe d'antibiotiques, celle des céphalosporines. La tentation est forte de poursuivre la « prophylaxie » pendant plusieurs jours ! Hélas, ces molécules sont très inductrices de résistances microbiennes, conduisant à l'escalade thérapeutique que nous connaissons bien.

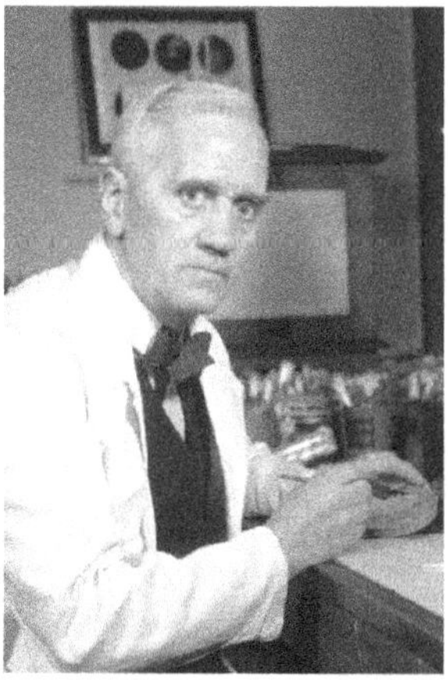

Alexander Fleming, Howard Florey, et Boris Chain accordent quinze années d'espérance de vie supplémentaire à l'Humanité.

L'usage généralisé de la pénicilline, avant, pendant, et après les opérations, évite la complication qui détruit l'acte chirurgical depuis des siècles : la gangrène.

Mais cette bonne pratique rend presque tous les germes résistants à la molécule, puis à ses dérivés, puis à leurs familles. Il y a donc un vrai combat à mener pour notre hygiène moderne.

Un combat ? Il faut conduire la bataille

Dans chaque hôpital, c'est un chef de service : le médecin microbiologiste spécialiste de l'Hygiène et de l'environnement du patient qui doit le mener. Son pouvoir est grand : il peut décider d'isoler un ou plusieurs patients, de fermer des lits, un bloc opératoire, ou un service entier. Il dirige l'UHLIN, Unité d'Hygiène et de Lutte contre les Infections Nosocomiales. Il est relié en permanence aux autorités sanitaires de tutelle. C'est lui qui surveille la bascule des bactéries vers la résistance, l'émergence d'une épidémie localisée avec des germes dangereux.

Un combat : mais qui sont les ennemis ?

L'espèce humaine est en permanence menacée par des ennemis programmés pour la détruire : virus, champignons, bactéries, et parasites. L'Histoire est riche en exemples de maladies infectieuses qui auraient pu anéantir la vie sur notre Terre.

Nous avons actuellement une démonstration des dégâts hallucinants que peut entraîner un coronavirus. N'oublions surtout pas les milliers de morts causées par la grippe saisonnière chaque année.

Il y a des champignons redoutables, responsables de pneumonies mortelles, comme l'Aspergillus fumigatus. Nous connaissons tous son cousin, l'Aspergillus niger, sans danger, sauf qu'il noircit nos bords de fenêtres et joints de salles de bains.

Les bactéries menaçantes sont nombreuses, comme la Legionella, les staphylocoques, streptocoques, et les entérobactéries. Perdus dans une immense diversité des bactéries de notre intestin, certaines sélections de streptocoques et Escherichia coli sont des adversaires redoutables. Parmi les entérobactéries trouvées dans la flore intestinale, l'inquiétude vient surtout de celles-ci : les BMR (bactéries multi-résistantes), et les BHRE (bactéries hautement résistantes dites « émergentes »). On voit apparaître sous nos yeux des superbactéries, quasiment invincibles. L'ampleur du problème apparait dans un rapport de la NASA publié en novembre 2018. Des BMR sont trouvées dans un des lieux les mieux surveillés du monde : les toilettes de la station spatiale internationale, et peuvent constituer un risque sanitaire majeur pour les astronautes.

Les bactéries : quelle force de nuisance ?

L'infection « nosocomiale » (du grec : nosos maladie, komein soigner) est une infection associée aux soins (IAS) qui survient au cours, ou au décours, d'une prise en charge diagnostique, thérapeutique, palliative, préventive, ou éducative. Mais attention, elle doit survenir chez une personne indemne d'infection avant sa prise en charge.

La gravité de l'IAS dépend de l'état du patient : âge, immunité, site de l'infection, lieu d'hospitalisation, en particulier la Réanimation. L'émergences de superbactéries est un danger réel pour toute l'Humanité.

Quinze millions de patients passent par l'hôpital ou la clinique chaque année, en incluant bien sûr toutes les spécialités : Obstétrique, Chirurgie, Endoscopie, Médecine, centres de chimiothérapie. Il y aurait sept cent mille infections déclarées comme nosocomiales par an, c'est-à-dire cinq pour cent de tous ces patients. Ce n'est souvent qu'un abcès de paroi, ou une infection urinaire. Hélas, c'est parfois une gravissime infection pulmonaire, ou une septicémie par cathéter veineux. Une autre statistique est communément citée : un demi pour cent des infections liées aux soins entraînent le décès. Ce pourcentage, qui semble une force de nuisance rassurante, représente en réalité quatre mille décès par an, le même chiffre que celui de la mortalité routière !

Un combat : mais où sont les ennemis ?

Invisibles, ils sont partout. Et si les microbes apparaissaient en couleur, notre vie deviendrait une immense horreur paranoïaque.

Les ennemis sont dans l'air. Louis Pasteur en fait la preuve à la fin du dix-neuvième siècle. Une bactérie, ou une moisissure fongique comme l'Aspergillus fumigatus peuvent être trouvées par un prélèvement d'air dans une chambre ou un bloc à la ventilation défaillante. Le pathogène s'est introduit dans l'environnement du patient. Nous avons une parade : une chambre, une salle, un bloc, une Réanimation entière peuvent être mis en pression d'air positive ou négative. En pression positive, on limite l'entrée des germes vers l'intérieur, pour protéger un malade. En pression négative, on empêche le germe résistant d'un patient de passer vers l'extérieur.

Les ennemis sont dans l'eau. Les circuits d'eau chaude doivent être maintenus à 55°C pour éviter le développement de la bactérie Legionella. On se souvient de ces dix cas d'abcès du rachis à Mycobacter xenopi chez des patients opérés à la clinique du Sport entre 1989 et 1993. Les instruments, très bien désinfectés, sont rincés dans une eau logiquement stérile. Mais les membranes des filtres d'eau, ultra fines, adaptées pour quasiment tous les pathogènes, laissent passer cette mycobactérie particulière. Elle contamine alors le rinçage, puis les instruments opératoires.

Les ennemis sont sur les mains. Celles de tout le personnel soignant et de tous les patients. Cette fois, nous avons un allié, le chat. Non, pas le matou de compagnie ou de gouttière, le SHA : Soluté Hydro Alcoolique. Le SHA élimine presque tous les pathogènes présents sur les mains. Ce progrès médical est avéré par de nombreuses études. Sa consommation est un critère de qualité. Curieusement, de nombreuses fake news (en Français dans le texte) circulent, et pourtant, non, le SHA ne contient pas de triclosan, ni de triclocarban, ni de bisphénol. C'est un mélange d'alcool, d'eau, et de glycérine. Dix ans d'utilisation large et intensive ne suffisent donc pas pour faire cesser les rumeurs ?

De toute façon, la pandémie de 2020 vient régler ces ridicules atermoiements. L'appellation moderne devient le gel hydro alcoolique, dont chacun de nous porte un flacon dans la poche.

Les ennemis sont en surface. Sols, murs, meubles, paillasses humides peuvent cacher plusieurs germes très préoccupants. Presque tous ont leur moment de célébrité, de gloire morbide : le Staphylocoque doré, les Entérobactéries de la flore digestive, l'Acinetobacter, et le bacille Pyocyanique.

C'est dire l'importance du choix de l'antiseptique utilisé pour le nettoyage. Berthollet et les premiers hygiénistes ont utilisé le chlore. Puis Trillat a inventé le formol. Actuellement, les « quat » ou ammoniums quaternaires, sont les antiseptiques recommandés en collectivité, et en activité domestique. Ils détruisent également les virus. Ces virus, dont l'activité est réputée comme dépendante d'une autre cellule vivante, et qui finalement, survivent de longues heures en extérieur.

Les ennemis sont dans la flore intestinale. On estime que soixante-cinq pour cent des cas d'IAS sont liés à une auto-infection par la flore même du patient. En particulier, un patient arrive déjà porteur de bactéries multi-résistantes dans sa flore digestive. Comment est-ce possible ? Bien sûr, certains malades fréquentent itérativement des structures de soins, et y reçoivent des antibiotiques. L'acquisition d'une résistance aux molécules employées chez ces patients chroniques est logique. Mais cette réponse est insuffisante.

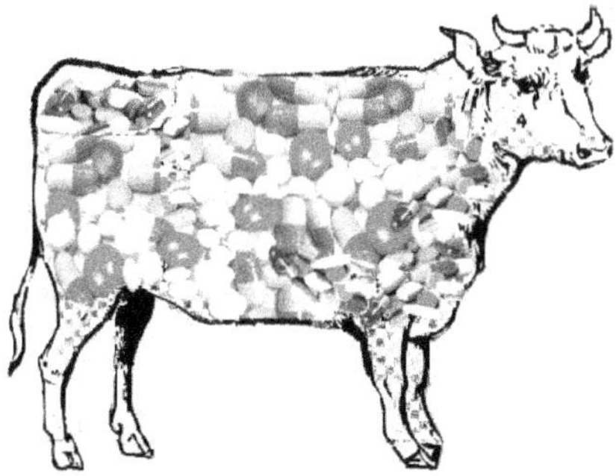

Un combat dans une arène ?

Nous consommons presque tous de la viande. Or, le bétail et la volaille sont souvent inondés à l'élevage par des antibiotiques, qui sélectionnent évidemment les souches résistantes. Nos animaux de compagnie aussi ont parfois besoin d'un agent anti-infectieux. Un calcul est effectué en 2011 pour toute l'Europe : trois mille tonnes utilisées en Médecine humaine, et huit mille tonnes en Médecine vétérinaire. Même réévalué par la biomasse, le chiffre est impressionnant. Heureusement, un plan d'action européen pour surveiller les consommations d'antibiotiques est mis en place.

Depuis cette décision, et surtout la prise de conscience forte des éleveurs et agriculteurs, les chiffres diminuent. Ainsi, le premier plan Eco-Antibio institué en 2011 par le Ministère de l'Agriculture divise très vite par deux la consommation d'antibiotiques par les animaux en France ! Beau résultat : aussitôt, la prévalence des bactéries résistantes en Médecine vétérinaire diminue.

Coq Corico

L'agence nationale de sécurité sanitaire de l'environnement (Anses) publie régulièrement les résultats des ventes d'antibiotiques à usage vétérinaire. En 2011, l'ensemble des animaux de France consommaient neuf cents tonnes d'antibiotiques. Onze ans plus tard, en 2022, le chiffre est divisé par quatre : deux cents tonnes ! De plus, la Loi d'Avenir pour l'Agriculture veut réduire encore la consommation vétérinaire des antibiotiques.

En Médecine humaine, le chiffre est de sept cents tonnes pour l'année 2017, et de six cents tonnes pour l'année 2021. Donc, nous consommons maintenant plus que le bétail, la volaille, les lapins, et tous les animaux de compagnie réunis. Bien sûr, il faut toujours chercher par simple prélèvement dans une officine, la cause virale ou bactérienne d'une pharyngite. Mais il reste difficile d'éviter la prescription d'antibiotiques lorsque l'état d'un patient ne s'améliore pas, ou quand l'état inflammatoire viral est soupçonné de surinfection. De plus, tous les actes de chirurgie et de stomatologie s'accompagnent, à juste titre, d'une antibioprévention. La diminution de notre consommation humaine reste délicate, alors que la population fragile augmente.

Un combat ? Il faut le gagner

Comme au temps de Louis XIV, l'isolement des patients contagieux, et son association à de stricts protocoles de soins, sont devenus la routine de l'hospitalisation. C'est un isolement géographique : chambre seule, porte fermée, signalisation. On regroupe les patients porteurs de la même bactérie, même si cela oblige à fermer des lits d'hospitalisation conventionnelle.

À l'hygiène des mains et au gel, s'ajoutent une liste contrainte de précautions par le port de vêtements de protection, calot, masque FFP, lunettes et gants. Les images des services qui soignent les malades atteints de la Covid sont identiques aux diapositives enseignant l'hygiène contre les épidémies d'infections nosocomiales.

Ce combat à gagner passe par des moyens modernes de stérilisation encore plus efficaces. Contre les bactéries hautement résistantes émergentes, et autres pathogènes devenus résistants à tous les antibiotiques, il faut stériliser le local de soins. Par exemple, la société Bioquell utilise un pulvérisateur de peroxyde d'hydrogène H2 02, de l'eau oxygénée concentrée, qui assure une stérilité totale de la chambre ou du bloc traités. C'est le procédé le plus efficace. Comme pour l'ancien formol, il nécessite la neutralisation du produit en fin de processus, mais elle est automatisée.

Ehrlich, Domagk, Fleming, Pasteur. On continue!

C'est une boutade cruelle, car la qualité et l'ingéniosité de nos actuels chercheurs sont sans limites. Nous en avons la preuve récente, avec la réalisation d'un vaccin anti-Covid en quelques mois seulement ! Que font-ils dans ce combat ?

La recherche peut modifier d'anciens antibiotiques. Parfois, rajouter un radical : amino, carboxy, uréido, sur la molécule de pénicilline G, celle-là même de Fleming, lui confère une nouvelle activité. Le meilleur exemple en est la Pipéracilline, (uréido-pénicilline) utile depuis plus de trente ans.

Et pourquoi ne pas inventer de nouveaux antibiotiques ? Certes, la recherche est complexe, demande plusieurs années pour un résultat aléatoire, et une compensation financière trop courte. Cependant, la menace est là, humaine bien sûr, mais budgétaire aussi. Les infections liées aux soins pourraient devenir à la fois la première cause de mortalité mondiale, et par leur coût, induire une baisse du produit intérieur brut dans tous les pays.

Dans le sol, des millions de bactéries sont en « struggle for life » et produisent des antibiotiques afin d'éliminer les autres espèces concurrentes ! Incroyable, mais vrai.

C'est dans la terre que l'on peut chercher des molécules du futur. Une terre lointaine, peu remaniée par l'activité humaine, comme le permafrost nordique, est un espoir solide. Il faut y chercher des bactéries inconnues, et les mécanismes de survie dont elles sont pourvues.

Les collègues de Domagk pensent en 1930 que la coloration des germes peut les inactiver, tout en préservant les bactéries naturelles. Presque un siècle plus tard, cibler les bactéries multi résistantes sans tuer les bactéries bonnes pour l'organisme, reste encore une théorie à la pointe de l'actualité.

Des ciseaux à broder

Vous connaissez maintenant la biotechnologie des ciseaux génétiques. Cette technique est récompensée par le prix Nobel de Chimie en 2020 pour E. Charpentier et J. Doudna. Je la décris page 170 du chapitre 12, dédié au bioterrorisme, à cause des possibles changements du génome de microbes ou de virus à des fins criminelles.

Dans une intention sans comparaison possible, humaniste cette fois, on utilise l'enzyme, la CRISPR-nickase, pour couper un morceau d'ADN déterminé, et le prélever d'un génome. Aucune manipulation génétique n'est possible sans l'aide de cette enzyme spécifique. Qu'en fait-on, de ce petit ruban ? On va l'injecter dans une bactérie banale. Une manœuvre primordiale est d'attacher d'abord au ruban une séquence ADN complémentaire. Elle va donner l'ordre à la cellule réceptrice de fabriquer des acides aminés toxiques pour son métabolisme, afin de s'exterminer elle-même ! Une autolyse, un suicide.

Une grosse bactérie bien inoffensive, facile à cultiver, sert à la manipulation. Une séquence nucléaire, une branche d'ADN, est choisie car elle est partiellement identique au génome d'une superbactérie. On lui adjoint la séquence complémentaire destructrice. La nouvelle séquence est greffée sur une bactérie intermédiaire. La bactérie est transformée, et elle est prête à partir à l'assaut des BHRE, qui possèdent une partie de leur noyau identique au sien. Un pacifique bœuf d'élevage est ainsi transmuté en un taureau de combat !

Toutes les bactéries échangent des gènes entre elles : c'est la « conjugaison ». Didier Mazel de l'Institut Pasteur isole en 2019 une séquence qui vient s'attacher sur un acide nucléique microbien. Le voici, le taureau de combat : une grenade explosive est construite à l'aide de cette séquence d'ADN.

Injecté dans un organisme, notre microbe domestique génétiquement modifié va bravement échanger son génome avec une bactérie hautement résistante émergente. Une BHRE particulière, dont la séquence est connue à l'avance. La bactérie génétiquement modifiée reconnait l'ADN spécifique de la bactérie résistante, et l'échange d'information, qui implique l'injection de l'ADN dans le génome de l'ennemi, fait alors exploser le germe dangereux !

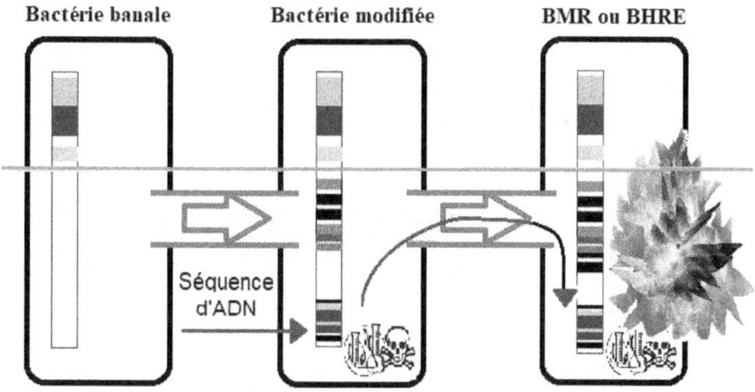

Représentation simplifiée de la "grenade génétique"
Institut Pasteur

Le microbe mortel est supprimé, et la flore habituelle du patient est préservée. Le rêve des microbiologistes du dix-neuvième siècle d'éliminer précisément des bactéries pathogènes grâce à un colorant est réalisé.

Les nouveaux antibiotiques sont cachés dans le génome modifié d'une inoffensive bactérie. Ils viennent détruire seulement des cibles déterminées. Grâce aux ciseaux nucléaires, on va pouvoir frapper très fort et très spécifiquement sur les germes hautement résistants. Cette technique de proche avenir, nobelisée, est également le mécanisme de la destruction ciblée d'une cellule cancéreuse. Mais c'est une autre histoire…

Ce qu'Alexandre Fleming a fait, guidé par le hasard, avec une misérable moisissure inconnue, nous le ferons sans aucun doute et très bientôt avec des ciseaux moléculaires, et une technologie qui rend hommage à nos formidables ancêtres !

Références

Barbut F. Unité d'Hygiène et de Lutte contre les Infections Nosocomiales (UHLIN). Rôle d'un laboratoire de Microbiologie de l'environnement. Expérience de l'hôpital Saint-Antoine. Communication du 18 octobre 2017 à l'Académie de Pharmacie

Thuillier J. La vie passionnée de Semmelweis : L'accoucheur aux mains propres. Société Editor, Editions Josette Lyon. 2004

Louis-Bernard Guyton de Morveau - Chimiste et Professeur au siècle des Lumières. Ronei Clécio Mocellin. Editions. Universitaires Européennes. 2011 ISBN 978-613-1-55596-1

Godeberge Ph, Balma-Chaminadour C. Qu'est-ce que tu as dans le ventre ? Hachette 2017 ISBN 978-2-01-204600-9

Jayle F. Historique de l'emploi des gants en chirurgie. Presse Médicale, 1932, 17, 325-28

Berche P. Une histoire des microbes. John Libbey Eurotext. 2007

Fischer LP, Sincan P, Fischer BS. L'habit de chirurgien en salle d'opération. Histoire des sciences Médicales, XXXII, N°4

Palez G. Une politique architecturale pour l'assistance Publique. Monuments Historiques, 1981, N°114, 2-7

HH Stone, BB Haney, LD Kolbe, CE Geheber, CA Hooper. Prophylactic and preventive antibiotic therapy : timing, duration, and economics. Ann Surg. 1979 Jun ; 189(6) : 691-9

Ziza JM. Leçons de Médecine : à propos d'une épidémie de spondylodiscites à Mycobacterium xenopi. Rev. Méd. Int., 1997, 18, 845-8

Galmiche JM. Hygiène et Médecine. Histoire et actualité des maladies nosocomiales. Editions Louis Pariente 1999.

López-Igual R., Bernal-Bayard J., Rodríguez-Patón A., Mazel D., et al. Engineered toxin–intein antimicrobials can selectively target and kill antibiotic-resistant bacteria. Biotechnol 37, 755-760. 2019. https://doi.org/10.1038/s41587-019-0105-3

Doudna Jennifer-A., Charpentier Emmanuelle. The new frontier of genome engineering with CRISPR-Cas9. SCIENCE 28 Nov 2014. Vol 346, Issue 6213

TABLE DES MATIÈRES

REMERCIEMENTS

Cet auteur ne cite pas suffisamment ses sources, et en plus il s'en réjouit. En effet, chacun des noms cités peut, en un seul clic, exploser en une myriade de références. Les faire consulter est l'hommage que je veux rendre à cette évolution perpétuelle du génie médical.

Et pourquoi ce sympathique auteur se priverait-il de quelques chaleureux remerciements ? Peut-être qu'il redoute une grande bouffée de nostalgie ? Alors, il en reste là ? Non, il plonge !

L'Université française est souvent critiquée, pourtant on vient de nombreux pays pour s'y inscrire, et elle permet encore à des étudiants totalement désargentés d'accéder aux carrières les plus prestigieuses. Je le sais bien, je l'ai fait, et je sais que cela existe encore, même si la voie n'est pas tout à fait rectiligne.

Je dois à l'Assistance Publique de Paris plusieurs succès professionnels, et surtout des rencontres avec des personnes remarquables, et heureuses d'aider les gens dans la misère et la maladie. Ce même esprit d'empathie et de compétence règne dans les cliniques, et dans les hôpitaux de nos provinces. J'ai une mention particulièrement admirative pour tous les personnels de nuit de tous les services, quelle que soit leur fonction.

L'Association Philotechnique de Paris offre à un large public un enseignement de grande qualité, sur tous les thèmes imaginables. Participer à cette œuvre philanthropique, comme auditeur et conférencier, est une grande satisfaction.

Merci à la Bibliothèque Inter Universitaire de Médecine. Le site de la BIUM Paris Descartes (son rattachement administratif) permet d'accéder à des documents, et à des images en licence ouverte, gratuites et libres de droits.

Félicitations à toutes les personnes qui font encore vivre l'intérêt pour l'Histoire de la Médecine, avec des Maîtres de Conférences, au sein du Diplôme Universitaire de cette spécialité.

Et avec encore plus d'émotion :

Merci à RR et à JPG, pour leur rare force vitale, et leur irréductible optimisme en toutes circonstances. Je leur garde une éternelle affection. Et bien sûr, à mes indispensables, enfants, petits-enfants et leurs compagnes.

Merci à celles et ceux qui ont illuminé ma jeunesse, et m'ont aimé, aidé mentalement et matériellement sur le long chemin des études médicales. Certains sont vivants et très proches, d'autres sont réputés morts, alors que je leur parle presque chaque jour : comprenne qui peut...

À Frédéric Dard dit San-Antonio, l'écrivain le plus intelligent que la Terre n'ait jamais porté. Ami permanent de chaque soir, toujours là, du temps de ma première bicyclette à celui de mon dernier corbillard. Sans vergogne (comme il dirait, je n'ai pas eu le temps d'en faire le plein), je lui vole l'une de ses plus tendres dédicaces :

« À Edwige, mon ange gardien »

Structures éditoriales du groupe L'Harmattan

L'Harmattan Italie
Via degli Artisti, 15
10124 Torino
harmattan.italia@gmail.com

L'Harmattan Hongrie
Kossuth l. u. 14-16.
1053 Budapest
harmattan@harmattan.hu

L'Harmattan Sénégal
10 VDN en face Mermoz
BP 45034 Dakar-Fann
senharmattan@gmail.com

L'Harmattan Cameroun
TSINGA/FECAFOOT
BP 11486 Yaoundé
inkoukam@gmail.com

L'Harmattan Burkina Faso
Achille Somé – tengnule@hotmail.fr

L'Harmattan Guinée
Almamya, rue KA 028 OKB Agency
BP 3470 Conakry
harmattanguinee@yahoo.fr

L'Harmattan RDC
185, avenue Nyangwe
Commune de Lingwala – Kinshasa
matangilamusadila@yahoo.fr

L'Harmattan Congo
219, avenue Nelson Mandela
BP 2874 Brazzaville
harmattan.congo@yahoo.fr

L'Harmattan Mali
ACI 2000 - Immeuble Mgr Jean Marie Cisse
Bureau 10
BP 145 Bamako-Mali
mali@harmattan.fr

L'Harmattan Togo
Djidjole – Lomé
Maison Amela
face EPP BATOME
ddamela@aol.com

L'Harmattan Côte d'Ivoire
Résidence Karl – Cité des Arts
Abidjan-Cocody
03 BP 1588 Abidjan
espace_harmattan.ci@hotmail.fr

Nos librairies en France

Librairie internationale
16, rue des Écoles
75005 Paris
librairie.internationale@harmattan.fr
01 40 46 79 11
www.librairieharmattan.com

Librairie des savoirs
21, rue des Écoles
75005 Paris
librairie.sh@harmattan.fr
01 46 34 13 71
www.librairieharmattansh.com

Librairie Le Lucernaire
53, rue Notre-Dame-des-Champs
75006 Paris
librairie@lucernaire.fr
01 42 22 67 13

www.ingramcontent.com/pod-product-compliance
Lightning Source LLC
LaVergne TN
LVHW011251061026
849535LV00005B/1219
* 9 7 8 2 3 3 6 4 6 7 5 9 7 *